大数据挖掘技术理论与实践
以生物医学案例为例

余辉 马翔云 李娇 郭玙 李奇峰 张宁 编著

清华大学出版社

北京

内 容 简 介

本书结合生物医学科学研究的前沿进展,通过若干实例,介绍大数据尤其生物医学大数据的基本概念、大数据思维范式和主要挖掘方法。本书由生物医学领域从事不同专业科学研究的一线高校教师共同完成编写,众位教师各自发挥专业特长,不仅使本书所介绍的专业范围涉及较广,更使各方面都达到一定深度。

本书内容包括大数据基本概念和特征,生理声信号、呼吸慢病、人体生命体征监护信号的大数据挖掘与临床应用,基于视频的精子活动轨迹识别与运动能力的智能分析,冠状动脉造影中血管分割智能算法与临床应用,光声成像重建和临床应用,基于影像组学的医学大数据分析,基于肿瘤患者基因测序或RNA测序的数据进行生存分析,机器学习,食品安全和大数据时代可持续发展等。

本书可作为高等院校相关专业本科生或研究生的教材或参考书,也可供相关科研工作者或广大的大数据爱好者参考。

图书在版编目(CIP)数据

大数据挖掘技术理论与实践:以生物医学案例为例/余辉等编著. -- 北京:清华大学出版社,2025.7. -- ISBN 978-7-302-69766-4

Ⅰ. R318-39

中国国家版本馆 CIP 数据核字第 2025LR7147 号

策划编辑:白立军
责任编辑:杨　帆
封面设计:刘　键
责任校对:郝美丽
责任印制:宋　林

出版发行:清华大学出版社
　　网　　址:https://www.tup.com.cn,https://www.wqxuetang.com
　　地　　址:北京清华大学学研大厦 A 座　　　　邮　　编:100084
　　社 总 机:010-83470000　　　　　　　　　　邮　　购:010-62786544
　　投稿与读者服务:010-62776969,c-service@tup.tsinghua.edu.cn
　　质量反馈:010-62772015,zhiliang@tup.tsinghua.edu.cn
　　课件下载:https://www.tup.com.cn,010-83470236
印 装 者:涿州市殷润文化传播有限公司
经　　销:全国新华书店
开　　本:185mm×230mm　　　印　　张:16　　　字　　数:320 千字
版　　次:2025 年 9 月第 1 版　　　　　　　　印　　次:2025 年 9 月第 1 次印刷
定　　价:69.00 元

产品编号:081913-01

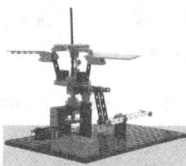

前　言

爱因斯坦说："思维世界的发展，在某种意义上说，就是对惊奇的不断摆脱。"大数据浪潮以摧枯拉朽之势滚滚而来，已经给社会各行各业和人类生产生活带来了巨大变革。就像农业时代的土地、工业时代的能源，如今大数据已然成为当前社会极为重要的生产要素，已经成为国家战略的一部分。如何应对大数据？这是一个大考验。如果处理不好，大数据会变成"大包袱""大问题"；反之，如果应用得当，大数据则会带来"大价值"。

来自生命科学和生物医学的大数据，是大数据的重要来源之一。自从人类基因组计划启动以来，一方面，新一代测序技术和生物质谱技术为代表的各类生物技术（biological technology，BT）的飞速发展，推动了基因组、转录组、表观遗传组、蛋白质组、代谢组等海量生命科学组学数据的指数级增长，推动生物医学进入大数据时代。另一方面，以云计算、区块链、人工智能等为代表的前沿信息技术（information technology，IT）也进行着前所未有的飞速发展。当前，融合生物技术与信息技术（BT&IT）构建生物医学大数据的密集型科研新范式，将是打破现代生物医学研究瓶颈、推动生物医学研究跨越式发展的必由之路。

我国在 2015 年就提出了中国精准医疗计划，旨在结合国内海量医疗数据的优势和人工智能领域的机器学习技术，改变现有的诊疗模式，为生物医学的发展带来一场变革。越来越多的学者们也开始进军生物医疗和人工智能的交叉学科领域，生物信息和智慧医疗方面的公司如雨后春笋般纷纷成立，都旨在借助大数据技术来解决国内医疗资源相对短缺和不平衡的问题，帮助人们更好地掌握自己的健康状况，提高社会的医疗健康服务水平。大数据在生物医学领域的表现和应用正逐渐突出。由于生物医学数据本身的特点和与人类健康息息相关的研究意义，使生物医学大数据成为大数据研究中独树一帜、独具特色的研究和应用领域。

人类已经进入具备相当深度和广度的生物医学大数据时代，生物医学大数据的研究将会受到越来越多的重视。合理使用分析方法，从海量的数据中收集、挖掘可利用的信息，寻找内在的联系和规律，将为生物医学研究带来史无前例的新机遇。

由此，我们集合天津大学生物医学工程专业的多位教师，共同编写了本书。各位教师均有生物医学专业领域多年一线科研和教学经验，擅长生物医学领域不同的专业方向，各自发挥专业特长，结合生物医学大数据各方向的最新科研进展，精心编著了本书。本书不仅是一本介绍大数据的书，更是一本将大数据应用落地到实处、落地到生物医学实践前沿的书。本书不仅给大家通俗地介绍什么是大数据、大数据的特点、大数据时代的思维方式转变，以及大数据尤其是生物医学大数据的基本挖掘方法，还介绍大量来自一线生物医学大数据真实研究的实例。通过实例，让技术的介绍更与实践接轨、与应用接轨、与科学研究的前沿接轨。

大数据，一点也不"高大上"，它就在我们身边，就在我们每天的生活中。

大数据，不是数据师的"大专利"，你、我、他，我们每个人，都是大数据的生成者和贡献者。

大数据，也不是"大忽悠"，我们每天都在享受它带来的便利，每个人都是大数据的受益者。

大数据，正在撬动全世界的神经。如今，世界已经跨入以数据分析和挖掘为中心的智能时代，大数据对人类社会发生的影响将难以估量。

大数据时代，已经来临！你准备好了吗？

本书第 1 章由张宁编写，第 2~6 章由余辉、赵婧和孙敬来共同编写，第 7、8 章由李娇编写，第 9 章由郭玙编写，第 10~13 章由马翔云和李奇峰共同编写。

本书体现科技部重点研发专项（2019YFC0119402）、天津市新一代人工智能专项（18ZXZNSY00240）的科研成果，受天津大学研究生创新人才重点项目（YCX202001）和天津大学 2021 年本科教材建设项目支持。本书在编写过程中得到天津大学医学院和精密仪器与光电子工程学院院领导、生物医学工程系系领导以及全系多位教师、同学的大力支持，本书是众多教师和同学辛勤智慧的结晶！特别感谢赵婧博士、孙敬来博士、王硕博士、汪光普博士及王聪、张良、丁凯旋、覃宇轩、吕一品、马骏、仇兆禹、武小茜等同学在文献资料整理等方面的突出贡献。

由于时间仓促，错误疏漏在所难免，恳请专家和广大读者不吝赐教、批评指正。

编　者

2025 年 6 月

目　录

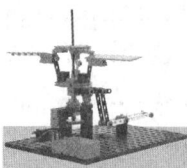

第 1 章　大数据和生物医学大数据概述 ………………………………………… 1

1.1　大数据概述 ……………………………………………………………… 1
　　1.1.1　什么是大数据 ………………………………………………… 1
　　1.1.2　大数据的特征 ………………………………………………… 2
　　1.1.3　生活中的大数据 ……………………………………………… 6
　　1.1.4　大数据风险 …………………………………………………… 9
1.2　大数据挖掘 ……………………………………………………………… 11
　　1.2.1　大数据思维变革 ……………………………………………… 11
　　1.2.2　大数据时代的十大变化 ……………………………………… 13
　　1.2.3　大数据挖掘的主要技术 ……………………………………… 14
1.3　生物医学大数据 ………………………………………………………… 18
　　1.3.1　生物医学大数据的特点 ……………………………………… 18
　　1.3.2　生物医学大数据面临的主要问题 …………………………… 20
　　1.3.3　生物医学大数据的应用实例 ………………………………… 20
　　1.3.4　生物医学大数据的未来发展方向 …………………………… 24

第 2 章　生理声信号的大数据挖掘 ……………………………………………… 26

2.1　生理声信号概述 ………………………………………………………… 26
　　2.1.1　什么是生理声信号 …………………………………………… 26
　　2.1.2　常见生理声信号 ……………………………………………… 26
　　2.1.3　生理声信号研究现状 ………………………………………… 27
2.2　基于深度学习的心音智能分析方案 …………………………………… 30
　　2.2.1　研究背景 ……………………………………………………… 30
　　2.2.2　数据来源 ……………………………………………………… 31

2.2.3 方案设计 ·································· 32

2.2.4 实验结果与分析 ···················· 38

2.3 基于肺音的慢性阻塞性肺病严重程度诊断方案 ······· 40

2.3.1 研究背景 ·································· 40

2.3.2 数据来源 ·································· 41

2.3.3 方案设计 ·································· 41

2.3.4 实验结果与分析 ···················· 42

2.4 总结与展望 ······································· 48

2.4.1 心音信号 ·································· 48

2.4.2 肺音信号 ·································· 48

第 3 章 呼吸慢病的大数据挖掘与临床应用 ·············· **50**

3.1 呼吸慢病概述 ··································· 50

3.1.1 什么是呼吸慢病 ···················· 50

3.1.2 几种常见呼吸慢病的介绍 ········ 50

3.1.3 呼吸慢病研究现状 ················· 52

3.2 基于呼吸变异性数据挖掘的机器学习疾病分类方案 ······· 53

3.2.1 数据来源 ·································· 53

3.2.2 方案设计 ·································· 54

3.2.3 实验结果与分析 ···················· 56

3.2.4 分类性能评估 ························· 57

3.3 基于呼吸变异性特征图谱的深度学习疾病分类方案 ······· 60

3.3.1 方案设计 ·································· 60

3.3.2 实验结果与分析 ···················· 62

3.4 基于 LSTM-CNN 的 SAHS 亚型分类方案 ······· 63

3.4.1 方案设计 ·································· 63

3.4.2 实验结果与分析 ···················· 65

3.5 呼吸慢病大数据的未来发展方向 ·············· 68

第 4 章 人体生命体征监护信号的大数据挖掘 ·············· **69**

4.1 人体生命体征监护信号 ···················· 69

4.2 PhysioNet 资源介绍 ························· 71

4.2.1 PhysioNet 数据资源 ··············· 71

　　　　4.2.2　PhysioNet 工具资源 ··· 72

　4.3　心电信号研究的数据与工具 ··· 73

　　　　4.3.1　MIT-BIH 心律失常库 ··· 73

　　　　4.3.2　心电信号研究工具 ··· 75

　4.4　心电信号研究实例 ··· 75

　　　　4.4.1　R 波检测 ··· 75

　　　　4.4.2　HRV 分析 ··· 78

　4.5　总结与展望 ··· 80

第 5 章　基于视频的精子活动轨迹识别与运动能力的智能分析 ············· **81**

　5.1　精子活力概述 ··· 81

　　　　5.1.1　什么是精子活力 ··· 81

　　　　5.1.2　精子活力的分型 ··· 81

　5.2　基于深度学习的精子活力分类方案 ··· 82

　　　　5.2.1　数据来源 ··· 82

　　　　5.2.2　数据预处理 ··· 83

　　　　5.2.3　精子计数 ··· 84

　　　　5.2.4　运动精子跟踪 ··· 84

　　　　5.2.5　运动精子筛选 ··· 90

　　　　5.2.6　基于卷积神经网络的精子活力分类 ··· 94

　5.3　模型评估 ··· 98

　　　　5.3.1　混淆矩阵 ··· 98

　　　　5.3.2　ROC 曲线 ··· 99

　5.4　总结与展望 ··· 100

第 6 章　冠状动脉造影中血管分割智能算法与临床应用 ············· **101**

　6.1　什么是冠状动脉血管分割 ··· 101

　　　　6.1.1　什么是冠心病 ··· 101

　　　　6.1.2　冠状动脉血管介绍 ··· 102

　　　　6.1.3　冠状动脉造影与血管分割 ··· 103

　6.2　基于多尺度的冠状动脉血管分割 ··· 105

　　　　6.2.1　数据来源 ··· 105

　　　　6.2.2　血管增强：基于多尺度的 Hessian 矩阵的 Frangi 血管增强 ······· 105

  6.2.3 血管分割：基于多尺度区域生长法的冠状动脉血管分割 ········ 108

 6.3 冠状动脉分割算法测试 ·· 109

  6.3.1 数据准备：冠状动脉数据下载 ································ 109

  6.3.2 冠状动脉血管增强算法测试 ··································· 110

  6.3.3 冠状动脉血管分割算法测试与结果分析 ················· 112

 6.4 总结与展望 ·· 114

第7章 基于智能算法的光声成像重建 ····························· **116**

 7.1 光声成像 ··· 116

 7.2 光声成像的数学模型 ·· 117

  7.2.1 描述光在生物组织中输运的主要数学模型 ············· 117

  7.2.2 光声波在生物组织中传播的波动方程以及求解 ········ 119

  7.2.3 光声信号的初始声压重建 ····································· 120

  7.2.4 光声信号的光学参数重建 ····································· 122

 7.3 基于智能学习的光声声学重建及图像增强 ··················· 124

  7.3.1 基于智能学习的声学重建 ····································· 125

  7.3.2 基于智能学习的图像增强 ····································· 130

 7.4 基于智能学习的光声光学重建 ···································· 133

  7.4.1 传统光声成像光学重建方法 ·································· 133

  7.4.2 基于智能学习模拟域光声成像光学重建 ················· 134

  7.4.3 基于智能学习在体组织光声成像光学重建 ············· 134

第8章 基于智能算法的光声成像临床应用 ····················· **140**

 8.1 基于智能算法的光声成像模式 ···································· 140

 8.2 基于智能算法的光声成像组织分割 ····························· 140

  8.2.1 研究背景 ·· 140

  8.2.2 组织分割 ·· 141

  8.2.3 血管分割 ·· 145

 8.3 基于智能算法的光声成像肿瘤识别 ····························· 148

  8.3.1 研究背景 ·· 148

  8.3.2 方案设计 ·· 148

  8.3.3 数据来源 ·· 148

  8.3.4 神经网络 ·· 150

8.3.5 识别结果 ·· 151
8.4 基于智能算法的光声成像肿瘤分级 ····················· 153
8.4.1 乳腺癌分类分级 ·· 153
8.4.2 早期子宫内膜癌分类分级 ····························· 157

第 9 章 基于影像组学的医学大数据分析 ················ 161

9.1 影像组学的基本步骤 ····································· 161
9.1.1 图像获取及感兴趣区域勾画 ····················· 161
9.1.2 影像组学特征提取 ····································· 163
9.1.3 特征筛选 ·· 167
9.1.4 模型建立 ·· 168
9.1.5 模型评估指标 ·· 169
9.2 影像组学的应用及实例 ·································· 170
9.2.1 影像组学的应用 ······································· 170
9.2.2 基于影像组的乳腺癌非前哨淋巴结转移预测实例 ··· 171
9.3 总结 ··· 176

第 10 章 基于肿瘤患者基因测序或 RNA 测序的数据进行生存分析 ······ 177

10.1 基因测序与 RNA 测序 ································· 177
10.1.1 基因测序 ·· 177
10.1.2 RNA 测序 ·· 178
10.1.3 生存分析 ·· 178
10.2 R 语言实现基于肿瘤患者 RNA 测序数据的生存分析 ····· 182
10.2.1 TCGA 数据库 ··· 182
10.2.2 R 语言环境 ·· 191
10.2.3 安装需要的包 ··· 191
10.2.4 载入数据 ·· 191
10.2.5 数据处理 ·· 193
10.2.6 生存分析 ·· 196
10.3 总结与展望 ·· 201

第 11 章 机器学习与生物医学大数据 ················ 202

11.1 机器学习简介 ··· 202

11.2 R 语言简介 ·· 202

11.3 K 近邻算法 ·· 203

11.4 深度学习 ·· 210

11.5 总结 ·· 214

第 12 章 大数据守卫"舌尖上的安全" ·································· 215

12.1 食品安全大数据 ·· 215

12.1.1 食品安全大数据特征 ·· 215

12.1.2 食品安全的数据收集 ·· 217

12.1.3 食品安全大数据可视化 ·· 218

12.2 食品安全溯源 ·· 219

12.2.1 食品安全追溯系统的技术构成 ·································· 219

12.2.2 食品安全追溯系统的技术优势 ·································· 220

12.2.3 国内食品安全溯源现状 ·· 220

12.3 大数据与食品安全预警 ·· 221

12.3.1 食品安全预警体系 ··· 221

12.3.2 数据挖掘技术在食品安全预警的应用 ························ 221

12.4 大数据时代的食品安全智能化监管机制 ······························ 223

12.4.1 传统食品安全监管模式 ·· 223

12.4.2 大数据技术在食品监管中的应用 ······························ 223

12.5 案例：贵州大数据——食品安全云 ···································· 224

12.5.1 利用舆情监测系统、检测平台、大众交流平台进行风险监测、
预警及风险交流 ·· 225

12.5.2 利用风险分析方法进行监管风险预警 ························ 225

第 13 章 大数据时代的可持续发展 ·································· 230

13.1 环境保护大数据解决方案 ·· 230

13.1.1 大数据对可持续发展的意义 ····································· 230

13.1.2 环境大数据面临的挑战 ·· 231

13.2 环境保护大数据应用案例 ·· 232

13.2.1 大数据养活人类 ··· 232

13.2.2 大数据监测地下水 ··· 237

第1章 大数据和生物医学大数据概述

科技在发展,社会在进步,近年来,一个名为"大数据"(big data)的新名词也逐渐进入人们的视野,并越来越多地引起了大家的广泛好奇和关注。你知道吗? 大数据时代,已经来临了! 大数据正在撬动全世界的神经,世界已经跨入以数据分析和数据挖掘为中心的智能时代,大数据对人类社会尤其是医学和人类健康的影响将难以估量。那么,什么是大数据? 为什么会出现大数据? 为什么要学习大数据技术? 现在,就让我们一起走进大数据,探索这一时代的崭新领域。让我们出发吧!

1.1 大数据概述

1.1.1 什么是大数据

从字面上看,"大数据"这个词会让人觉得只是容量非常大的数据集合而已。但大数据的含义,远非于此。"容量大"实际仅是大数据众多特点的其中之一;但如果只拘泥于数据量,就无法把握大数据的真正含义。那么什么是大数据?

大数据作为一个崭新的概念,业界对大数据还没有一个统一的定义。目前,有很多机构、书籍或组织对大数据的一些定义如表 1-1 所示。

表 1-1　常见的大数据定义

机构、书籍或组织	大数据的定义
互联网数据中心(Internet Data Center,IDC)	大数据是新时代的一种架构和技术,被用于更经济地从大规模、高频率、多样化的数据中高速捕获、发现和分析数据,以提取数据的价值
维克托·迈尔·舍恩伯格的《大数据时代》一书	大数据是不用采样调查或随机分析的方法来分析和处理的数据,而要对所有数据进行分析和处理的数据
麦肯锡(McKinsey)公司	大数据是无法在一定时间内用传统数据库软件工具对其内容进行采集、存储、管理和分析的数据集合

续表

机构、书籍或组织	大数据的定义
高德纳（Gartner）公司	大数据是一种海量、高增长率和多样化的信息资产,且需要新的数据处理模式,才能具有更强的决策力、洞察发现力和流程优化力来适应这种信息资产的数据处理
维基百科	大数据是由于其规模、复杂性、实时性等特点而导致的无法在一定时间内用常规软件工具对其进行获取、存储、搜索、分享、分析、可视化的数据集合
百度百科	大数据是无法在可承受的时间范围内用常规软件工具进行捕捉、管理和处理的数据集合
美国国家标准与技术研究院（National Institute of Standards and Technology,NIST）	大数据是指这样一种数据的集合:其数据的容量、获取的速度或者数据的表示都超过了传统方法对数据的分析和处理的能力,需要使用水平扩展机制才能提高数据处理的效率

　　数据是可以获取和存储的信息,人类的一切语言文字、图形图画、音像记录、所有感官察觉的事物……只要能被记录下来、能够被查询,就都是数据。"大数据"一词更多的是一个修辞上的概念,它描述了一种数据处理技术和体系的发展,这种数据处理已经发展到需要处理海量数据的情况,已经超出传统数据处理技术的能力。大数据并不是一种新的技术,也不是一种新的产品,而是这个数字化时代出现的一种现象,是出现的一种跨越多个信息技术领域的动力或活动。也就是说,当下这个时代需要获取、存储、管理和分析海量的数据,而这些需求已经远远超出了传统数据库软件工具的能力范围。

　　现有的一些对大数据的定义很多还是从大数据的特征入手,是对大数据特征的阐述和归纳。因此,要深入理解大数据,除了了解大数据的定义,还应从大数据的特征来全面认识大数据。

1.1.2　大数据的特征

　　大数据的特征有很多,其最初用 3 个以 V 开头的英文单词来概括,即数据量大（Volume）、多样性（Variety）、速度快（Velocity）,也称 3V 特征。IBM 在 3V 的基础上,又归纳了第 4 个 V——真实性（Veracity）。此外,还有一些学者在此基础上,将数据挖掘的价值也概括其中,又增加了第 5 个 V——价值低密性（Value）,也称大数据的 5V 特征,如图 1-1 所示。

1. 数据量大

　　大数据最显著的特征就是数据量大。在互联网时代,数据的生产变得更为容易。如今,几乎每个人的口袋里都有一部手机,几乎每台办公桌上都有一台计算机,几乎每台计

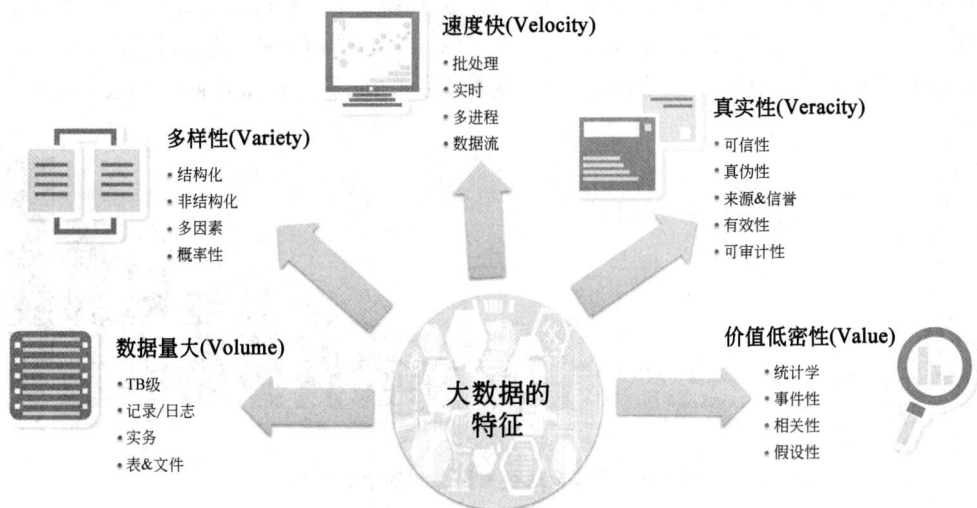

图 1-1　大数据的 5V 特征

算机都接入互联网……每人每天都在产生海量的数据,如视频数据、电商数据、社交数据等;各个应用领域的业务数据量也呈爆炸式增长。这些都是大数据的宝贵来源。

大数据数据量有多大呢? 大数据数据量的起始计量单位至少要在太字节(TB)甚至拍字节(PB)量级,一般而言,至少要在 10TB 规模以上。在计算机中表示存储容量的计量单位如下:

- 1B(Byte,字节)＝ 8b(bit,位);
- 1KB(KiloByte,千字节)＝1024B;
- 1MB(MegaByte,兆字节)＝1024KB;
- 1GB(GigaByte,吉字节)＝1024MB;
- 1TB(TrillionByte,太字节)＝1024GB;
- 1PB(PetaByte,拍字节)＝1024TB;
- 1EB(ExaByte,艾字节)＝1024PB;
- 1ZB(ZettaByte,泽字节)＝1024EB;
- 1YB(YottaByte,尧字节)＝1024ZB。

近年全球数据量总和的增长趋势如图 1-2 所示。如今,Google 每秒就要处理超过 40 万次搜索查询(每天有超过 35 亿次搜索查询);百度首页导航每天需要提供超过 1.5PB 的数据,这些数据如果打印出来将超过 5000 亿张 A4 纸;Facebook 每天产生 4PB 的数据,包含 100 亿条消息,以及 3.5 亿张照片和 1 亿小时的视频浏览;现在人们每天上传的照片数量就相当于柯达发明胶卷之后拍摄的图像总和;一辆联网的自动驾驶汽车每运行 8 小时也要产生 4TB 的数据(来自数百个车载传感器,如摄像头、激光雷达等)……今天,若从互联网下载所有数据(以 80ZB 的数据总量和 63Mb/s 的平均下载速度来计算),大约需要 3.22 亿年的时间[①]! 更不可思议的是,所有这些数据的 90% 是在最近两年中被创建的。

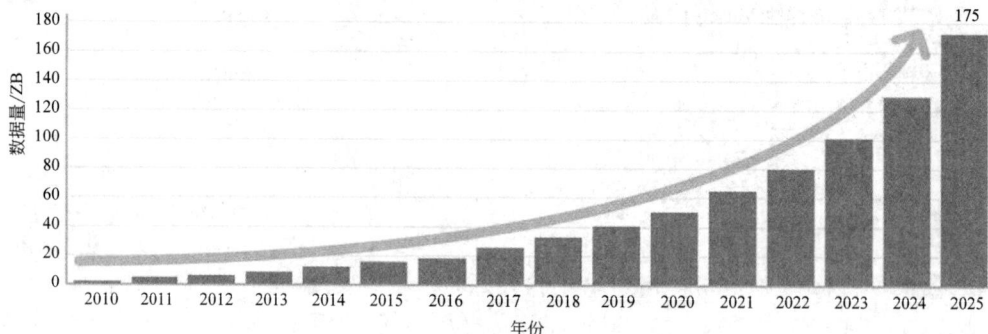

图 1-2　近年全球数据量总和的增长趋势

产生如此巨大的数据量的原因:一是由于各种测量仪器的发展和广泛使用,在测量时,它们的部分甚至全部数据都将被存储;二是由于通信工具的发展和广泛应用,人们全时段地联系,使通信交流的数据量成倍增长;三是由于集成电路价格降低,数据存储的成本减少。

2. 多样性

大数据的来源非常广泛:天上的卫星、地上的汽车、埋在土壤中的各类传感器,从传统互联网到移动互联网,无时无刻不在生成大量的数据,这些都是大数据的来源。数据可以由传感器等自动收集,也可以由人们手工记录。

这使大数据的种类也是多样化的,从高度结构化的财务数据,到文本数据、视频、声音等多媒体数据,再到医学影像、基因图、表达谱等都可以作为大数据。

其中,有预定义数据类型、格式和结构的数据,如传统意义上的二维表格数据,称为结构化数据。实际上,在大数据中,这种类型的数据只占很少一部分(10%~20%)。在大数据中,更多的属于半结构化和非结构化数据(80%~90%)。非结构化数据是没有固定结构的数据,如无固定模式的文本文件、PDF 文档、电子邮件、图像、声音、视频等数据,都属非结构化数据。半结构化数据是介于完全结构化数据和完全非结构化数据之间的数据,具有可识别的模式并可以解析,如自描述和具有自定义模式的 XML 数据文件等,如图 1-3 所示。半结构化和非结构化数据是大数据中的"重头戏",这对大数据的处理提出了更高的要求。

---

① 　80e15/(63/8)/3600/24/365≈322131220.15 年。

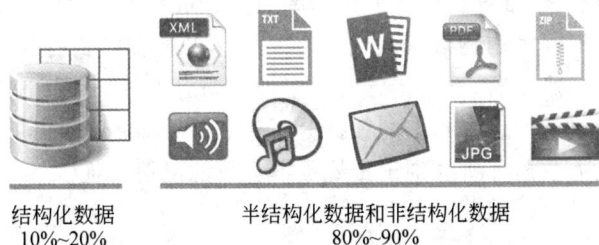

结构化数据　　　　半结构化数据和非结构化数据
10%~20%　　　　　　　80%~90%

图 1-3　结构化、半结构化和非结构化数据

有时这些不同类型的数据是混杂在一起的。例如,在一个生物实验系统的数据库中,保存日期/时间、实验类型、仪器类型、所用药品名称和用量、实验人员等数据,这些都是典型的结构化数据,即支持通过软件的图形用户界面的下拉菜单来选择输入。另外,还有非结构化数据或半结构化数据,如自由形式的实验日志、实验人员彼此交流讨论的电子邮件、关于技术问题或解决方案的电话语音日志、音频记录等,以及某些实验结果的数据记录,如医学影像(图像数据)、患者病历记录(文本数据)等。

3. 速度快

如今,人类社会的数据增长比以往任何一个时期都要快。互联网、物联网、移动互联、电信行业等都在疯狂地产生数据。来看 1min 所产生的数据量,在 1min 内:

- 手机用户发送了 1600 万条短信;
- 电子邮件用户发送了 1.56 亿封电子邮件和 1.03 亿封垃圾邮件;
- Snapchat 用户分享了 527 760 张照片;
- YouTube 用户观看了 4 146 600 个视频;
- Twitter 发送了 456 000 条推文;
- Facebook 发布了 510 000 条评论,更新了 29 300 条状态;
- Facebook Messenger 发送了 15 000 个 GIF;
- Skype 上有 154 200 个通话;
- 天气频道收到 18 055 556 个预测请求;
- Venmo 处理 51 892 美元的点对点交易;
- Spotify 增加了 13 首新歌;
- 优步车手进行了 45 788 次行驶;
- 维基百科有 600 页新的页面编辑;
- 在 1min 内平均每人都会产生 100MB 的数据。

大数据的速度快不仅反映在数据的快速增长,还反映在数据的快速处理。在许多场景下,数据都需要时效性:如搜索引擎要在几秒内呈现用户所需的查询结果;个性化推荐系统要尽可能地完成实时推荐。企业或机构的数据分析系统面对海量数据时更要快速处理、快速响应：如分析顾客购物数据找到顾客"触点"的最佳时机是在顾客还提着篮子逛街时，而并非在顾客结账以后；根据传感器数据预测恶劣天气必须快速及时，若错过时间，数据也就没有意义。如今，越来越多的数据分析正趋于前端化，即提前感知预测、及时提供个性化服务，这是大数据分析区别于传统数据分析的显著特征。

4. 真实性

大数据的真实性是指数据的真实存在，代表大数据的质量。真实不代表一定准确，但一定不能是虚假的数据，这也是数据分析的基础，否则就失去了数据存在的意义。因为通过虚假数据得出的结论可能是错误的，甚至是相反的。

5. 价值低密性

大数据的价值低密性表现在数据的价值密度低，即有价值的数据占数据总量的密度低。挖掘大数据中的价值，犹如沙中淘金。在数据量增长的同时，隐藏在海量数据中的有用信息却没有相应比例的增长，反而使人们获取有用信息的难度加大。例如，在连续几十个小时的监控视频中，真正有用的视频数据可能仅有一两秒。如何在海量的大数据中条分缕析、披沙拣金地进行数据分析，找到数据的意义和价值所在，是大数据研究需要解决的问题。

广义来讲，大数据除了包含数据本身、处理数据的技术外，还应包含处理数据的"人"，即数据科学家、人才或组织等。因此，给大数据一个广义的定义：大数据是一个综合性的概念，它包括因具备 3V(Volume,Variety,Velocity)而难以进行管理的数据，对这些数据进行捕获、存储、处理、分析的技术，以及能够通过分析这些数据得到客观的、科学的分析结果，获得实际价值的人才和组织。

1.1.3 生活中的大数据

大数据并不是掌握在少数专业人士手中的"高大上"，实际上早已走进了人们的生活。从几乎每天都在使用的手机、计算机、平板计算机，到科研人员的实验研究，从各行业、企业的产品开发，到政府部门的统筹管理，都已经在广泛地使用大数据技术。

大数据是"数据化"趋势下的必然产物。在大数据时代，每个人的行为都被记录成数据。例如，通过手机定位，可以记录一个人在各时间点所在的位置，乃至获取完整的行动轨迹。在疫情期间，只要出现了新的感染者，通过大数据分析，就能立马获知他近几天的行动轨迹，从而判断哪些人可能和他有过接触、谁是潜在的受感染者等。

又如，人们在网络上的任何一次点击都可以被完整地记录和保存，平台对这些数据进行分析，可找出规律。当用户在网络上订购了一件商品，机器就将用户的 ID、送货地址、手机、电话、电子邮件及收货时间等全部记录下来;如果用户提交了商品评论,或者在微博或朋友圈上进行了分享,同样也会被记录下来。网购平台可以很轻易地获取到用户喜欢看什么商品,通过用户以往消费的记录,可以准确地推送用户所需的小众商品。视频网站也会收集用户在看什么、喜欢在什么时段看、在哪里观看以及使用哪些设备观看,他们甚至掌握着用户观看视频的启动时间、卡顿次数、卡顿等待时长,以及用户在哪个视频的哪个时间点暂停、后退或快进,看到哪里直接将视频关掉等信息。新闻网站则掌握着哪个访问者看了哪些页面、在什么时间看的、通过 GPS 或 IP 地址定位到在哪个地点看的、页面被拖动的次数、滚动条在什么位置停留了多久、鼠标光标停留的位置、停留了多久、用户输入了什么信息……从医疗到交通,从购物到娱乐,一切都被保存,一切都被记录,再通过大数据的分析就可以精确地了解用户。

美国 Target 超市通过分析顾客的消费数据,制作"怀孕预测"指数,并以此预测顾客的预产期,以便打出孕婴产品优惠广告,圈定宝贵的顾客资源。一个真实的故事如图 1-4 所示,一天一名男子突然闯入 Target 超市,抗议道:"你们竟然给我 17 岁的女儿发婴儿尿片和童车的优惠券!"店铺经理立刻道歉,但该经理并不知道这是总公司运行数据挖掘的结果。一个月后,这位父亲又来道歉,因为这时他知道女儿确实怀孕了。Target 比这位父亲足足早了一个月知道他女儿怀孕的情况!

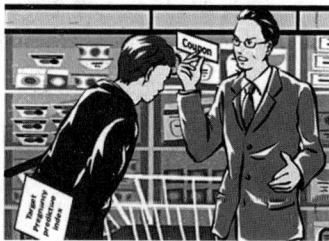

图 1-4　发生在美国 Target 超市的一个真实的故事

沃尔玛在对消费者购物行为进行分析时发现,男性顾客在购买婴儿尿片时,常常会顺便搭配几瓶啤酒来犒劳自己,于是推出了"将啤酒和尿布捆绑销售"的促销手段并大获成功!如今,这一"啤酒＋尿布"的数据分析成果,也成了大数据技术应用的经典案例。沃尔玛全球移动部门的掌门人 Thomas 说:"完美的购物清单就是你根本不用动手,你一打开它就在那里了,这就是我们想要的。"

迅雷的数据分析平台也通过大数据分析,发现男女付费行为差异巨大,得出"抓住了男性用户就抓住了网络票房"的结论。人人游戏上线的"词云"应用可以对玩家的在线聊天记录进行分词,汇总后分析玩家行为、情绪等,基于这样的分析,人人游戏可以在用户参与度下降时,对游戏规则进行调整,最终有效提升玩家的留存率和转化指标,为游戏产品的研发提供指引。

大数据科技公司 Farecast 还开发了一套机票价格预测系统,它综合分析了一年内的美国商业航空产业中的每条航线上每架飞机的每个座位的票价,其数据库保存了十万亿的机票价格记录,使票价预测准确率达到 74.5%。使用 Farecast 票价预测系统购买两张机票的旅客平均可节省 55 美元的费用。

大数据正在改变着人们的生活。大数据做"管家",让选种、施肥、灌溉等农业环节更科学,让井盖、电梯、路灯等城市公共设施更优化;让各行业的决策、研究、目标制定更完善。近年来,无论是促进产业数字化转型、与实体经济深度融合,还是助力公共服务、提升政务效能,大数据产业链条不断延伸,逐渐进入了"全领域深化"的发展阶段。人类已经构建起了一个与物质世界相平行的数字世界!

当你在生活中遇到以下场景,你不必惊叹。

- 当你走进一家陌生的小餐厅,耳边响起了只有你才熟悉的音乐旋律。这在实现技术上并不难:餐厅只要读出你的手机音乐下载记录,通过数据分析,就可以定制播放你喜欢的音乐。
- "双十一"期间,当你正在打算列出自己的购物清单时,一家商场会"恰到好处地"发来短信,提醒你新到了一些商品而且正在打折,而这些商品也"恰好"正是你想购买的,甚至连你也没有想到而确实需要购买的商品,都在提醒短信中。
- 咖啡店在一些咖啡杯中装上传感器,收集常客喝咖啡速度等数据,从而为喝咖啡较慢的顾客提供保温效果较好的杯子,以提高其满意度和忠诚度。
- 坐在家里,打开手机就能知道高架路是否拥堵。
- 午餐时,餐厅会分析你的偏好和需要来管理和优化原料的供应。
- 在忙完了一天的工作之后,你还没有决定要去哪儿,数据中心却先于你预测了你接下来的目的地,并提前为你规划好了行进路线和停车场。

恭喜你已经感受到了大数据时代的来临!如图 1-5 所示,大数据内功已"炉火纯青"。

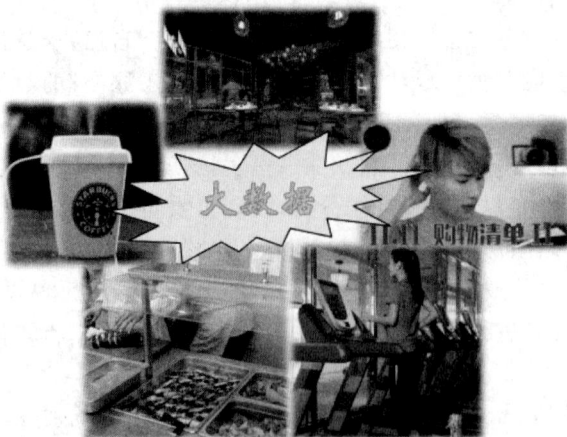

图 1-5 大数据已走进人们的生活

这就是大数据时代。大数据已经成为一种新型战略资源,其潜在价值和增长速度正在改变人类的工作、生活和思维方式,大数据正在影响一个国家的科技核心竞争力。

1.1.4　大数据风险

从前文的分析中不难发现,大数据的来源并不神秘,它实际就来源于每个人,每个人都是大数据的生成者。现代化都市中无所不在的摄像头、移动设备、无线射频识别(radio frequency identification,RFID)、无线传感器及互联网应用等每时每刻都在产生纷繁复杂的巨量数据。从每个人到每棵树、每朵花乃至每粒沙子,无一例外都是大数据的生成者。车行驶在路上,人走在街边,不知不觉都在为大数据的生成作着贡献。大数据确实与每个普通人息息相关,如果没有每一个普通的人去生成这些数据,那么也就没有大数据。

然而,在这个大数据时代,人们很难"踏雪无痕":

* 淘宝监视着用户的购物习惯;
* 百度监视着用户的网页浏览习惯;
* 微博似乎对用户及其朋友的关系无所不知;
* QQ 可以猜出某个用户都认识哪些人、其私交是谁;
* 持 iPhone 时,你的地理位置及其他相关信息已被苹果公司收罗;
* 在城市的摄像头为你提供安全感的同时,你也正在被监控。

1993 年美国《纽约人》杂志刊登了一幅漫画"互联网上,没有人知道你是一条狗"(*On the Internet,nobody knows you're a dog*),如图 1-6 所示。这说明在那个年

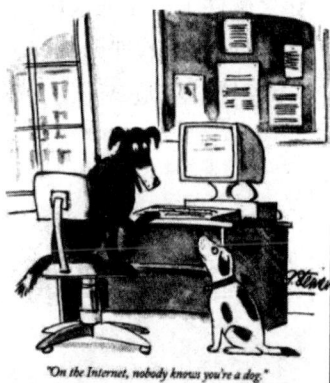

图 1-6　漫画"互联网上,没有人知道你是一条狗"

代,信息相对隐蔽,即使是一条狗无意中通过敲击键盘而在互联网上发送一些信息,人们也只能看到这些信息,而不知道这些信息是由谁发出的。

而如今,情况恰恰相反,人们在享受便利的同时,也无偿地贡献着自己的"行踪"。现在的互联网不但知道对面是一条狗,甚至还知道这条狗喜欢什么食物、几点出去遛弯、几点回窝睡觉……通过对大数据的分析,如今其他人可以知道你是谁,知道你住哪,也知道你喜欢什么、讨厌什么,还可以准确地推测出你的生活方式、兴趣爱好和日常活动,甚至有时候比你自己还了解你!

大数据正在变成生活中的第三只眼,它敏锐地洞察和监控着人们的生活。在大数据时代,当每个人信息的点点滴滴都被记录进数据库中时,每个人都变成一个透明人。处处行迹处处留痕,毫无隐私,信息任人索取,隐私泄露成为不可回避的现实挑战。如果这些隐私或敏感信息被一些不法的机构或人员获取,就可能会引发一些不良后果,严重时就可

能被他们研究、被他们控制。

在央视 3·15 晚会上多次披露的某些手机软件窃取用户隐私的情况就属此类。然而,这只是冰山一角。网上曾披露,某移动教学软件在 10 多分钟内可读取近 25 000 次手机照片和文件,有些竟然尝试自启动近 7000 次,并不断尝试读取通讯录。Check Point 研究人员在分析报告中表示,约 1 亿用户的隐私数据遭泄露,原因是多个安卓应用中的错误配置,导致这些数据可能成为恶意行为者眼中的"肥肉"。百度创始人李彦宏说:中国消费者更愿意用隐私换取便利。对于很多消费者而言,特别是对 50 岁左右年龄段的人而言,他们可能都是一路点着"同意"来安装应用的。这也是很多 App 开始针对下沉市场的原因。很多用户全然不知从自己注册、使用这些 App 开始,自己的手机就时刻被别人监视了。

如果软件未事先征求用户同意,便执行某些行为,搜集、使用和散播用户的个人信息或敏感信息,这类软件就被称为间谍软件,如图 1-7 所示。这类软件现在已超过传统意义上的计算机病毒,成为如今大数据时代最大的威胁!

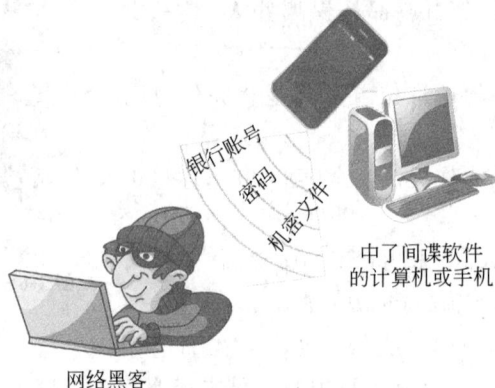

图 1-7　网络黑客利用间谍软件窃取用户隐私或敏感数据

如很多新潮工具一样,数据也是一把双刃剑。数据共享、数据保密、数据缺失、隐私保护等安全问题需要格外重视,同时要保证数据的安全。对于每个人而言,如何让大数据不侵入人们的隐私世界,也是与之伴生并需严肃考虑的问题。

在大数据时代,人们应该具有一定的防范意识,养成良好的手机和计算机使用习惯,最大限度地保护个人隐私。例如,在手机设置中关闭不必要的手机应用的自动启动;不轻易打开伪装成华丽外表的小程序、砍价等链接;不打开来自不明来源的邮件中的附件;提防某些"道貌岸然"的像是来自官方网站的邮件、通知、链接、小程序等;不在不清楚来源的网页上填写任何个人信息,如性别、年龄、收入、手机号等,因为你在不同网站上填写的信息很可能会被其他人获取整合后而得到你的全部信息。在不使用网络时,可以关闭网络连接。

在网页浏览器设置中,定期清理 Cookies 也是一个很好的使用习惯。Cookies(昵称为"小甜饼"),是当用户浏览网页时,浏览器以文本格式存储在用户计算机硬盘上的少量数据。Cookies 的主要目的是帮助网站记忆用户之前可能进行的某些操作,如自动保存之前登录过的账户和密码等,这样可免去用户重复登录的麻烦;Cookies 还可保存用户的网页浏览记录,如某人经常浏览汽车网站,不久他便发现,即便以后访问与汽车无关的页面,也能看到比过去更多的汽车广告,这就是 Cookies 在"作怪";还有某些购物网站的"购物车"功能也是通过 Cookies 实现的。某些第三方广告公司往往会窃取用户的 Cookies 来收集用户的 IP 地址、账号、身份、联系方式、浏览记录等信息,用于广告推销。这显然没有充分尊重用户的知情权和选择权。因此,需要定期清理 Cookies,保护个人隐私。

1.2 大数据挖掘

大数据本身是一种潜在的战略性资源,具有小规模数据无法匹及的趋势预测潜力,甚至数据在如今都可以成为交易商品,数据可以直接被进行买卖。因为"大数据"可以告诉广告商什么是正确的时间、谁是正确的用户、什么是应该发布的正确内容等,这可以降低营销成本、提高销售率、增加利润。例如,垃圾短信都是"垃圾"吗?应该说:不一定!说它是"垃圾",是因为信息发给了不需要的人,而被他们视为垃圾。而如果通过分析用户的行为数据后,给需要的人发送需要的信息,那么这样的"垃圾短信"就不是垃圾,相反甚至会对那些人非常有价值。

只有通过科学的分析和应用才能将大数据资源的效益真正释放出来,有效地组织和利用大数据,将对社会经济发展和科学研究产生巨大的推动作用,同时也孕育着前所未有的机遇。O'Reilly 公司曾断言:"数据是下一个'Intel Inside',未来属于将数据转换成产品的公司和人们。"

1.2.1 大数据思维变革

大数据时代下比数据本身更为重要的是分析和处理数据的方式。未来的任务不再是追求数据的规模,而是如何将杂乱无章的大数据去芜存精,提取蕴藏其中的有价值的信息。如何对大数据进行分析呢?基于大数据的特点,传统的数据分析思想应当有所变革。大数据最具革新性的思维变革可以总结为三方面:总体思维、容错思维和相关思维,这是大数据思维与小数据思维的主要区别。

1. 总体思维——不再使用随机采样而使用全体数据

大数据研究不再采用随机样本,而是对数量巨大的数据全体全部进行分析,样本就是总体。例如，搜索、比对、聚类和分类等都是对全体数据进行的。采样的思想源于数据收集和处理能力的限制。传统的统计研究总是希望通过尽可能少的数据来了解总体，因此各式各样的采样技术应运而生。但无论采样技术多么完美，抽到的样本都只能片面地、部分地反映总体。而在大数据时代，数据收集和处理能力不断提高，对统计分析的影响越来越小。通过对所有数据进行分析，既有利于了解总体，又有利于了解局部。

例如，对信用卡诈骗的研究，是通过观察异常数据来识别目标的。只有掌握了所有的数据，才能观察到占极少数比例的诈骗数据。这种情况下，异常值是最有用的信息。因此应当转变采样调查的思想，要统计分析与某事物有关的所有数据，而不再仅采样少量数据。

2. 容错思维——不再追求精确性而容忍混杂性

当数据结构单一、数据规模较小时，由于收集到的数据有限和处理技术落后，希望尽可能用有限的数据来全面准确地反映总体，因此对数据精确性的要求比较高。因为信息有限，即使只有细微的错误它也会被放大。然而大数据的数据规模大、数据混杂，其数据不精确在所难免，严格追求数据的精确是不可取的，所以可以容忍部分数据有一定的小错误。此外，由于样本就是总体，不精确的数据并不一定妨碍人们对总体的认识。

因此，大数据不再追求精确性而容忍混杂性。对大数据而言，允许不精确已经成为一个亮点，这样人们可以掌握更多的数据。众多的数据不仅可以抵消错误数据的影响，还能提供更多的额外价值。

此外，混杂性也表现在数据格式的不一致性，因为要达到格式一致，就要仔细地清洗数据，这在大数据背景下是很难做到的。

3. 相关思维——不再关注因果关系而关注相关关系

传统的数据分析，其目的是"解释"，即通过结果来解释发生这件事的原因。而在大数据时代，数据规模巨大、数据结构复杂、变量错综复杂，预设因果及分析因果会相当复杂。分析数据不应再探求难以捉摸的因果关系，取而代之的是要关注事物的相关关系：即如果 A 和 B 事件经常在一起发生，那么注意到 B 事件发生，就能预测 A 事件也发生。

例如，某家店通过分析零售终端的数据，得出"温度低于 15℃ 时暖宝宝的销售量便增加 5％"的相关关系。于是，只要温度低于 15℃，店内的暖宝宝即可大量上架；这不需要分析为什么温度低于 15℃ 销量会增加 5％，这其中的数学函数关系是怎样的，要构建怎样的数学模型来拟合……这些都不需要做。

又如，很多人喜欢喝可乐，传统的数据分析就希望通过一个数学模型来找到影响人们喜欢喝可乐的所有因素及关键因素。而大数据并不关心这些因素，它只关心根据相关性预测明年哪些人喜欢喝可乐，然后把可乐推送给那些人就足够了。

关注过去、解释原因,这是成本的视角,也就是先根据过去的果来找到因,然后根据因再推测未来的果。而在大数据的逻辑里,把过去和未来全部压缩在当下,直接由过去的果来推测未来的果。大数据使人类在"数据→信息→知识"的传统研究思路之外开辟出了一条"数据→价值"的新捷径。

大数据时代只要知道"是什么",而不需要知道"为什么"。这颠覆了千百年来人类的思维惯例,对人类认知和与世界交流的方式提出了全新的挑战。所以大数据有一条原则:效率而非精确。这背后对应的其实是机会成本。因为现在消费端的需求变化太快了、个性化极强,作为企业首先要求的就是快。面对问题,要及时作出反应,快速试错、快速迭代,因为试错的成本一定低于反应迟钝的成本。

1.2.2　大数据时代的十大变化

大数据时代的到来,直接或间接、有意或无意地改变着人们的生活方式、思维模式和研究范式,正在演变为一种新的应用生态系统,在这其中可以总结出 10 个重大变化,如图 1-8 所示。

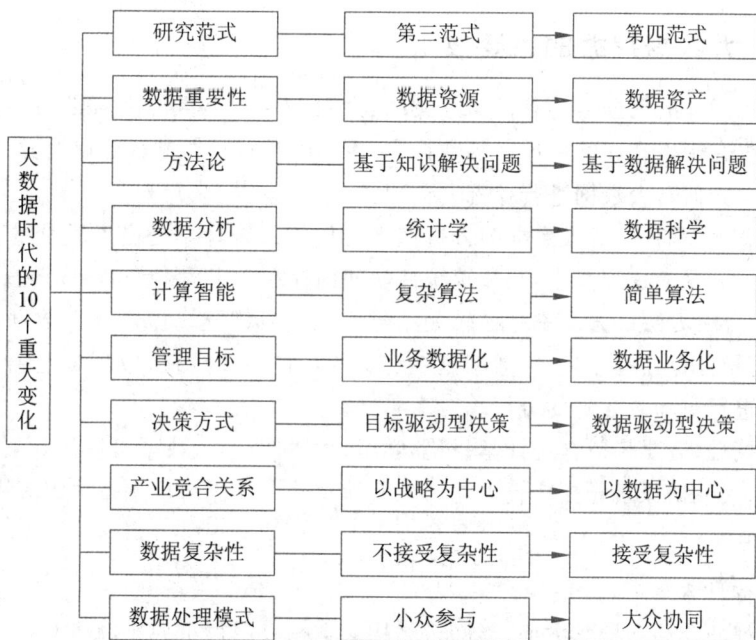

图 1-8　大数据时代的 10 个重大变化

大数据时代要求人们摒弃"仅把数据当作工具或信息的简单组合"的传统观点,要接受"数据即资源、数据即价值"的新理念。图灵奖获得者 Jim Gray 博士提出了科学研究的第四范式——数据密集型科学发现(data-intensive scientific discovery)。在他看来,人类科学研究活动已经历过三种不同范式的演变过程:从原始社会的实验科学范式,到以模型和归纳为特征的理论科学范式和以模拟仿真为特征的计算科学范式,目前正在转向数据密集型科学发现范式,即第四范式。其主要特征是科学研究人员只需要从大数据中查找和挖掘所需要的信息和知识,而无须直接面对所研究的物理对象,其实质就是从以计算为中心转向以数据为中心。第四范式不会被局限于科学研究,它更会带来众多领域乃至人类思维方式的新变化,而这些新变化将对人类社会的发展产生可预见的巨大推动作用。

传统的方法论往往是基于知识的,即从大量实践(数据)中总结和提炼出一般性知识(定理、模式、模型、函数等)之后,再用知识解决或解释问题,其解决思路是"问题→知识→问题"。然而,数据科学中兴起了"问题→数据→问题"的新方法论,即根据问题找数据,并直接用数据(不需要把数据转换成知识的前提下)解决问题。"只要拥有足够多的数据,我们就可以变得更聪明"是大数据时代的一个新认识。因此,在大数据时代,原本复杂的智能问题可以变成简单的数据问题——只要对大数据进行简单查询就可以达到基于复杂算法的智能计算的效果。

1.2.3 大数据挖掘的主要技术

躺在那里睡觉的数据是没有任何意义的,大数据这座丰富的宝藏必须要开采。大数据的意义不仅在于生产和掌握庞大的数据,更重要的是对数据进行专业地分析处理,挖掘数据的价值。如何对大数据进行挖掘利用呢?

单从概念表面而言,对大数据的分析似乎与传统的统计学是高度重合的,其实不然。这种新兴的大数据的挖掘技术,与传统统计学的确存在一定程度上的相似性;但更多的是在样本数据、分析方法等方面都存在较大差异。近年来传统统计学和大数据都在不断发展,二者各有长处也互有短板,大数据是统计学的延伸而非替代,应巧妙地结合二者的优势来对数据进行更高效准确的分析。

大数据挖掘,需要将包含统计学、机器学习、大数据计算、数据可视化等众多领域的技术有效结合,为数据探索开拓广阔天地。其所涉及的计算机与信息技术的应用领域众多,如图1-9所示。

1. 数据库技术

在大数据的存储和检索方面,要知道结构化数据只占很小的比例(10%~20%),半结构化和非结构化数据才是重头戏(80%~90%)。尽管如此,传统的数据库技术仍是整体解决方案中重要且相关的部分,并不能被抛弃。在此基础上,再衍生出更适应非结构化数据的数据库系统,如NoSQL数据库等。

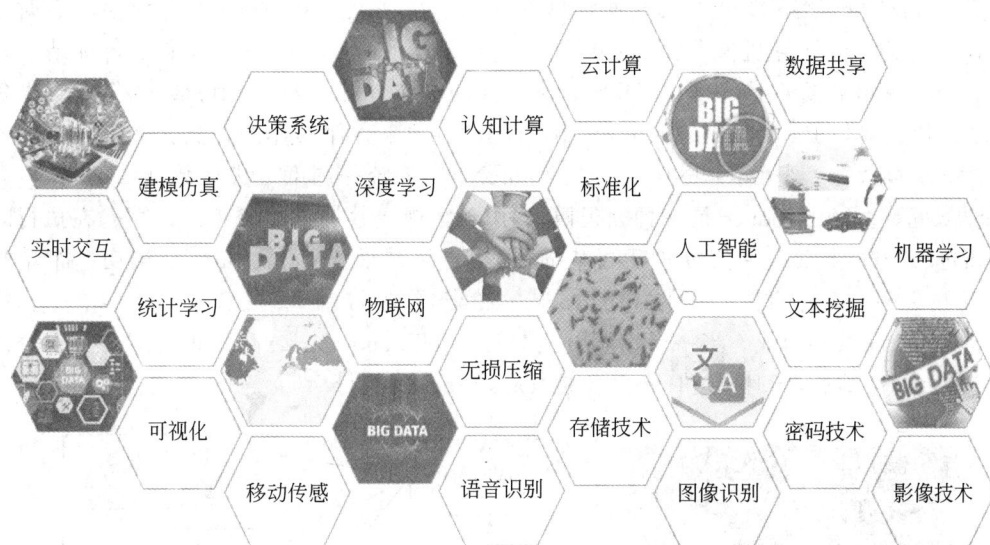

以下为图中六边形内文字：

决策系统　云计算　数据共享

建模仿真　认知计算　标准化

实时交互　深度学习　人工智能　机器学习

统计学习　物联网　文本挖掘

可视化　无损压缩　存储技术　密码技术

移动传感　语音识别　图像识别　影像技术

图 1-9　大数据挖掘所涉及的计算机与信息技术的主要应用领域

2. 分布式存储和计算

在算法方面,要明确再"拽"的算法也难以抵挡海量的数据或任务。俗话说"三个臭皮匠,赛过诸葛亮",要高效地处理数据,主要还是依靠增加资源,其次才是优化算法,而且二者可并行进行。此外,海量的数据在当今网络条件下难以快速地来回传输和移动,"就地计算、就地分析"也是大数据分析的一个重要思想,即在数据产生的地方进行分析,减少跨网数据传输移动引起的延迟。因此,对大数据分析常采用分布式文件系统和建立在其上的并行运算框架,常用的分析平台有 Hadoop、Platfora、Datahero、Storm、Spark 等。什么是"分布式"呢?举个例子简单来说,若从 1 台机器上复制 100GB 的文件,可能要 1h 的时间;而如果是 100 个人每人各自复制 1GB 的文件(分布),只需不到 1min。

Hadoop 是一个分布式系统基础架构,用户可以在不了解分布式底层细节的情况下,使用它来开发分布式程序。Hadoop 的作者 Doug Cutting 的儿子有一个黄色的大象毛绒玩具叫 Hadoop,于是作者将自己所开发的分布式软件起名也叫 Hadoop,如图 1-10(a)所示。Hadoop 在快速收集、传播和分析海量数据上具有明显优势,具有较强的扩容能力,可存储 PB 量级数据;具有较强的可靠性,因为它可以自动维护数据的多份备份,即使有些数据结点损坏,也可从其他备份结点上迅速恢复。Hadoop 对硬件配置要求很小,几台普通的计算机就可组成服务器群来运行 Hadoop。

Hadoop 的两大核心体系结构是 HDFS(分布式存储)和 Map/Reduce(分布式任务处理)。如图 1-10(b)所示,组成 Hadoop 系统的多台计算机中,其中一台计算机为"老大",

称为 NameNode(名称结点);另一些计算机做"小弟",称为 DataNode(数据结点);有时也单独再设置一台计算机做"老大的秘书",称为 Secondary NameNode(第二名称结点)。NameNode 作主服务器,管理 HDFS 的命名空间和文件的打开、关闭、重命名等,它也负责数据块到具体 DataNode 的映射(Map);DataNode 来存储具体的数据。文件被分成若干数据块存放在一组 DataNode 上。在 NameNode 的统一调度下进行数据块的创建、删除和读写等。MapReduce 是一种编程模型,用于大规模数据集的分布式计算。在执行时先指定一个映射,经过一定处理后再化简,得出最终结果。MapReduce 框架由一个单独运行在 NameNode 结点上的 JobTracker 和若干运行在每个 DataNode 结点上的 TaskTracker 共同组成。当一个作业被提交时,JobTracker 先接收它,再将配置信息分发给 DataNode 结点,同时调度任务并监控 TaskTracker 执行。

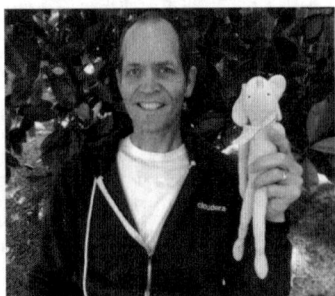

(a) Hadoop的作者Doug Cutting (b) Hadoop的体系结构

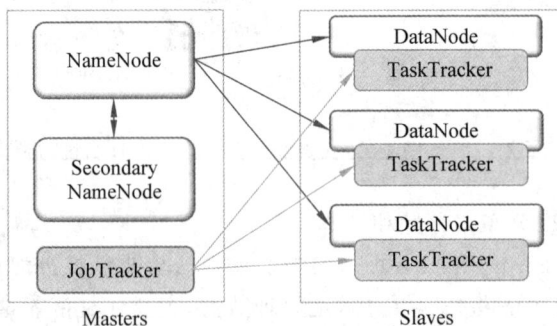

图 1-10　Hadoop 的作者及其体系结构

3. 云计算

云计算(cloud computing)是一种基于互联网的计算。它将大量互联网上的资源和程序整合组织在一起,形成资源池,并放到网上完成计算任务。提供资源的网络称为云。在使用者看来,云中的资源是可以无限扩展的,并可随时获取、按需使用。就像现代都市多采用集中供暖来代替古老的"各家独自生炉子、烧火炕"的独立供暖方式。与传统的本地计算技术相比,云计算技术具有扩展性好、兼容性强、可靠性高、性价比高等优点。面对生物医学大数据的快速增长,云计算的优点使其成为生物医疗领域计算生物学工作的必然选择。目前,云计算技术已经在许多生物医学基础研究和应用研究中推广使用,并取得了良好的效果。

4. 区块链

区块链本质是一个分布式数据库,是将数据区块以顺序相连的方式组合成的一种链式数据结构,并以密码学方式保证数据传输和访问的安全,具有去中心化、可追溯、不可伪造、公开透明等属性。

目前,阻碍生物医学大数据广泛应用的一个主要问题是数据孤岛化。由于利益分配机制不明、隐私泄露风险、伦理法规约束等,大部分医学研究人员在实验数据和临床数据的共享方面往往犹豫不决。迫切需要建立安全、互利的数据共享机制,从而促进数据流通,更大限度地挖掘数据价值。区块链技术特别适合生物医学领域的数据管理和共享。

5. 简单算法

大数据分析并不追求精妙的算法,大数据的简单算法大于小数据的复杂算法。例如,以机器翻译为例,IBM 的 Candide 项目把标准单词、语法输入计算机,利用复杂的算法,让计算机翻译。花费了 10 年,但取得的成效并不大,最终 IBM 终止了这个项目。而谷歌翻译利用全球的互联网上能找到的所有语言资料,如各种语言的官方文件、报告的译本、速读项目中的书籍翻译、质量参差不齐的文档等全部利用起来,最终可以实现很流利的对等翻译。这不是因为谷歌翻译拥有一个更好的算法,而是因为谷歌翻译增加了很多数据。之所以能利用更多的数据,是因为它接受了有错误的数据。

6. 机器学习和人工智能

近十几年来,信息科学领域中以机器学习为代表的人工智能技术有了突飞猛进的发展。数据挖掘(data mining)一般是指从大量的数据中通过算法搜索隐藏于其中规律的过程,是数据库知识发现(knowledge-discovery in databases,KDD)中的一个重要步骤。机器学习是人工智能领域的重要分支,在高性能计算、云计算等领域都已取得了丰硕成果,如何将机器学习算法应用于大数据分析并产生实际价值越来越受到学术界和工业界的广泛关注,也已成为“大数据＋人工智能”交叉融合研究领域的热点。

近年来,利用人工智能技术建立符合生物医学大数据特征的数据库、算法及计算平台,正广泛深入生命科学的各个领域。人工智能技术广泛且深入地融入生物医学研究是目前生命科学发展的一个重要趋势。一方面,人工智能能够从海量的生物异质大数据中发现人类大脑无法分析、无法理解的数据结构,捕捉到人类无法意识到的生物学特征。另一方面,人工智能所应用的计算方法既可以模拟人类思考的特点,也可以完全摆脱人类的传统思考模式。利用这样的类脑方法来研究生命科学,可以更有效地处理生命现象的极端复杂性,使得研究更接近生命的本质。所以,将人工智能技术应用于生物医学领域,可建立革新的生物医学研究范式、拓展生物医学研究范围、实现关键的实质性突破,有助于阐明生物医学领域大量悬而未决的问题。

7. 大数据可视化

大数据拥有其特有的数据复杂性,特别是生物医学大数据,一般情况下仅凭文字很难描述清楚其中存在的复杂关系,因此大数据可视化至关重要。可视化是数据分析的“重要战场"，对数据进行形象直观的交互性展示，易于揭示数据内在错综复杂的关联情况，这是其他方法所不可比拟的。

大数据可视化要根据数据的特性，如时间信息和空间信息等，找到合适的可视化方式，如表、图、地图等，将数据形象直观地展现。可视化是大数据生命周期管理的最后一步，也是最重要的一步。可视化的方法很多，从简单的 Excel 图表、Google 文档到 R 语言、Pandas 等统计编程架构，再到 Tableau、D3.js、Prefuse 等可视化程序包，都可作为通用的大数据可视化方法。另外，针对不同类型的数据和不同的目的，尤其在生物医学领域还需要并也已涌现出一大批开源、优秀的可视化工具，为生物医学大数据分析提供了便利。

1.3 生物医学大数据

1.3.1 生物医学大数据的特点

大数据技术在当今各个领域都发挥了重要作用，在生物医学领域更是大放异彩。生物医学是近年来兴起的一门前沿交叉学科，它综合了医学、生命科学和生物学等的理论和方法。近年来，随着大数据时代的到来，生物医学研究越来越多的需要应用大数据技术。2000 年，人类基因组草图被绘制完成。21 世纪尤其是 2010 年以来，以高通量测序、单细胞检测等为代表的各类组学技术飞速发展，推动了基因组、转录组、表观遗传组等生命组学数据呈指数级增长，已经和正在为生物医学注入日渐增长的海量数据（从 GB 级、TB 级到 PB 级、EB 级）把生物医学数据推进到了大数据时代。

生物医学大数据不仅数量大，而且是多尺度、异质化、高度复杂的，包含不同来源的结构化和非结构化数据，涉及人类健康相关的多个领域，如临床医疗数据、遗传学与组学数据、医药研发数据、公共卫生（监测）数据、医疗市场费用数据、可穿戴设备数据、健康网络与社交媒体数据、社会人口学与环境数据等（见图 1-11）。这些数据小到分子、细胞，大到器官、整体，尺度相差甚远。它们有的是数字、符号，如基因组数据；有的是波形，如心电、脑电；有的是图像，如超声、核磁、CT……其相关技术和应用可以包括基于高通量测序的个性化基因组、转录组和蛋白组研究、单细胞水平基因型和表型研究、人类健康相关微生物群落研究、生物医学图像研究、人体饮食研究、环境研究等，构成大数据生态系统，共同服务于公共卫生和公共安全。随着生命科学的快速发展，以及生物技术与信息技术的融合，使得大数据贯穿生物医学从基础研究、药物开发、临床诊疗到健康管理的所有环节。

目前，生物医学的科学研究正在进行面向数据密集型的第四范式的深刻演变，由假设驱动转向数据驱动。过去数十年来一般是通过分子生物学实验获得某些结论或提出某种

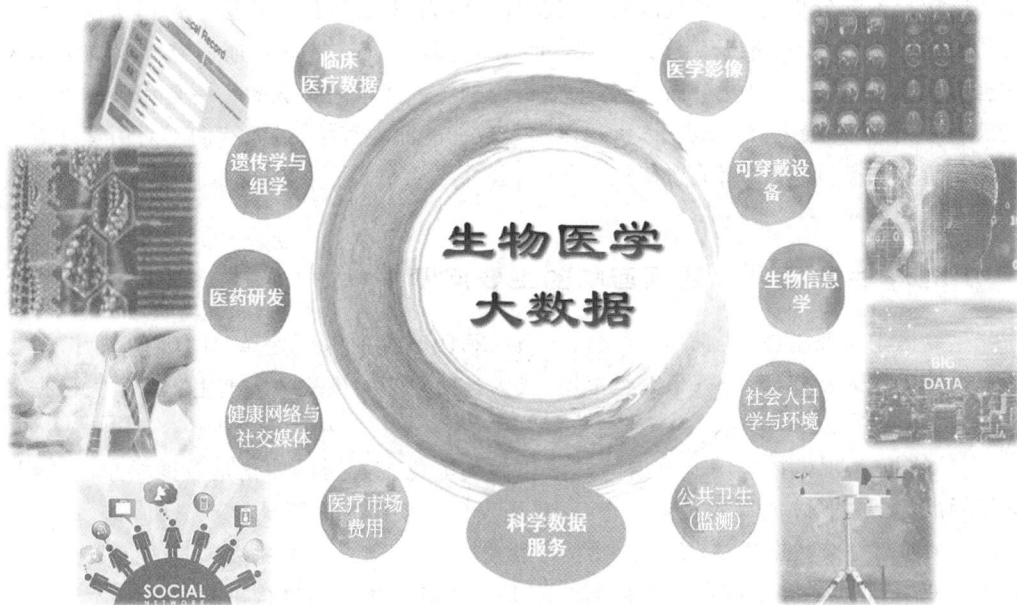

图 1-11   生物医学大数据的主要技术领域

新假设,而现在基于海量的生物医学大数据,可以从对海量数据的研究中探索生物医学规律,直接提出假设或得出可靠的结论,一些以往不能解决的问题将有望解决。在医疗行业,大数据时代的到来,使很多医院高管们不再靠"差不多、经验和直觉习惯"做决策,而逐步转变为通过对海量数据的挖掘和运用,更多地基于事实与数据分析做决策。

生物医学大数据除具有大数据普遍的 3V 特征外,还呈现出独特的 3H 特征,即高维性(high dimension)、高度计算复杂性(high complexity)和高度不确定性(high uncertainty)。高维性是指生物医学大数据在对样本的多重分析、多组学数据和多样本量等方面均具有高维的特点,需要对多维数据进行叠加、索引、学习等。高度计算复杂性是指由于生物医学数据的类型、格式、来源均较多,对系统性整合提出了更高的要求,且样本的对比和结果的统计验证等也是复杂且必需的。高度不确定性是指由于生物医学数据数量巨大、增长迅速、质量控制困难、来源广泛繁杂、难以标准化与结构化等特点,以及算法本身的特性或数据整合时可能产生的大量干扰噪声等,导致数据分析结果难以验证。模型给出的判断可以具有一定的置信度,但往往没有 100% 的把握,与目标对象可能存在一定程度的不吻合性,需要更进一步地深入分析。

生物医学大数据不只是一门现代学科,更是一种现代思维。人们已经进入了具备相当深度和广度的生物医学大数据时代。机器学习和人工智能技术极大提升了医学影像和分子影像技术的分析能力;而且高通量实验技术的突破,直接把生物医学数据从以基因组为代表的 PB 量级时代推升到多组学融合的 EB 量级时代。然而目前适应于生物医学大数据的软硬件平台、大数据存储、大数据分析挖掘等方法等还不成熟。一旦相关研究获得突破和应用,必将会全方位地支撑生物医学大数据的深入解构,进而有助于对医学现象的趋势分析和预测,服务于相关遗传疾病研究、公共卫生监控、医疗与医药开发等广泛的生物医学应用。

1.3.2 生物医学大数据面临的主要问题

生物医学研究正在发生面向数据密集型的第四范式的深刻变革,如何将生物医学大数据迅速转化为新知识,服务于人类健康,成为当前面临的挑战。目前生物医学大数据面临的问题主要有以下 6 个。

(1)如何实现生物医学大数据的标准化和规范化。数据标准化是数据共享的前提,只有标准化的数据才能有效融合与整合,从而发挥大数据的价值。

(2)如何打破数据孤岛,实现生物医学大数据的共享。应避免数据只为少数人或少数单位使用,数据共享是应用生物数据的前提。许多公共资助机构已开始要求所资助研究的数据必须在一定范围内共享。

(3)如何对生物医学大数据实现存储和管理。生物医学领域的数据非常庞大,产生和更新的速度也非常快,例如一个普通的三甲医院每天就要接待上万名患者。其存储方式不仅影响数据分析效率,也影响数据管理成本。

(4)如何实现生物医学大数据的高效利用。我国已积累了海量的生物医学数据,如何利用才是关键,这在一定程度上也依赖于大数据技术的发展。

(5)如何对生物医学大数据进行高效分析、整合与挖掘。将数据转化为效益,特别是对半结构化和非结构化数据(如心电图、医学影像资料等)和对流数据(实时视频、传感器数据、医疗设备监测数据等)的处理,是生物医学大数据分析面临的重要挑战。

(6)如何加强人才培养。生物医学和信息科学的复合型人才目前十分缺乏,这是国内外生物医学大数据都面临的一个困境,需要推动计算机科学和生物学、医学等交叉学科的教育和人才培养。

1.3.3 生物医学大数据的应用实例

1. 个体基因组检测和个性化治疗

过去的医疗模式往往使用标准化的统一治疗方案,而忽略了不同患者之间的个体差异,例如对于肿瘤的治疗,往往使用标准化的相同的药物。这样不仅忽略了肿瘤间的差异性,也忽视了患者对相同药物的不同敏感性。随着大数据时代的到来,从技术上可以定制更加个性化的医疗方案,针对个体情况选取更有效的药物和独立设计治疗方案,从而大幅提高治疗效果。

美国科学家 Weston 和 Hood 首次提出"4P 医疗"的观点,提倡进行个体化预测疾病、预防和治疗疾病。4P 是指医学的预见性(Predictive)、预防性(Preventive)、个体化(Personalized)和参与性(Participatory)。个体化医疗需要将每位患者的各种信息进行综合分析,针对不同个体的不同情况进行疾病的不同诊断和治疗。

结合基因组图谱和各种动态的组学信息,可以预示一个人的健康和疾病状态。高通量的 DNA 测序和质谱技术使得科学家和医疗人员能够对人体的细胞、组织、体液、身体表皮及排泄物等采样,可以准确地检测包括基因组、表观基因组、转录组、蛋白质组、新陈代谢组、免疫组、微生物组等详细的组学信息。例如,美国著名女演员安吉丽娜朱莉,就是通过基因检测查出了自己身患乳腺癌的风险很高,从而选择了切除乳腺来防止疾病发生。未来这种个性化健康管理一定将更加普及,届时人们将可以通过个性化的即时数据来评估了解自身的潜在疾病,为自己提供更安全可靠的实时健康指导。

华大基因也推出了其自主研究的肿瘤基因检测服务,采用高通量测序手段对来自肿瘤患者的癌组织进行相关基因分析,对肺癌、乳腺癌、胃癌等多种常见高发癌症进行早期、无创伤检测。实现路径:首先采取患者样本,通过测序得到基因序列;接着采用大数据技术与原始基因比对,锁定突变基因,最后通过分析做出正确的诊断。同时根据患者的个体差异性,辅助医生选择合适的治疗药物,制定个体化的治疗方案,实现"同病异治"或"异病同治",从而延长患者的生存时间。

又如针对艾滋病的治疗,为研究病毒抗药性,美国斯坦福大学建立了一个专用数据库 HIVDB。对患者的艾滋病病毒测序之后,与数据库中的标准序列进行比对,可以找到抗药性基因突变,知道哪些药物不适合这位患者,可找到更合适的药物来抑制病毒。

用于医学影像大数据的人工智能,也可用于疾病的早期筛查,实现疾病的早期预防。通过建立大脑 3D 核磁共振图像,运用卷积神经网络(convolutional neural network,CNN)对图像进行分析,可判断个体大脑是否有患病的倾向,预测准确率可达 75%。

大数据使得伴随个人一生的"电子病历"的设想得到落地。在未来,患者的电子病历将为医生给出更有针对性的诊治方案提供巨大帮助,为实现个体化差异的精准医疗作出重要贡献。终有一天,每个人都可以随时管理、查询自己的健康医疗数据——不是在遥不可及的第三方,而是在自己手里。而且这样的数据将不局限于体检结果、就诊记录,而是可以延伸到个人的基因数据、日常健康行为监测数据等。这样可以真正地发挥医疗大数据的价值,个体化预防、诊断和治疗将得以实现,人类对自身的认识也将上一个新的台阶。

2. 疾病的早期检测和诊断

大数据技术应用于临床辅助诊断可以帮助医生做出决策,降低误诊率。同时,也能在疾病发生前,开展疾病的早期预测,使尽早采取干预措施,使疾病不会发生或减缓发生。

电子病历包含了丰富的病患信息,具有重要的临床价值,是宝贵的数据资源。通过将电子病历数据化,由计算机进行学习分析,可实现对疾病的快速诊断。2019年《自然医学》杂志发表一篇报道,作者应用100多万册儿科临床病历,通过结构化处理进行深度学习,实现了对儿童呼吸道疾病的诊断,准确率能够达到87%。分析患者的电子病历档案还可确定哪些人是某类疾病的易感人群,例如通过电子病历的分析,可识别患糖尿病的高风险人群;基于电子病历数据,还可以建立医疗费用预测模型,对疾病治疗的医疗费用进行估计。

种类繁多的生物医学影像数据也包含丰富的诊疗信息,可以帮助医生进行辅助诊断,基于医学影像数据的人工智能在生物医学领域也取得了诸多成果。早在2018年,就发表过一篇使用深度卷积神经网络对糖尿病性视网膜病变进行诊断的研究论文,该模型使用了超过12万张图片训练计算机进行学习,在相应疾病的诊断上完全可以达到专业眼科医生的标准。麻省理工学院的John Guttag和Collin Stultz通过用计算机模型分析心脏病患者弃用的心电图数据得出"在心电图中出现三类异常者,一年内死于第二次心脏病发作的概率比未出现者高1~2倍"的结论。腾讯公司研发的AI医学影像产品——腾讯觅影,可辅助医生对早期食管癌进行筛查,准确率可达90%。中山大学肿瘤防治中心自主研发的上消化道癌内镜AI辅助诊断系统(GRAIDS),基于数万份的消化道肿瘤(食管癌、胃癌)内镜检查数据,建立人工智能诊疗模型和应用系统,对上消化道肿瘤的诊断敏感性高达90%。

大脑胶质瘤是一种较为罕见且危险程度很高的疾病,手术前判别其恶性程度对制定患者的治疗方案有很大的影响。如果能在术前较可靠地根据患者症状判断出恶性程度的高与低就可能避免不必要的手术风险和开支。做到这一点需要医生学习大量病例,这在实际环境中很难做到(事实上只有极少数医院才积累有足够多的病例)。因此引入计算机辅助诊断,实现诊断知识的共享很有必要。数据挖掘技术运用多层感知器网络、决策树及规则提取等方法从大脑胶质瘤病例中提取出了胶质瘤恶性程度的术前诊断知识,并且对于测试样本而言,其平均准确率超过了80%。

此外,还有学者采用给予疫情暴发粗糙集理论的自主判别算法诊断肺部肿瘤是否为良性,对91.3%的被测患者能做出正确结论;采用Bayesian神经网络结构,找出服用抗性精神药物与心肌炎和心肌病发作的关系;采用遗传编程对胸痛症状疾病进行诊断;运用遗传算法对脊柱的侧凸进行分类,都是大数据挖掘技术在生物医学中的成功应用。

3. 复杂疾病原因和机制的寻找

整合多组学数据和临床数据,通过大数据分析,能够帮助研究人员更加快速地明确不同病症的亚型、不同分子机制、治疗成效等多方面影响因素和它们之间的关系,准确地诊疗相应的疾病,为临床疾病防治奠定良好的数据信息参考基础。

例如,大数据在致病基因路径分析方面的应用。一种疾病的致病因素通常涉及多个基因,这些基因在患者的不同染色体的不同位置上,起着不同的作用。利用大数据技术可从 DNA 序列中找到与疾病相关的遗传和功能信息,分析不同阶段、不同位置的遗传控制因素,从而进行有针对性的治疗,达到更加有效的治疗效果。Alsulami 等利用基因通路分析变异基因与血压之间的关系,发现 CD47 基因与血压之间有显著相关性。

又如,还有大数据在致病因素分析方面的应用。在病案数据库中包含大量的患者病历和患者的个人信息,如年龄、性别、居住地、职业、生活情况等,通过检索这些信息,使用聚类算法对它们进行关联性分析,可以发现某种疾病与外在环境因素之间的潜在关系,指导公众远离这些致病因素,以降低某些疾病的发生。Prather 等利用数据挖掘技术成功地对产科患者早产的 3 个危险因素进行了分析。Steinberg 等在 3 万余人两年的保险记录、化验记录、用药记录、就医记录中挖掘出新的代谢综合征预测模型,用 80% 的人作为训练集、20% 的人作为测试集,在贝叶斯框架下依据最大熵原理,对数据中未知的参数进行分布边缘化来计算模型的结构概率,建立预测模型,从 4000 余个参数中筛选出腰围、用药依从性等与代谢综合征密切相关的因素。

再如,大数据在蛋白质组学中的应用。在患有脓毒症的大鼠模型中,运用蛋白质组学方法,鉴定出 100 多种蛋白质。为筛选出更有价值的生物标志物,对有差异的蛋白进行逻辑回归分析,找出了与脓毒症密切相关的生物标志物,为脓毒症的临床诊断以及治疗提供了新思路和线索。对于阿尔茨海默病等复杂疾病,分析整合基因组学、转录组学、蛋白组学、代谢组学的数据对于全面了解该疾病有至关重要的作用,提出了与阿尔茨海默病相关的新的病理机制并与其他疾病的关联性。

除此之外,基于大数据分析,汇总患者的临床记录和医疗保险数据,还能使制药公司参与分担治疗风险,例如基于治疗效果制定定价策略;或者提高医药企业的决策能力,例如使它们生产出更具疗效的药品,且保证适销对路。

4. 公共卫生领域防疫体系的建立

公共卫生部门通过全国患者电子病历数据库,可快速检测传染病,进行全面的疫情监测,并对疫情快速响应。

"谷歌流感趋势"项目依据网民在互联网上的搜索词条进行数据挖掘,分析全球范围内流感等病疫传播状况,与美国疾病控制和预防中心提供的报告对比,追踪疾病的精确率达到 97%。社交网络还可为许多慢性病患者提供临床症状交流和诊治经验分享平台,医生借此可获得在医院通常得不到的临床效果统计数据。

1.3.4　生物医学大数据的未来发展方向

现代生物医学研究的目标之一是在分子、细胞、组织、器官等层面上解析生物体外在表型所对应的内在组成形式及其相互作用的规律。由于生命体系的高度复杂性和精准调控性,以生物化学、分子生物学等学科为基础的现代生物医学的发展已经遇到了重大瓶颈。要使现代生物医学研究取得重点突破,需要对研究技术和研究模式进行根本性变革。

随着以高通量组学检测技术为代表的生物技术(biological technology,BT)的发展,以及以云计算、区块链、人工智能等为代表的前沿信息技术(information technology,IT)的发展,构建一个融合 BT&IT 技术、界面友好、安全可靠、用户充分可及的生物医学大数据密集型科研新范式的应用支撑环境,将是打破现代生物医学研究瓶颈、推动生物医学研究跨越式发展的必由之路。生物技术与信息技术的结合,可以非常有效地帮助研究人员方便地实现生物医学大数据的获取、交互共享、智能化调度、多维深度展示、高性能计算和深度挖掘分析等各类科学活动,进而加速各类高维多层次复杂大数据的整合、融汇和贯通,推动数据共享和充分利用。

可以预见,未来生物医学大数据的发展趋势主要包括以下 3 方面。

1. 构建以递交为基础、以整合为导向的数据存储技术

医疗数据的收集、存储、整合与利用将成为医学信息化建设的重要内容。生物医学数据的产生具有分布式和高度集成化等特点,大数据整合将会是生物医学大数据的普适性难题,涉及数据格式、数据矛盾、数据索引等一系列问题。当数据量数倍膨胀时,如何保证现有数据的质量和数据更新时的去重取精,并同时开展标准质控的相关研究,也将是未来的发展重点。在提升数据质量的同时,数据的安全性与隐私保护也需要进一步提升,基因、个人电子病历等数据是非常重要的个人隐私,数据安全与隐私保护日益受到关注和重视,相关政策和立法亟待加强,数据的收集和使用将向着更加谨慎和安全的趋势发展。

2. 发展以互联网为基础、以交互为导向的数据共享技术

要想最大限度地发挥大数据的作用,区域性乃至国际性的数据共享势在必行,这不仅需要发展数据共享技术,更需要国家政策的大力支持。由于医疗数据种类多、复杂性高,目前数据缺少标准化,难以实现医疗数据的有效共享。在未来,医疗机构之间应加强交流与沟通,引进前端技术,制定医疗数据统一性的标准。这不仅有利于医疗数据的实时交互与共享,也有助于提升医疗机构的学术水平,为医疗机构提供良好的数据交流环境。

3. 完善以传统信息技术为基础、以前沿信息技术为导向的数据分析挖掘技术

挖掘生物医学大数据中的信息和价值,为医疗提供具有学术性、专业性的分析结果,不仅需要传统信息技术,更需要适应生物医学大数据特点的许多前沿信息技术和未来将会涌现的许多新技术。生物医学大数据的分析和建模,涉及多种数据的整合,包括不同类型不同尺度数据的整合、样本表型基因型和元数据的整合、不同样本的整合等,以构建全方位数据模型。生物医学数据的实时分析和临床处理,涉及快速准确取样、数据挖掘、知识发现、实时反馈、快速临床处理等,也是生物医学大数据的另一大研究热点。生物医学大数据的可视化在这其中也将发挥重要作用,通过大数据可视化,能够更清晰有效地传达大数据所包含的信息。

　　总之,未来的生物医学大数据必将从"概念"走向"价值",成为"智慧健康"的基础。生物医学大数据将产生新的知识体系,用信息改变医学实践,服务于人类健康和公共卫生。

第 2 章　生理声信号的大数据挖掘

当今医疗领域面临着海量、复杂、高维度的数据,其中来自生理声信号的数据挖掘在近些年备受关注。生理声信号诸如心音、肺音等,包含了大量人体器官生理与病理的信息,可以为医疗诊断和治疗提供宝贵的参考。生理声信号的数据挖掘有助于临床诊断、疾病预警、新药开发等工作。然而,由于生理声信号的数据量大、噪声干扰大、信号处理难度大,因此如何有效地对生理声信号进行挖掘和分析,成为医疗领域面临的重要挑战。本章将以基于深度学习的心音智能分析以及基于肺音的慢性阻塞性肺病严重程度诊断两个医学案例为例,介绍大数据挖掘技术在生理声信号领域的应用实践,探讨如何通过数据挖掘技术来提取生理声信号中的有效信息,为医疗领域的临床诊断和治疗提供更为准确和可靠的支持。

2.1　生理声信号概述

2.1.1　什么是生理声信号

生理声信号是指人体内部生理过程所产生的声音信号。这些声音信号可以被记录、分析和解释,以了解人体内部的生理状况和功能。生理声信号可以来自多个器官和系统,如心脏、呼吸系统、肠道、血管、肌肉等。

常见的生理声信号包括心音、肺音、肠鸣音、血流噪声等。这些信号可以通过各种设备及技术手段进行测量和分析,例如听诊器、心电图(electrocardiogram,ECG)、脑电图(electroencephalogram,EEG)、肌电图(electromyogram,EMG)等。利用这些技术可以监测生理声信号的变化,以了解人体内部的状况和功能。

2.1.2　常见生理声信号

1. 心音信号

心音(heart sound)是一种因为心脏运动引起的机械波现象,用传感器采集得到的数字信号称为心音图(phonocardiogram,PCG)。心音在临床上与诸多心脏病理相关联,常见的包括主动脉瓣狭窄(aortic stenosis,AS)、二尖瓣狭窄(mitral stenosis,MS)、二尖瓣反流(mitral regurgitation,MR)、二尖瓣脱垂(mitral valve prolapse,MVP)等[1]。

如图 2-1[2]所示,显示了 PCG 和 ECG 记录的一小段。心音通常包括第一心音(S1)和第二心音(S2),第三心音(S3)通常仅可在儿童及青少年中听到,第四心音(S4)正常情况很少听到。在临床上医生判断心音正常与否十分依赖于第一心音和第二心音的许多特征,从医学生的一些记忆口诀中可见一斑,如正常心音"第一心音低而长,心尖部位最响亮。一二之间间隔短,心尖搏动同时相"。

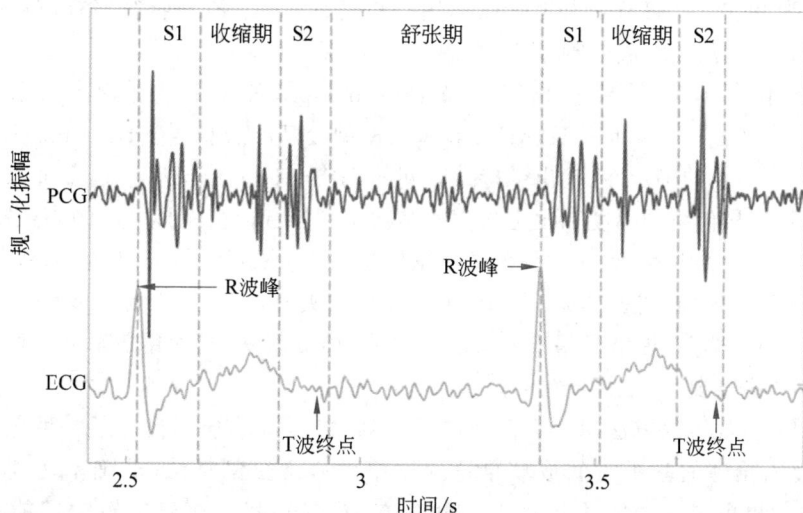

图 2-1 PCG 与 ECG 记录

2. 肺音信号

肺音是人体与外界进行气体交换过程中产生的一种非线性非平稳的声音信号,包含大量的生理与病理信息。因此,医生常通过肺音来诊断呼吸系统是否健康。肺音异常音是当气管发生堵塞等异常状况时而产生的声音信号,根据持续时间的长短可以分为连续性异常音和间断性异常音。根据声音的特性,连续性异常音又可分为鼾音和哮鸣音,产生鼾音的疾病多为慢性阻塞性肺病(chronic obstructive pulmonary disease,COPD),产生哮鸣音的疾病多为支气管哮喘;间断性异常音又可分为粗啰音和细啰音,常在肺炎、支气管炎、肺结核等慢性肺疾病中出现[3]。

2.1.3 生理声信号研究现状

1. 心音信号研究现状

心音分割,即将心音分割成基本心音,包括第一心音、第二心音、收缩期和舒张期的声音。由于心音中 S1、S2 心音信号包含的信息量最大,因此倘若能率先将其分割或者标记,一方面能减轻医生的判断压力,另一方面为后续的病理性心音自动分类做一个很好的技术铺垫。

目前心音分割的算法主要可以分为 3 类。

(1) 基于心音特征,该类算法提取心音包络特征之后,根据时域特征及幅度特征确定心音信号各阶段状态。如 Moukadem 等[4]利用 S 变换算法结合径向基函数神经网络完成分割,灵敏度和特异度分别为 95% 和 98%。Sun 等[5]利用希尔伯特变换实现心音的分割,准确率为 96.69%。Papadaniil 等[6]利用经验模态分解和峰态特征来检测第一心音和第二心音的位置,从而完成分割,准确率达到 83.05%。

(2) 使用隐马尔可夫模型(hidden Markov model,HMM)或者隐半马尔可夫模型(hidden semi-Markov model,HSMM)等序列模型处理心音信号。Schmidt 等[7]利用心音信号中时序关系的确定性,提出了持续时间的 HSMM 心音分割,该模型可以根据心音的持续时间、信号包络的幅度和预定义模型结构识别心音记录中最可能的心音序列,灵敏度和特异度分别为 98.8% 和 98.6%。Yin 等[8]将时间卷积网络与 HSMM 相结合,开发了一种实时的心音分割算法,提高了 HSMM 对心律失常心音的检测性能,F1 分数达到 97.02%。Springer 等[9]提出了基于逻辑回归的 HSMM 算法,其使用逻辑回归估计发生概率,F1 平均得分达到了 95.63±0.85%。

(3) 利用神经网络方法对心音信号进行分割,如 Wang 等[10]提出了一种包含状态转移损失和动态推理的基于时间成帧自适应网络的心音分割算法,准确率达到 96.72%。Sepehri 等[11]提出了一种新的儿童心音分割方法,首先利用信号的短时谱能量和自回归参数,以第一心音和第二心音为重点,得到心音信号的包络;其次利用多层感知器神经网络分类器,结合 S1、S2 心音的重复性和频谱特征,提取基本心音;最后考虑由于儿童呼吸的影响而引起的舒张期和收缩期变化,实现心音分割。Renna 等[12]受到图像分割方式的启发,利用深度卷积神经网络对心音信号进行分割,取得 93.4% 的灵敏度。Fernando 等[13]提出了深度循环神经网络算法,以心音信号包络特征为输入,通过长短时记忆神经网络获取有效的长时记忆并丢弃短时的无用信息来有效进行心音分割。

目前的心音信号分类算法可大致分为 4 类,分别是基于神经网络、支持向量机、隐马尔可夫和聚类的分类算法。Uguz 等[14]首先利用离散小波变换提取特征,然后通过香农熵算法和离散小波变换对特征向量降维,最后将特征输入自适应神经模糊推理系统进行分类,达到了 98.33% 的准确率。Avendano-Valencia 等[15]利用主成分分析和偏最小二乘法提取心音特征,然后利用 K 近邻(K-nearest neighbor,KNN)分类器完成分类,达到了 99.06% 的准确率。Saracoglu 等[16]通过离散傅里叶变换和主成分分析完成特征的提取及降维,然后采用离散 HMM 进行分类,取得 97.5%、95% 和 98.8% 的准确性、敏感度和特异度。Sepehri 等[17]通过人工神经网络评估 Arash 频段上的心音能量来区分病理性杂音,准确率超过 94%。Patidar 等[18]利用可调 Q 小波变换提取心音特征,然后输入变核函数最小二乘支持向量机中完成心音信号的分类,达到 98.8% 的敏感度和 99.3% 的特异度。Quiceno-Manrique 等[19]基于通过时间的频谱功率的计算,结合 K 近邻分类算法从心音记录中检测收缩杂音,达到 98% 的准确率。Das 等[20]利用梅尔频率倒谱系数、短时傅里叶变换和耳蜗图提取心音特征,输入有监督的人工神经网络中进行分类,准确率超过 95%。Zhang 等[21]利用时间准周期特征和无分段的长短期记忆来进行心音分类,达到 93.84% 的敏感度和 94.42% 的特异度。Xiao 等[22]通过 64 个卷积滤波器提取心音信号的低级特征,再利用最大池化层减小特征图空间尺度,最后使用特征图实施分类,准确率达到了 93%。

2. 肺音信号研究现状

对肺音的研究多集中于异常肺音的识别与分类,如 Kandaswamy 等[23]用小波变换将肺音数据分割成许多频率子带并从中提取一系列统计特征来表征小波系数分布,然后将特征输入人工神经网络中进行分类,实现正常、爆裂音、喘息音等肺音的六分类。Charleston 等[24]将爆裂音经验模态分解(empirical mode decomposition,EMD),对各基本模式分量的特性进行了细致探讨,并通过模拟肺音信号与实际肺音信号进行实验,验证了 EMD 分解对于爆裂音识别的可行性。Naves 等[25]先使用高阶统计量提取异常肺音的特征,然后使用遗传算法和 Fisher 判别率降维,最后通过 K 近邻分类器和朴素贝叶斯分类器对不同类型的肺音进行分类,达到了 94.6% 的准确率。Oweis 等[26]利用自相关提取异常肺音的功率谱密度和形态特征,使用人工神经网络和自适应神经模糊推理系统工具箱完成异常肺音的十分类,实验结果表明,人工神经网络优于自适应模糊推理系统,准确率、敏感度、特异度分别达到 98.6%、97.8% 和 100%。Elmar Messner 等[27]提出使用多通道的肺音提取频谱特征,并使用卷积循环神经网络进行分类,准确率达到 92.4%。Guler 等[28]基于功率谱密度对肺音进行特征提取并利用人工神经网络遗传算法对正常肺音、哮鸣音和爆裂音进行分类识别,达到 93.8% 的准确率。Rietveld 等[29]利用傅里叶变换功率谱方法对肺音进行特征提取并利用人工神经网络算法对正常肺音、哮鸣音和爆裂音进行分类识别,准确率高达 95%。Lu 等[30]通过小波包变换滤波器提取肺音特征,并通过高斯混合模型算法完成对爆裂音的识别,准确率达到 94.4%。Mayorga 等[31]通过梅尔频率倒谱系数法提取肺音特征,然后利用高斯混合模型算法进行正常肺音和异常肺音的二分类,达到 98.75% 的准确率。

目前基于肺音进行疾病诊断的研究较少,主要用于 COPD 的诊断。Fernandez-Granero 等[32]从肺音中提取了基于离散小波变换的统计特征,并提出一种基于决策树分类器的非线性模型来识别 COPD 病情的恶化,结果证明所开发的模型能够成功预测 COPD 的早期急性加重,平均预测时间为发病前 4.4 天。Morillo 等[33]将短时傅里叶变换应用于肺音信号确定特征信息,使用主成分分析方法进行特征降维,训练概率神经网络分类器并采用 10 倍交叉验证对 COPD 进行识别,实验结果表明该模型的敏感度和特异度分别为 72%和 81.80%。Altan 等[34]利用希尔伯特-黄变换提取 12 通道肺音信号的频率调制统计特征,使用 DBN 作为分类器将 COPD 患者和健康受试者分开,准确率、敏感度和特异度分别达到 93.67%、91%和 96.33%。Ahmet 等[35]通过经验小波变换提取肺音特征,然后分别输入支持向量机、AdaBoost、随机森林、J48 决策树中,以区分 COPD 患者和健康受试者,分别达到 90.41%、95.28%、90.56%、85.78%的准确率。Altan 等[36]首先使用希尔伯特-黄变换对通道肺音信号进行幅频分析,从中提取统计特征组成特征集,然后将特征集输入含两个隐藏层的深度极限学习机中,以区分 COPD 患者与健康受试者,准确率达到 92.22%。Altan 等[37]提出一种基于肺音的三维图像特征提取技术,采用 3D 二阶差分图提取肺音特征并使用深度置信网络作为分类器,对 COPD0 级和 COPD4 级两个严重程度的患者进行分类,准确率、敏感度和特异度分别为 95.84%、93.34%和 93.65%。Altan 等[38]应用 3D 二阶差异图提取肺音特征性异常,应用长方体和八进制量化方法提取混沌图上的异常特征,然后利用深度极限学习机分类器进行 COPD 严重程度的五分类,准确率、敏感度、特异度和曲线下面积(area under curve,AUC)分别达到 94.31%、94.28%、98.76%和 0.9659。Yu 等[39]首先使用希尔伯特黄变换提取肺音特征,然后通过 ReliefF 算法完成特征降维,最后利用两级支持向量机完成 COPD 轻度、中度和重度的三分类,分别达到 89.13%和 94.26%的准确率。

2.2 基于深度学习的心音智能分析方案

2.2.1 研究背景

听诊是医护人员进行心血管疾病诊断的常用手段,心脏听诊的内容主要包括心率、基本心音、额外心音等。自从 1816 年被发明以来,听诊器一直具有操作简单、安全卫生等优点,并被沿用至今。传统的听诊器经过不断的改良,已经由一开始的木质听诊器演变为现在的双耳式振动膜钟型声学听诊器,并被临床医护人员广泛使用。然而,传统听诊器给出的诊断往往比较主观,并且需要听诊的医师具备比较扎实的听诊学习经历或者具备丰富的临床听诊经验,但是据统计,心脏病专家的听诊准确率为 80%左右,而初级保健医师的听诊准确率仅在 20%~40%[40]。

根据《中国心血管健康与疾病报告 2019 概要》显示,心血管病死亡率依旧高居首位,超过肿瘤与其他疾病,具体临床病症包含脑卒中、冠心病、肺源性心脏病等,且这种趋势处于持续上升阶段。因此国家心血管病中心于 2015 年发起"健康心脏、健康社区、健康中国"行动,将医疗资源下沉到基层。然而心音听诊的现状还是主要依赖医生的主观判断,面对人口老龄化等因素影响,心音听诊亟待数字自动分析的技术支撑。

2.2.2　数据来源

心音分析领域影响力最大、使用最多的数据集是 2016 年心脏病学挑战赛的公开数据集,如表 2-1 所示,训练集由 6 个数据库(a~f)组成,总共包含 3126 个心音记录,持续时间从 5s 到刚超过 120s。在每个数据库中,每个记录都以相同的字母开头,后跟一个连续的但随机的数字,数据量充足而平均每个数据集包含多个心拍。同一患者的档案不在数字上相邻,训练和测试集相区分,两个数据集采自不同的人群。心音记录来自世界各地的多位参与者,有些是在临床环境下也有些是在非临床环境下,所有数据都从健康受试者和病理患者那里收集。健康受试者和病理患者都包括儿童和成人。每个受试者/患者可能贡献了 1~6 个心音记录。

表 2-1　2016 年心脏病学挑战赛心音数据集

子　集	正常数(异常数)/个	平均长度/s	采样率/Hz
Training-a	117(292)	33	44100
Training-b	386(104)	8	4000
Training-c	7(24)	49	4000
Training-d	27(28)	15	8000
Training-e	1958(183)	23	800~22 050
Training-f	80(34)	33	8000

第二个可用数据集开源于 GitHub,是由韩国世宗大学 Yaseen 上传的一份包含四类病理心音和正常心音的数据集,如表 2-2 所示。这份五类心音数据集包含的病理信息比较全面的,音频质量尚可,没有太过嘈杂的噪声,但是数据量不是十分充足,也没有其他多余的补充信息。

第三个可用数据集由天津大学和天津胸科医院合作采集而得,编写组已经和临床单位进行了充分交流,并于 2020 年 9—11 月完成了 29 种典型心音病例样本数据收集、整理和脱密处理。数据集一共包含 29 种病理性心音样本,音频本身所含噪声较少,长度为 3~68s 跨度不等,所以缺点也很明显,即数据量略显不足,不同病理样本数量差别较大。

表 2-2　GitHub 开源心音数据集

子　　集	心音病理名称	音频数/个	持续时间/s
N_New_3	正常心音	200	2
AS_New_3	主动脉瓣狭窄	200	2
MS_New_3	二尖瓣狭窄	200	2
MR_New_3	二尖瓣反流	200	2
MVP_New_3	二尖瓣脱垂	200	2

2.2.3　方案设计

本方案聚焦两个公开数据集与 33 例自采心音数据集,对以上数据进行预处理之后,融合得到了一个 4000 例正常/异常心音数据集和一个 800 例的四类病理标签心音数据集,搭建了一个 19 层的 OctNet 卷积神经网络,并将两个数据集打乱顺序后按照 4∶1 设置训练集和测试集,计算出测试集混淆矩阵并就准确率、灵敏度等 6 类指标进行模型评价。

本方案具体步骤说明如下。

(1) 数据预处理。预处理流程包含数据读取、归一化、数字滤波、切割和下采样。在数字滤波部分采取小波去噪,选取软阈值 db6 小波进行 4 层分解,阈值函数选择 sqtwolog。接下来对心音信号进行 2.5s、50%重叠的数据分割采样,不仅实现了数据量的倍增而且使得计算时间大大缩短。最后将信号下采样到 1kHz,以保留有效信号成分并兼顾计算效率。

(2) 数据集准备。在二分类数据准备部分,搭建了一个 2000∶2000 的融合数据集。正常心音集中包含 PhysioNet 数据集中的正常心音 1800 例与 Yaseen 集中的正常心音 200 例。异常心音数据中用上了所有的自采心音和 Yaseen 集中带四类病理标签的异常心音,再融合了 PhysioNet 的 1041 例异常心音,一共 2000 例。在四分类数据准备部分,搭建了一个 200∶200∶200∶200 的数据集,沿用韩国世宗大学 Yaseen 提供的带标签的四类病理性心音,分别是主动脉瓣狭窄、二尖瓣狭窄、二尖瓣反流和二尖瓣脱垂。

(3) 特征提取。针对心音数据集,采用二阶谱分析技术完成心音特征抽取与定量分析。二阶谱分析是一种最常使用的高阶谱分析的方法,它能很好地抑制信号中的相位关系,并且能够检测和量化非高斯信号的相位耦合。

(4) 心音分类。设计了一个 19 层卷积神经网络(CNN),包括 4 个以卷积层、批标准化层、激活函数为整体的卷积块,再将结果传入全连接层。将所有的样本集打乱顺序后按照 4∶1 分配训练集和测试集,待损失函数和正确率收敛之后,就训练模型进行测试集测试,比较预测结果标签与原始标签是否一致。

(5)模型评价(见 2.2.4 节)。计算二分类及四分类模型的准确率(accuracy)、灵敏度(sensitivity)、特异度(specificity)、精确率(precision)、F1 分数(F1 score)和马修斯相关系数(Matthews correlation coefficient,MCC),完成对模型的评价。

1. 数据预处理

心音信号在采集过程中,不可避免会收集到一系列的噪声,包括电子听诊器本身的线路噪声、采集人员操作不当导致的按压失真和摩擦音、周围背景干扰音等。其中,背景干扰音与心音存在频率混叠现象,不易消除。预处理对象是前面提及的 PhysioNet、Yaseen 及自采数据集。整个预处理流程包含数据读取、归一化、数字滤波、切割和下采样,这样为下一步投入神经网络打下基础。

心音信号的主要频带为 20～500Hz,可以在有效保持心音以及心杂音成分的同时滤除频率过低和过高的噪声部分。由于每个人的心跳强度不同,所以采集到的心音信号强度也不相同。为了便于后续的心音信号研究,有必要对数字滤波之前的心音信号进行归一化操作。以读取自采数据集中的“钟摆律”为例,如图 2-2 所示,完成数据归一化之后,时长 6s 的音频文件中包含 10 个心拍,对应 S1、S2 波峰一共 20 个。

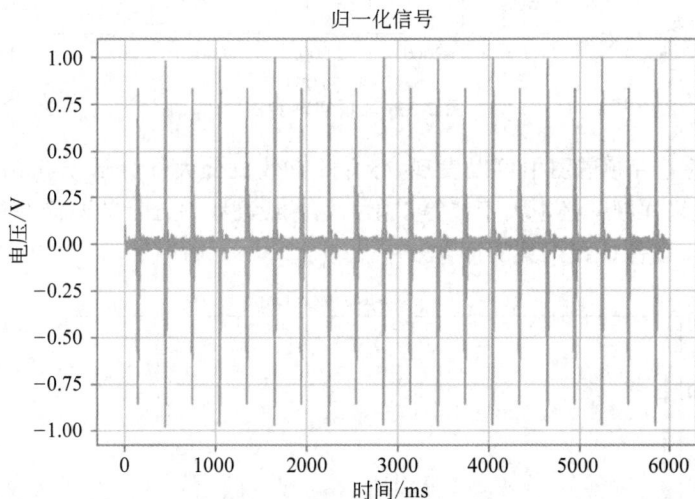

图 2-2 归一化后的心音时频图示

自 20 世纪 90 年代提出小波理论以来,心音处理领域一直沿用小波去噪算法,即对小波系数进行阈值处理。小波阈值去噪的基本问题包括 3 方面:小波基的选择、阈值的选择、阈值函数的选择。选取软阈值 db6 小波函数进行 4 层分解,阈值函数选择 sqtwolog,

取得了良好的处理结果,最大程度保留了心音有效成分。

数据集中有些音频文件较长,甚至可以达到 60s,如果将这样一个庞大的音频直接丢入网络,不仅会耗费大量算力而且也是对数据集的一种浪费。因此,本章对数据集进行 2.5s 的交叠切割,这样不仅实现了数据量的倍增而且使得计算时间大大缩短。如图 2-3 所示,一个原始数据每 2.5s 交叠切割,不仅能保证每段包含三四个心拍而且避免了信息遗漏。

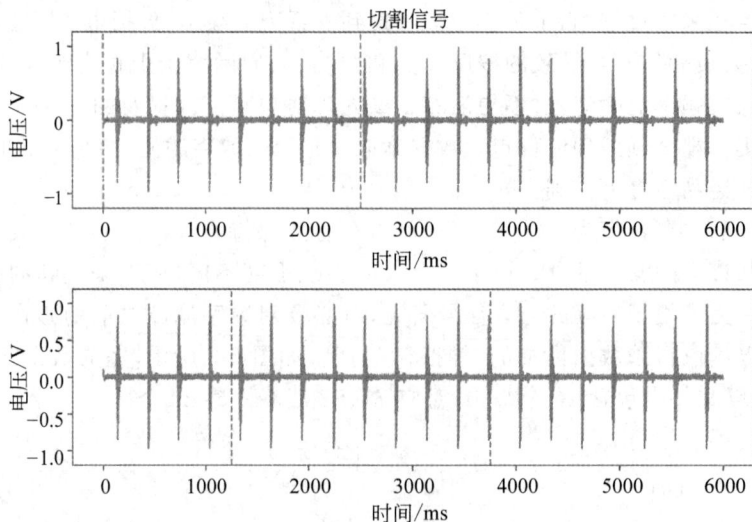

图 2-3 音频切割实例

从图 2-4 的心音频谱图中可以发现,心音的有效成分大部分低于 500Hz。根据奈奎斯特采样定律,采样频率必须大于或等于原始信号最高频率分量的两倍,因此选择将信号下采样到 1kHz,以保证数据集的计算效率。

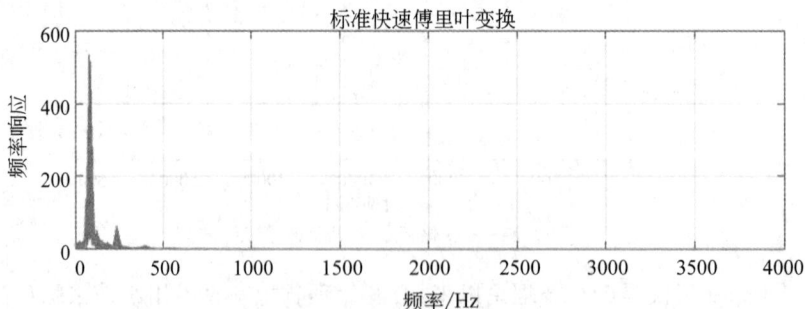

图 2-4 心音频谱图

2. 数据集准备

如图 2-5 所示,在心音二分类,即正常心音和异常心音中,搭建了一个 2000∶2000 的融合数据集。正常心音包含 PhysioNet 数据集的正常心音 1800 例和 Yaseen 数据集的正常心音 200 例。异常心音包含所有的自采心音 159 例和 Yaseen 数据集中的异常心音 800 例,再加上 PhysioNet 数据集中的异常心音 1041 例,一共 2000 例。为了使数据集分布均衡,本章使用 Yaseen 数据集中的正常心音 200 例。如图 2-6 所示,在心音四分类中,沿用 Yaseen 提供的带标签的四类病理性心音,分别是主动脉瓣狭窄、二尖瓣狭窄、二尖瓣反流和二尖瓣脱垂,这是比较常见的四类病理。

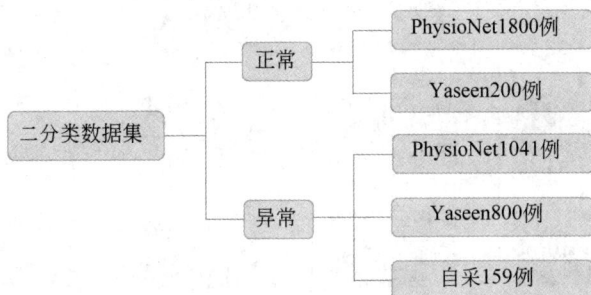

图 2-5　二分类数据集

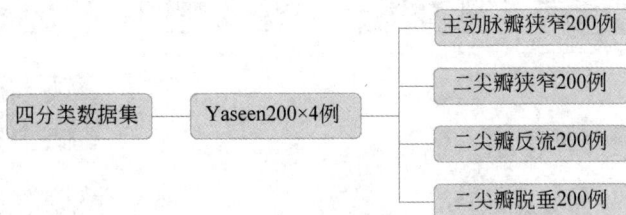

图 2-6　四分类数据集

3. 特征提取

二阶谱分析是一种最常使用的高阶谱分析方法,它能很好地抑制信号中的相位关系,并且能够检测和量化非高斯信号的相位耦合[41]。二阶谱分析经常用于分析一些诸如生理信号的非平稳信号,包括心电信号、脑电信号和肌电信号。其作用在于,二阶谱分析能为本文带来生理信号的更多特征和细节。更高阶的频谱分析亦展现出了优于快速傅里叶变换和小波变化的分析优势。二阶谱分析也可以被定义成带着三阶累积量的二阶傅里叶变换,其公式为

$$S_2^x(\omega_1,\omega_2) = \sum_{\tau_1=-\infty}^{\infty} \sum_{\tau_2=-\infty}^{\infty} C_3^x(\tau_1,\tau_2) e^{-i(\omega_1\tau_1+\omega_2\tau_2)} \tag{2-1}$$

其中，$S_2^x(\omega_1,\omega_2)$是二阶傅里叶变换，$C_3^x(\tau_1,\tau_2)$是三阶累积量。

4. 心音分类

本次设计搭建了一个 19 层的改进卷积神经网络 OctNet，其在训练和测试过程中速度很快，如图 2-7 所示。表 2-3 中给出了模型中每一层的参数选取，利用 TensorFlow 的 Keras API 完成了模型的搭建。

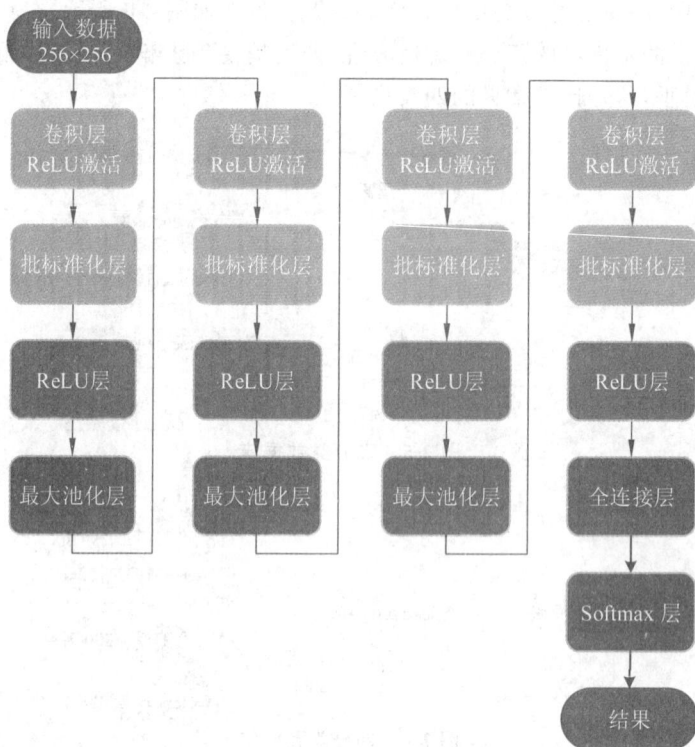

图 2-7　OctNet 神经网络示意图

表 2-3　模型中每一层的参数选择

层	类 型	信 息	数 据
1	输入	大小	256×256
2	卷积层	卷积核数量	32
		卷积核大小	3×3
		激活函数	ReLU
3	批标准化层	通道数量	32

层	类　型	信　息	数　据
4	ReLU 层	激活函数	ReLU
5	最大池化层	卷积核大小	2×2
		步长	2×2
6	卷积层	卷积核数量	16
		卷积核大小	3×3
		激活函数	ReLU
7	批标准化层	通道数量	16
8	ReLU 层	激活函数	ReLU
9	最大池化层	卷积核大小	2×2
		步长	2×2
10	卷积层	卷积核数量	8
		卷积核大小	3×3
		激活函数	ReLU
11	批标准化层	通道数量	8
12	ReLU 层	激活函数	ReLU
13	最大池化层	卷积核大小	2×2
		步长	2×2
14	卷积层	卷积核数量	16
		卷积核大小	3×3
		激活函数	ReLU
15	批标准化层	通道数量	16
16	ReLU 层	激活函数	ReLU
17	全连接层	通道数量	16
18	Softmax 层	激活函数	Softmax
19	结果层	大小	2×1

2.2.4 实验结果与分析

图 2-8 展示了对主动脉瓣狭窄的两个样本和二尖瓣狭窄的一个样本绘制的二阶谱的等高线图,每张图像都是绘制的第一象限图像。可以发现主动脉瓣狭窄的两例图像类似,而二尖瓣狭窄的二阶谱图像与前者有差异。

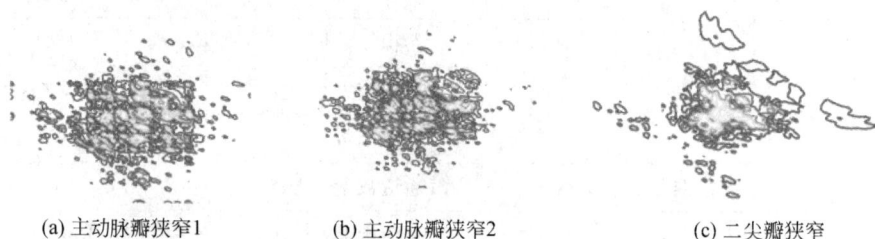

(a) 主动脉瓣狭窄1　　　　　(b) 主动脉瓣狭窄2　　　　　(c) 二尖瓣狭窄

图 2-8　二阶谱示意图

对于二分类模型,设置学习率为 0.001,损失函数设置为交叉熵损失函数,优化器选择 Adam,batch-size 设置为 16。一共 2000：2000 个数据,分配标签 0/1,打乱数据后,按照 4：1 分配训练集和测试集,最终训练集 3200 个数据、测试集 800 个数据。模型在训练到 100 轮左右时损失函数和正确率基本收敛,然后比较预测标签和测试标签,计算混淆矩阵,如图 2-9(a)。

对于四分类模型,优化器选择 Adam,batch-size 设置为 32。一共 200：200：200：200 个数据,分配标签 0/1/2/3,打乱数据后,按照 4：1 分配训练集和测试集,最终训练集 600 个数据,测试集 200 个数据。模型在训练到 300 轮左右时损失函数和正确率基本收敛,然后比较预测标签和测试标签,计算混淆矩阵,如图 2-9(b)所示。

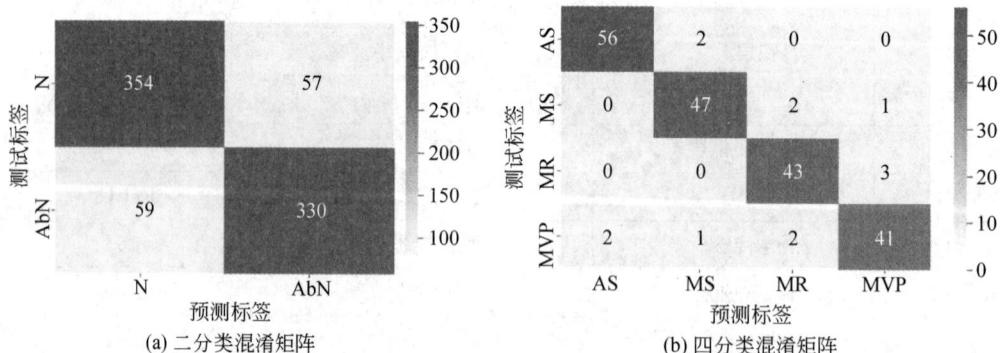

(a) 二分类混淆矩阵　　　　　(b) 四分类混淆矩阵

图 2-9　分类结果混淆矩阵

引用 6 个常见的评价指标,准确率、灵敏度、特异度、精确率、F1 分数和马修斯相关系数,对二分类模型和四分类模型的分类效果进行评价,得到表 2-4～表 2-8。

表 2-4　二分类指标评价结果

指　　标	得　　分
准确率	0.855
灵敏度	0.857
特异度	0.853
精确率	0.861
F1 分数	0.859
马修斯相关系数	0.710

表 2-5　四分类指标评价结果:主动脉瓣狭窄指标评价结果

指　　标	得　　分
准确率	0.980
灵敏度	0.966
特异度	0.986
精确率	0.966
F1 分数	0.966
马修斯相关系数	0.951

表 2-6　四分类指标评价结果:二尖瓣狭窄指标评价结果

指　　标	得　　分
准确率	0.970
灵敏度	0.940
特异度	0.980
精确率	0.940
F1 分数	0.940
马修斯相关系数	0.920

表 2-7　四分类指标评价结果：二尖瓣反流指标评价结果

指　　标	得　　分
准确率	0.965
灵敏度	0.935
特异度	0.974
精确率	0.915
F1 分数	0.925
马修斯相关系数	0.902

表 2-8　四分类指标评价结果：二尖瓣脱垂指标评价结果

指　　标	得　　分
准确率	0.955
灵敏度	0.891
特异度	0.974
精确率	0.911
F1 分数	0.901
马修斯相关系数	0.872

2.3　基于肺音的慢性阻塞性肺病严重程度诊断方案

2.3.1　研究背景

慢性阻塞性肺病(chronic obstructive pulmonary disease，COPD)是一种严重威胁人们健康的慢性呼吸道疾病，主要特征是持续的气流受限，与气道和肺脏对有毒颗粒或气体的慢性炎性反应增强有关。COPD 在全球范围内具有很高的发病率和死亡率，已经成为世界第三大及我国第四大致死原因[42]。根据 2020 年 COPD 全球倡议(global initiative for chronic obstructive lung disease，GOLD)，在全球范围内，COPD 患病率为 11.7%，每年约有 300 万人死亡。

COPD 的严重程度是根据临床第一秒用力呼气容积占用力肺活量的百分比(FEV1/FVC)，第一秒用力呼气容积占预计值的百分比(FEV1% 预计值)和症状来分级的。GOLD 将 COPD 的严重程度分为 5 级，分级标准如表 2-9 所示。

表 2-9　COPD 严重程度分级标准

COPD 0	COPD 1	COPD 2	COPD 3	COPD 4
FEV1%≥85%	FEV1/FVC<70%，FEV1%≥80%	FEV1/FVC<70%，50%≤FEV1%<80%	FEV1/FVC<70%，30%≤FEV1%<50%	FEV1/FVC<70%，FEV1%<30%或FEV1%<50%并伴有慢性呼吸衰竭

目前临床上对 COPD 的诊断方式包括肺功能检查、胸部 X 线检查、胸部 CT 检查、血气检查以及其他诊断方法[43]。这些方法不仅耗时，且均有创或有辐射伤害，不适用于日常筛查。肺听诊对呼吸系统疾病及其严重程度的诊断具有重要意义，此前已有研究表明听诊肺音可以作为慢性阻塞性肺病早期诊断、疾病严重程度的判断指标，值得临床推广及应用。但传统的人工听诊方法需要经验丰富的呼吸科医生且受到环境等因素的限制。因此，基于肺音信号的 COPD 诊断模型对临床和研究的意义十分重大，为进一步 COPD 诊断设备的开发提供重要理论与经验。

2.3.2　数据来源

RespiratoryDatabase @ TR 是一个公开的多媒体呼吸数据库，包含了每个受试者的 12 通道肺音、4 通道心音、肺活量测定指标和胸部 X 射线[44]。其中，肺音数据是由两名肺科医生使用包含录音功能的 Littmann 3200 电子听诊器，以 4000Hz 的采样频率，同时记录每个肺区域的左(L)右(R)通道得到的。每个记录的时长在 15s 以上，听诊位置如图 2-10 所示。在每次记录开始时要求受试者咳嗽，从而便于同步左右通道的肺音，同时在采集过程中要保持安静，以尽量避免产生其他噪声。肺音数据的标签是由两名肺科医生依据 GOLD 给出的 COPD 严重程度分级来确定的。该数据库包含 42 位不同严重程度的 COPD 患者的肺音数据，其中男性 34 例，女性 8 例，年龄 38～68 岁不等，具有不同的职业和社会经济状况，不同严重程度 COPD 患者的性别分布如图 2-11 所示。RespiratoryDatabase @ TR 已获得土耳其穆斯塔法·凯末尔大学确认的道德委员会批准。

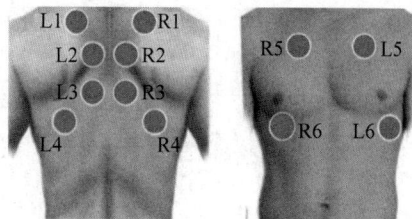

图 2-10　听诊位置

2.3.3　方案设计

本研究设计了基于肺音的 COPD 严重程度分级模型。首先使用希尔伯特-黄变换

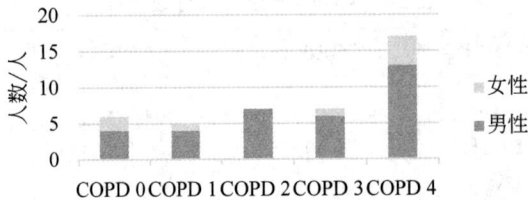

图 2-11　不同严重程度 COPD 患者的性别分布

（Hilbert-Huang transform，HHT）提取肺音信号的时频能量特征，其次利用 ReliefF 算法进行通道和特征筛选，最后将最优特征集输入支持向量机（support vector machine，SVM）中，完成对 COPD 严重程度的三分类，整体技术路线图如图 2-12 所示。

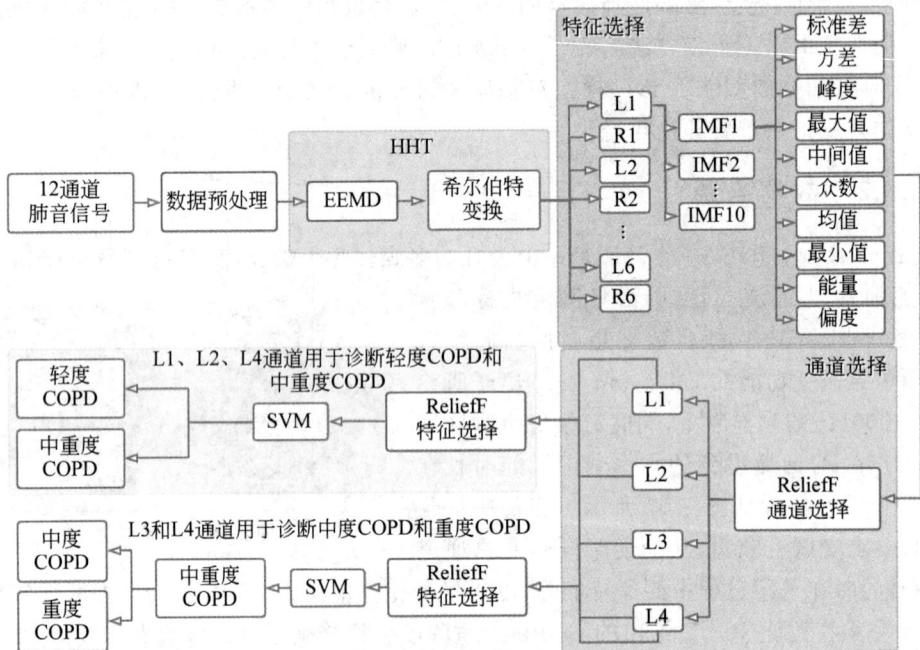

图 2-12　整体技术路线图

2.3.4　实验结果与分析

1. 特征提取

对预处理后的肺音数据进行集合经验模态分解（ensemble empirical mode decomposition，EEMD）。本研究首先使用经验模态分解（empirical mode decomposition，EMD）肺音信号，发现产生的基本模式分量（intrinsic mode function，IMF）为 8～10，且

80％的肺音信号拥有 10 个 IMF。在 EEMD 中,IMF 的数量是可以指定的,参考 EMD 的情况,本研究将 IMF 的数量设置为 10,并且将剩余的 IMF 相加形成残余分量。图 2-13 是 EEMD 的分解结果。

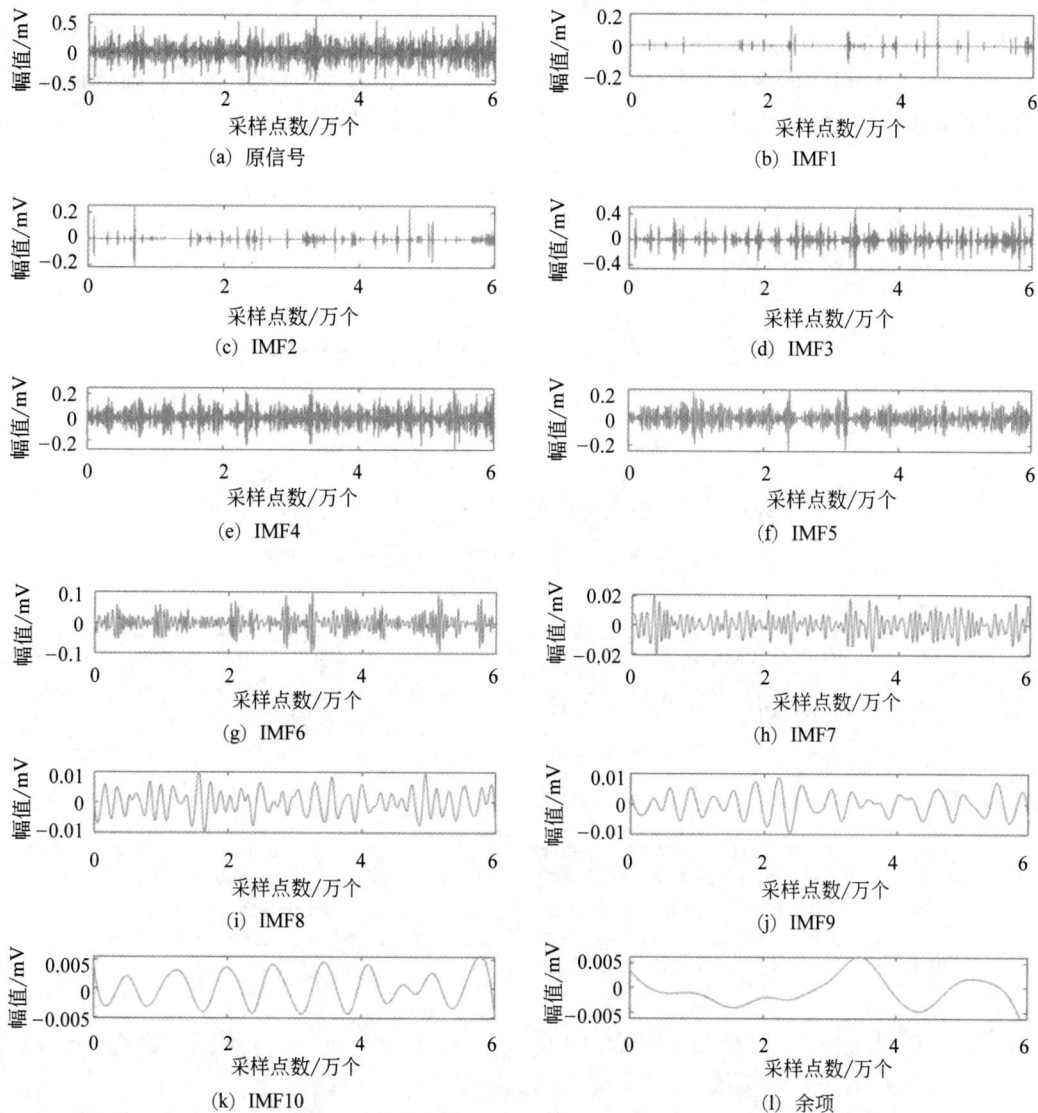

图 2-13　EEMD 的分解结果

根据式(2-2)求出每个 IMF 的 Hilbert 边际谱:

$$h(w) = \int_0^T H(w,t)\,\mathrm{d}t \tag{2-2}$$

IMF 的边际谱如图 2-14 所示，然后计算其基于 HHT 的统计特征，包括标准差、方差、峰度、最大值、中间值、众数、均值、最小值、能量、偏度 10 个特征。每位 COPD 患者都采集了 12 通道肺音信号，每通道肺音信号都通过 EEMD 分解为 10 个 IMF，每个 IMF 又根据其 Hilbert 边际谱求取了 10 个统计特征。综上所述，每个 COPD 患者的肺音信号都可以提取出 1200 个特征，将这些特征组合起来作为患者的特征向量。

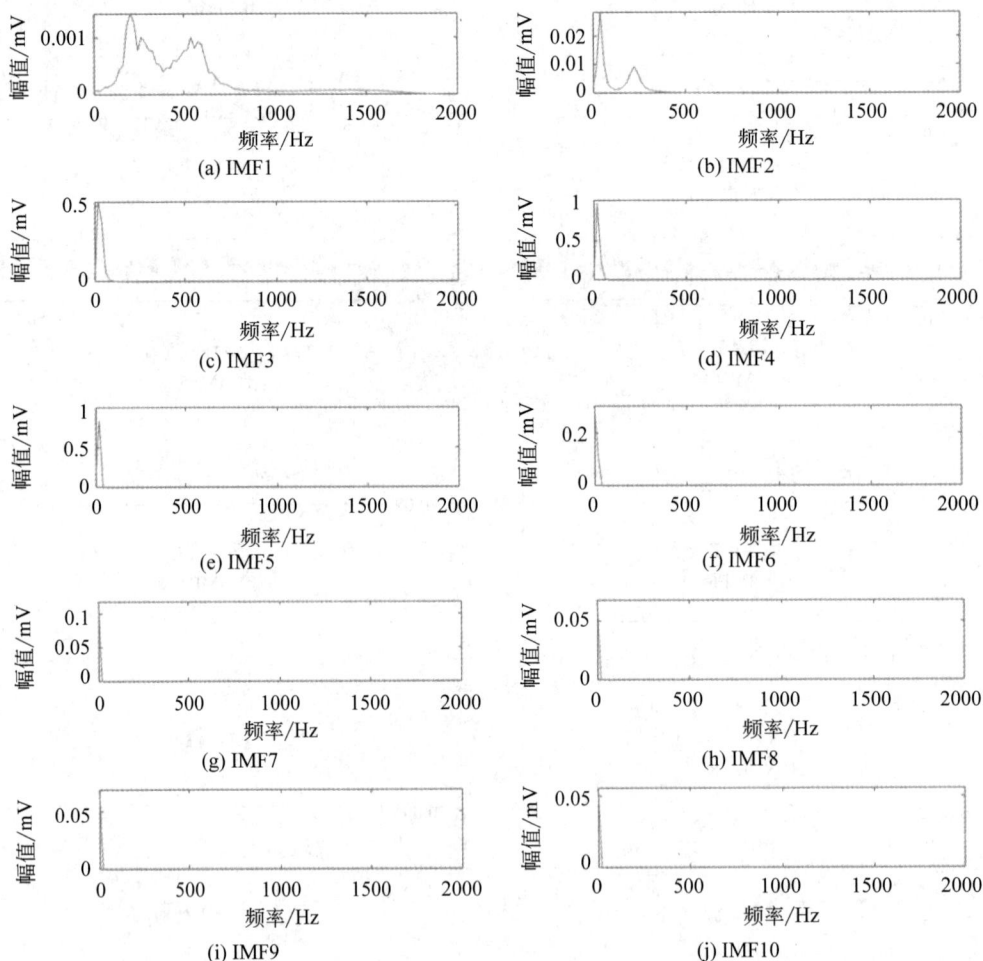

图 2-14　IMF 的边际谱图

2. 特征选择

将 ReliefF 算法依次用于两种分类下的肺音数据特征集,分别求出两个数据集中各特征的权重。将权重小于 0 的特征剔除,然后把每个通道各自特征的权重相加,得到各个通道的总权重,按照从大到小排列。在轻度 COPD 与中重度 COPD 的分类中,取采样次数 $m=20$,最近邻样本数 $k=10$。在中度 COPD 与重度 COPD 的分类中,$m=15$,$k=6$。表 2-10 就是不同分类下通道的排序结果,观察可知,在轻度 COPD 与中重度 COPD 的分类中,权重较高的通道是 2、4、1、9 通道,即 L2、L4、L1、R3 通道。在中度 COPD 与重度 COPD 的分类中,权重较高的通道是 4、3、12、7 通道,即 L4、L3、R6、R1 通道。

表 2-10　通道选择结果

分 类 方 式	通 道 排 序
轻度 COPD/中重度 CPPD	2,4,1,9,10,5,6,3,7,11,12,8
中度 COPD/重度 COPD	4,3,12,7,11,10,8,1,6,5,2,9

3. 慢性阻塞性肺病的智能诊断模型

本研究参照二叉树的思想,使用支持向量机,通过两级二分类完成轻度、中度、重度 3 种不同严重程度 COPD 的分类,即首次分类将轻度 COPD 和中重度 COPD(此时合并中度和重度 COPD 为一类)分开;然后再次设计分类器完成中度 COPD 与重度 COPD 的二分类。

在轻度 COPD 与中重度 COPD 的分类中,取轻度 COPD 样本 15 个,标注为 0;中重度 COPD 样本 15 个,标注为 1。根据 ReliefF 算法所得到的最优通道,挑选不同数量最优通道的特征组成特征集。使用 ReliefF 算法求取每个特征集中各特征的权重,按从大到小排列,将每个特征集的前 50 个最优特征分别输入 SVM 中。使用 train_test_split 函数,随机选择 30% 的样本作为训练集,其余作为测试集。因为数据量较少,所以每次的测试结果差异较大。为了保证结果的稳定性,反复测 1000 次,观察平均准确率,结果如图 2-15(a)所示。

通过图 2-15(a)可以看出,当特征量设置为 50 时,选择最优三通道,即 L2、L4、L1 通道时,已经可以达到较高的准确率。将 L2、L4、L1 三通道不同数量最优特征组成的特征集输入 SVM 中测试准确率,得到图 2-15(b)。据图可以看出挑选最优的 25 个特征时,达到最高准确率 89.1%。

在中度 COPD 与重度 COPD 的分类中,取中度 COPD 样本 10 个,标注为 0;重度 COPD 样本 10 个,标注为 1。同上述分析方法一样,得到图 2-15(c)和图 2-15(d)。可以看出,当输入 L4、L3 通道的最优前 33 个特征时,准确率最高,可达到 94.2%。

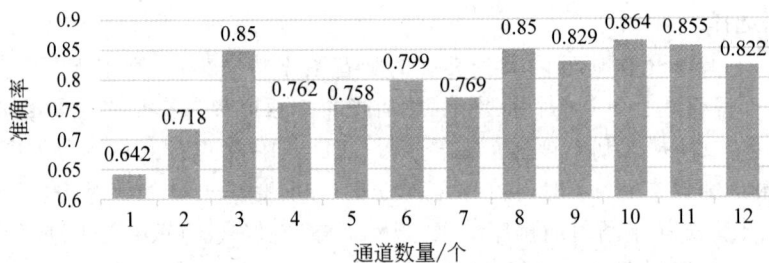

(a) 轻度COPD与中重度COPD分类中不同通道的准确率

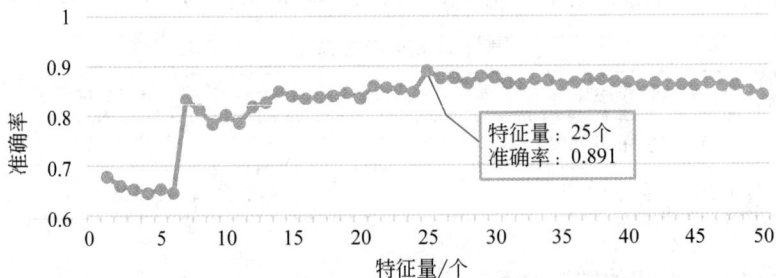

特征量：25个
准确率：0.891

(b) 轻度COPD与中重度COPD分类中不同特征量的准确率

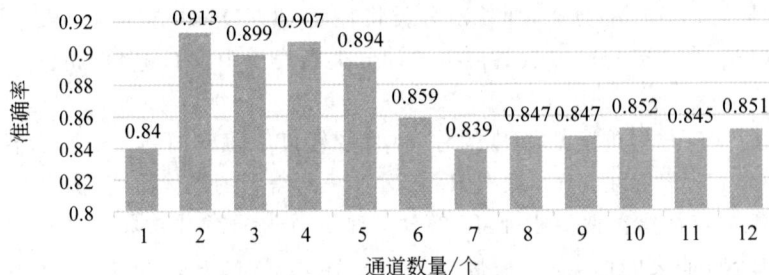

(c) 中度COPD与重度COPD分类中不同通道的准确率

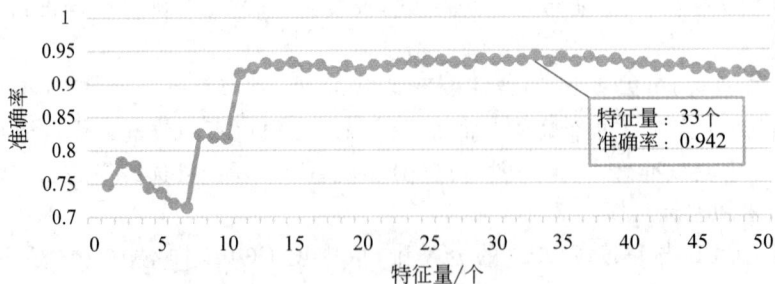

特征量：33个
准确率：0.942

(d) 中度COPD与重度COPD分类中不同特征量的准确率

图 2-15　COPD 分类结果

4. 性能分析

为了评估 SVM 的分类性能,本研究使用准确率、敏感度、特异度、曲线下面积(area under curve,AUC)、F1 分数、Kappa 系数及接受者操作特性(receiver operating characteristic,ROC)曲线 7 个指标,比较了 SVM、贝叶斯、决策树和 DBN 四种算法的性能,各指标值及其 95% 置信区间详见表 2-11。

表 2-11　机器学习算法性能比较

项　　目		SVM	贝 叶 斯	决 策 树	DBN
轻度COPD与中重度COPD的分类	准确率	89.13 (87.49～91.05)	84.97 (83.48～86.47)	69.25 (68.33～70.16)	71.74 (66.42～77.06)
	敏感度	87.72 (85.12～90.48)	82.61 (80.94～84.29)	66.32 (62.63～70.01)	70.08 (62.99～77.16)
	特异度	91.01 (89.64～92.54)	87.34 (85.32～89.37)	72.24 (67.24～77.23)	73.53 (63.54～83.52)
	AUC	96.27 (95.56～96.98)	93.29 (92.11～94.46)	67.88 (64.69～71.06)	77.75 (73.52～81.98)
	F1	89.13 (87.29～91.03)	84.65 (83.04～86.26)	68.39 (67.02～69.76)	71.27 (65.92～76.62)
	Kappa	78.66 (74.99～82.09)	69.94 (68.33～70.16)	38.52 (36.60～40.46)	43.52 (32.90～54.14)
中度COPD与重度COPD的分类	准确率	94.26 (92.70～95.85)	89.37 (87.70～91.04)	70.63 (69.07～72.18)	83.75 (80.71～86.78)
	敏感度	97.32 (96.83～98.01)	99.17 (98.74～99.61)	72.69 (70.13～75.25)	87.80 (83.72～91.87)
	特异度	89.93 (87.79～92.16)	79.61 (76.48～82.73)	68.56 (65.09～72.04)	79.66 (74.25～85.06)
	AUC	97.54 (96.96～98.62)	97.75 (97.06～98.44)	68.04 (66.56～69.52)	85.01 (82.01～88.01)
	F1	94.25 (93.16～95.03)	90.30 (88.68～91.92)	71.20 (70.17～72.22)	84.42 (81.27～87.57)
	Kappa	88.16 (85.85～90.42)	78.74 (75.52～81.96)	41.24 (37.79～44.69)	67.45 (61.40～73.49)

其中,贝叶斯和决策树使用的特征集与 SVM 相同,DBN 在此特征集上效果很差。通过反复测试,DBN 在使用 12 通道的最优 200 个特征组成的特征集时效果最佳。图 2-16 描绘了四种算法在两种不同分类下的 ROC 曲线。

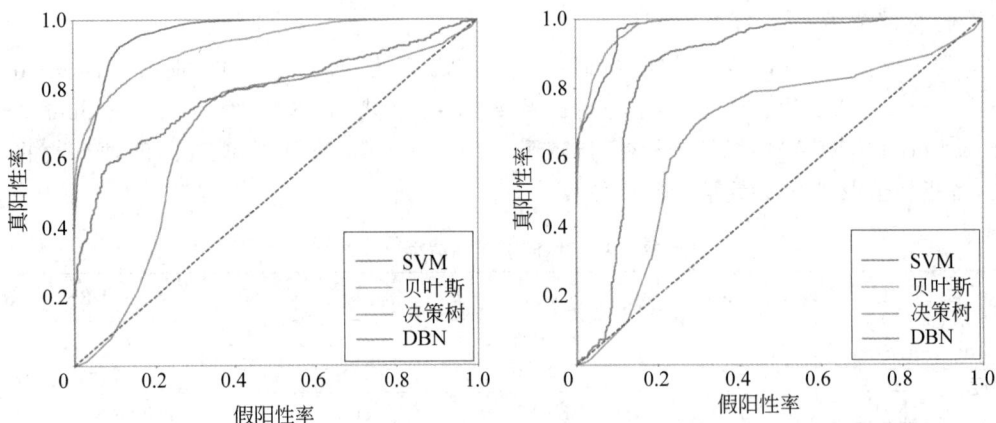

(a) 轻度COPD与中重度COPD分类下的ROC曲线　　　　(b) 中度COPD与重度COPD分类下的ROC曲线

图 2-16　四种算法在两种分类下的 ROC 曲线

对于小样本来说，基于自学习的模型优势不易发挥，充分体现决策信息的传统机器学习算法在健壮性和扩展性等方面更具优势。通过比较可以看出，尽管 DBN 在分类健康受试者与 COPD 患者方面获得了很好的结果，但在本研究中，即使使用了全通道的特征集，DBN 的性能也远远比不上 SVM。在两种分类模式下，无论从准确率、敏感度、特异度、AUC 还是从 F1 分数与 Kappa 系数来看，SVM 的分类效果均优于贝叶斯、决策树和 DBN。

2.4　总结与展望

2.4.1　心音信号

心音的实验案例展示了心音信号模式识别工作在疾病诊断方面的价值。不足之处在于，使用的数据量还是不够丰富：一方面，没有采用足够多的样本量，尤其是四分类病理样本，这是因为带标签的病理样本不容易获得；另一方面，使用的数据集基本都是采集自医院设备，但是在实际生活中的心音听诊过程会有各种各样的背景杂音，甚至说话声和咳嗽声。因此，采用这类实际且复杂的数据集进行研究的现实意义更大。

未来研究方向还可以结合临床生化指标，将生化指标作为数据输入的一部分，量化评估心音数据辅助临床诊断的可行性。

2.4.2　肺音信号

通过上述对肺音信号的研究可知，只需采集 L1、L2、L3、L4 四通道肺音的数据，使用基于 EEMD 的 HHT 提取肺音信号的特征并通过 ReliefF 算法进行特征筛选,最后输入 SVM 中就可以取得良好的分类结果。轻度 COPD 与中重度 COPD 的分类需要 L2、L4、L1 三通道最优的 25 个特征,可达到 89.13% 的准确率。中度 COPD 与重度 COPD 的分类需要 L3、L4 两通道最优的 33 个特征,准确率为 94.26%。

　　该研究最薄弱的方面,首先在于数据的多样性不足,目前的数据全部来源于 RespiratoryDatabase @ TR 呼吸数据库。其次,研究结果显示仅使用左侧肺区域的肺音就可以达到良好效果,其深层原因需要进一步的论证。最后,在实际临床中,因为 COPD 患者的肺音与很多其他的肺部疾病(如哮喘、支气管炎、肺炎等)患者的肺音具有相同特征,所以仅对不同严重程度的 COPD 患者进行分类是不够的。未来,读者可以致力于采集各类临床常见肺病的肺音,建立一种能够基于肺音识别多种肺部疾病的诊断模型。

## 第 3 章

呼吸慢病的大数据挖掘与临床应用

在当今信息化时代,医学领域的大数据挖掘与应用已经成为研究热点。呼吸慢病是一种常见的慢性疾病,严重影响着全球数以百万计的患者。针对呼吸慢病的大数据挖掘与临床应用研究,不仅可以更好地了解疾病的发展规律和机制,还可以为患者提供更加精准的诊断和治疗方案,是当前生物医学领域研究的重要方向。既然大数据挖掘对呼吸慢病的研究如此重要,那如何学习这方面的知识呢?本章将以呼吸慢病及其亚型的分类为主题,探讨大数据挖掘技术在生物医学领域中的理论和实践应用,从而为读者提供全面深入的大数据挖掘技术知识,并探索其在呼吸慢病领域中的应用前景和价值。

3.1 呼吸慢病概述

3.1.1 什么是呼吸慢病

呼吸系统疾病是我国最为普遍的多发、重大疾病[45],其中慢性疾病占大多数。随着我国老龄化进程加剧及环境恶化多方面因素影响,呼吸慢病严重困扰着我国 15% 以上的人口,10 年内增长 67%,成为仅次于心脑血管疾病、恶性肿瘤的第三大致死疾病[46]。那么常见的呼吸慢病都有哪些呢?

睡眠呼吸暂停综合征(sleep apnea-hypopnea syndrome,SAHS)、COPD、慢性心力衰竭(chronic heart failure,CHF)和急性呼吸窘迫综合征(acute respiratroy distress syndrome,ARDS)是 4 种最为常见的需要呼吸机进行机械通气支持的适应症。其中,SAHS、COPD 和 CHF 为呼吸慢病,且这 3 种疾病有较大概率合并发生。

3.1.2 几种常见呼吸慢病的介绍

SAHS 是一种以阶段性发生的低通气事件或呼吸暂停事件为特点的呼吸慢病,在世界上具有极高的发病率[47]。同时由于其反复引起夜间低氧状态,有可能诱发一系列慢性心血管疾病,受到全世界广泛关注。SAHS 具有间歇性发病、呼吸事件较为独立、偶尔发生的特点,大部分呼吸与正常状态无明显差异,其发病时典型口鼻气流信号波形如图 3-1(a)所示。

COPD 已在 2.3.1 节进行了介绍,此处不再赘述,COPD 患者典型口鼻气流信号波形如图 3-1(b)所示。

CHF 是由于心脏泵血功能减弱或充盈能力下降,心排血量不足以满足机体正常生理需要,身体组织及器官严重灌血不足,引起严重呼吸困难和乏力的临床综合征[48]。从心力衰竭对呼吸的影响来看,CHF 患者中产生潮式呼吸(cheyne-stokes respiration,CSR)是一种常见的现象,无论心衰的类型(收缩性或舒张性)或病因(充血性、缺血性或瓣膜性),产生 CSR 的概率在 $70\% \sim 76\%$[49]。潮式呼吸指呼吸气流逐渐增强、逐渐减弱互相交织循环出现,使呼吸呈现潮水样反复涨落。CHF 患者典型对应口鼻气流信号波形如图 3-1(c)所示。

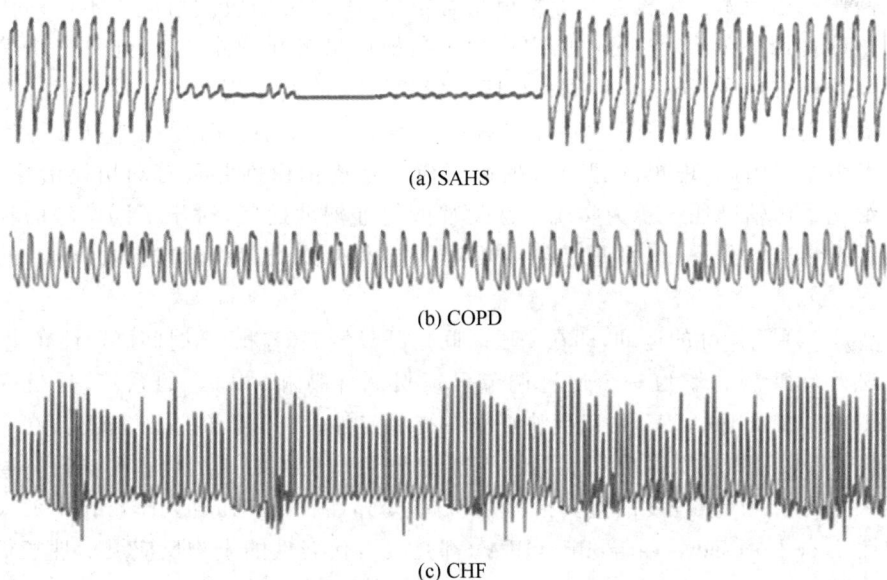

(a) SAHS

(b) COPD

(c) CHF

图 3-1　3 种呼吸慢病患者典型口鼻气流信号波形

图 3-1 展示了 SAHS、COPD 和 CHF 患者发病时的典型口鼻气流信号波形。SAHS 呈现碎片化发病的特点,除低通气和呼吸暂停事件发生时,其余波形为正常片段。COPD 患者的呼吸呈现浅而快的特点,波形特点为呼吸幅度较小,频率较高。CHF 患者典型的口鼻气流信号为潮水式涨落般的潮式呼吸,呼吸幅度呈现逐渐增强、逐渐减弱交替出现的周期性变化。

3 种呼吸慢病从呼吸波形上进行分析可以分为 4 类:SAHS 发病期、SAHS 正常期、

COPD 发病期及 CHF 发病期,其中 SAHS 正常期与健康人群呼吸状态无明显差别。结合临床专家意见,将 SAHS 患者数据根据睡眠呼吸暂停事件定义进行发病期排除,即 SAHS 正常期作为健康组,将 SAHS 发病期保留,作为后续 SAHS 疾病亚型分类的参考数据。

3.1.3 呼吸慢病研究现状

无创呼吸机对于患有呼吸慢病的患者十分重要,可以提供必要的支持,减轻症状,改善生活质量。为了迎合各种不同的通气需求,无创呼吸机开发了多种不同的治疗模式,如持续气道正压通气(continuous positive airway pressure,CPAP)、压力支持通气(pressure supported ventilation,PSV)、双相气道正压(bi-phasic positive airway pressure,BiPAP)、比例辅助通气(proportional assisted ventilation,PAV)等。目前临床中针对不同呼吸慢病应选择哪种机械通气方案尚未有定论,不同工作模式对应了不同的优缺点和适用条件,因此,在治疗过程中需要医生不断根据患者肺功能状态、血气分析等检查结果不断调整机械通气模式,且很大程度上依赖医生的经验判断。不同疾病辅助通气模式疗效区别较大,且很多患者存在多种疾病复合,但在某一时段往往以某种疾病的病理波形为主。因此,理想的智能机械通气模式是逐拍识别并且自动切换治疗模式,实现精细化最优辅助通气。为实现个性化智能精准辅助通气,对于不同类型的呼吸慢病进行逐拍精准的分类、识别是必须要攻克的技术难关,成为目前国内外学者的研究热点。

呼吸是一种周期性的运动,即在一段时间内呼吸气流(容积)随时间周期性变化,产生系统的呼吸节律[50]。作为一个通过调节反馈机制保持相对稳定的系统,呼吸变异性(respiratory variability,RV)可以反映呼吸系统稳定性、变异性和抗干扰能力,在一定程度上反映了呼吸系统的灵敏度和灵活性[51]。评价生物反应的灵活性和变异性一直是量化健康状况或疾病严重程度的重要指标,如心率变异性(heart rate variability,HRV)、血压变异性(blood pressure variability,BPV)都是具有代表性的生物反应灵活性指标。与之相似,正常人呼吸的频率和振幅在一定程度上类周期性的持续变化,动态调节血气水平。呼吸变异性是用来评价呼吸振幅和周期变异度的稳定性指标,其临床价值正在被不断挖掘[51,52]。现有研究表明,呼吸变异性除受自主神经调节和外界刺激影响外,还与被试者情绪、精神状态、叹息调节等有较大联系[53,54],而目前关于呼吸变异性相关规律的研究及其应用还在起步阶段。呼吸变异性作为一种可以实时跟踪患者呼吸状态的动态参数,有望成为呼吸慢病诊断及智能辅助通气的新手段。

3.2　基于呼吸变异性数据挖掘的机器学习疾病分类方案

3.2.1　数据来源

研究共涉及 126 例临床被试者数据、205 例全自动医用呼吸机使用者病例数据及 10 例便携式呼吸监测仪监测数据,共计 341 名被试者参与本研究数据采集。

临床数据采集于天津市胸科医院呼吸科睡眠实验室,采集设备为 Alice5 及安波澜 N7000 睡眠监测仪,如图 3-2(a)所示。本研究使用的两个睡眠监测仪功能类似,导联数相同,为 60 路导联生理监测仪。其中,32 路为功能导联,采集生理信号,主要包含呼吸信号、生理电信号、躯体活动信号等;另外 28 路为非功能导联,主要负责辅助输入、双极通道及直流输入输出。本研究主要采集患者口鼻气流呼吸信号、胸腹部位移信号及脑电生理信号,原始采样频率 10Hz。

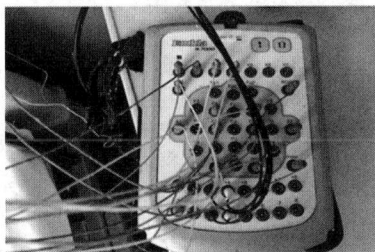

(a) 睡眠监测仪

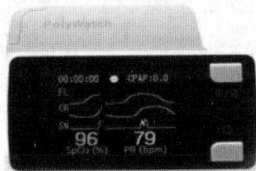

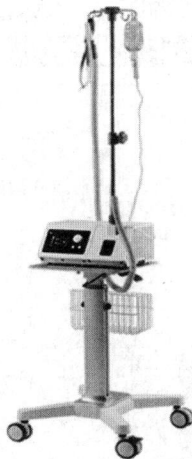

(c) 便携式呼吸监测仪　　　　(b) 双水平全自动医用呼吸机

图 3-2　采集设备

企业数据是由怡和嘉业公司生产的双水平全自动医用呼吸机(Y-25T,Y-30T)使用者提供的真实病例数据,设备如图 3-2(b)所示。该呼吸机为专业型辅助通气系统,能实时进行多路数据的采集及云端上传,主要包含的数据类别:采集时间、流量信号、压力信号、血氧饱和度信号、潮气量信号、每分钟呼吸频率信号、分钟通气量(呼吸频率×潮气量)及漏气量信号。除此之外,云端额外包含了患者的基本信息,包括患者年龄、主诉病情和 BMI 指数。

便携式呼吸监测仪监测数据来源于怡和嘉业迈瑞特便携式呼吸监测仪 PolyPro2 (YH-600B)。该设备可用于家庭睡眠呼吸监测,主要采集胸腹部位移信号、口鼻气流信号和血氧信号,完成对睡眠中呼吸异常的检测,监测仪主机如图 3-2(c) 所示。

本研究中涉及的 126 名临床被试者全部为自述 SAHS 患者,企业医用呼吸机使用者中有 100 名 SAHS 病例、100 名 COPD 病例、5 名 CHF 病例,便携式呼吸监测仪的被试者均有不同程度的睡眠呼吸暂停情况,遂将此类数据来源并入睡眠呼吸暂停组进行统计。根据被试者年龄及对应性别进行分析,将本研究中涉及的所有被试者信息进行汇总,共涉及 341 名被试者,其中年龄及性别的分布情况如图 3-3(a) 所示。根据对被试者所患疾病类型及对应年龄分析,将本研究中涉及的所有被试者信息进行汇总,分布情况如图 3-3(b) 所示。

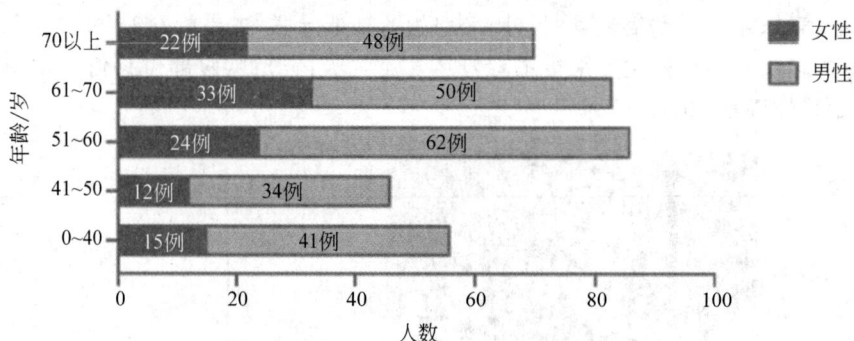

(a) 被试者年龄及性别的分布情况

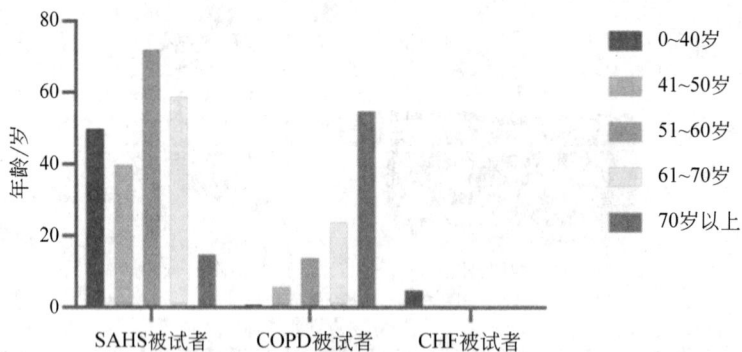

(b) 被试者疾病类型及对应年龄分布

图 3-3　患者分布信息

3.2.2　方案设计

SAHS、COPD 和 CHF 在发病机制、病理变化和呼吸波形上具有较为鲜明的特点。

为了进行不同呼吸慢病的呼吸变异性特征提取和疾病分类,本方案使用信号预处理、峰峰值检测、特征提取,选用包括 KNN、决策树、SVM 和贝叶斯 4 种主流机器学习方法,分析比较不同峰峰值长度对实现基于呼吸变异性进行疾病分类的可行性。呼吸变异性分类模型关键流程示意图如图 3-4(a)所示,整体流程图如图 3-4(b)所示,具体步骤说明如下。

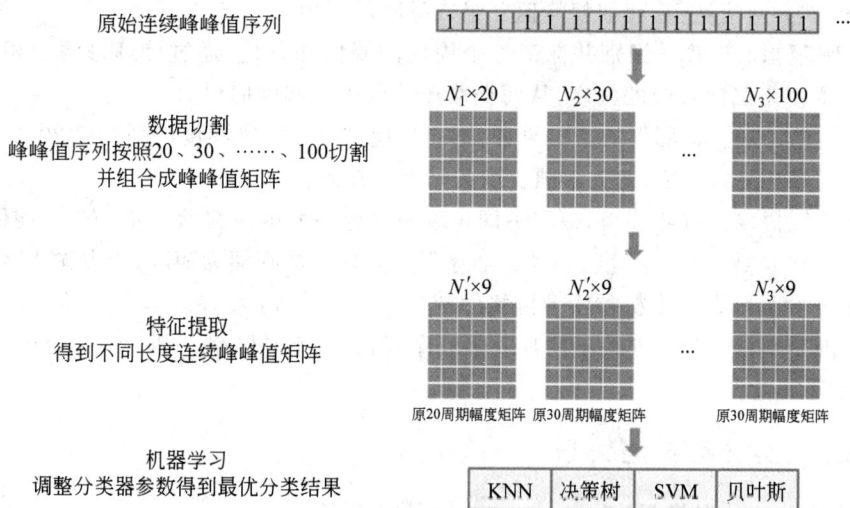

(a) 关键流程示意图

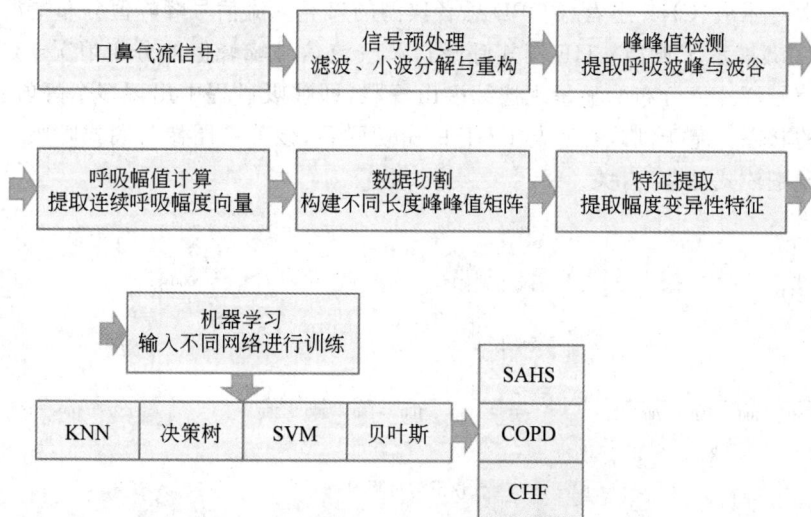

(b) 整体流程图

图 3-4 呼吸变异性分类模型流程图

（1）信号预处理。对输入的原始口鼻气流信号进行信号预处理，使用滑动平均值滤波器、巴特沃斯滤波器和基于离散小波的分解与重构消除高频噪声和基线漂移，提升后续波峰检测的准确率。

（2）峰峰值检测。使用二进样条小波算法进行口鼻气流信号的正负极大值对提取，计算波峰、波谷对应数值，获取峰峰值并组成呼吸峰峰值序列。

（3）呼吸幅值计算。识别并标记每个周期的峰值和谷值，通过计算每两个相邻峰值之间的幅度差来确定呼吸的幅度，从而提取连续的呼吸幅度向量。

（4）数据切割。将所得的不同患者、不同日期采集的呼吸幅度序列按照20、30、……、100个连续峰峰值为一组，组成不同长度的峰峰值矩阵。

（5）特征提取。按照分组，提取不同长度峰峰值序列组内的标准差、方差、均值、最大值、最小值、中位数、众数、峰度、偏度9个呼吸变异性特征存储为矩阵，作为输入KNN、决策树、SVM和贝叶斯4个机器学习网络的变量。

（6）机器学习。分类训练不同呼吸幅度序列长度、不同网络、不同参数，分析并得到3种呼吸慢病分类结果。

3.2.3　实验结果与分析

1. 峰峰值统计规律汇总

对不同患病类型被试者的口鼻气流信号峰峰值分布进行统计（见图3-5），本方案中对比了正常对照组、CHF患者、COPD患者典型的口鼻气流信号峰峰值分布情况。

图3-5（b）展示了典型CHF潮式呼吸口鼻气流信号峰峰值的分布情况。CHF患者口鼻气流信号峰峰值分布明显呈现连续多山峰状，即呼吸过程中出现多个峰峰值聚集且连续过渡的状态。基于潮式呼吸与CHF的密切联系，该分布图像与潮式呼吸的特点（即呼吸中出现潮汐式涨落）有关。

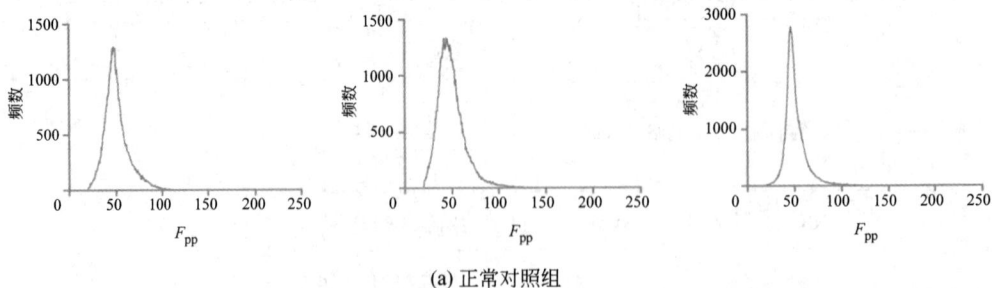

(a) 正常对照组

图3-5　呼吸慢病典型口鼻气流信号峰峰值分布

(b) CHF患者

(c) COPD患者

图 3-5　（续）

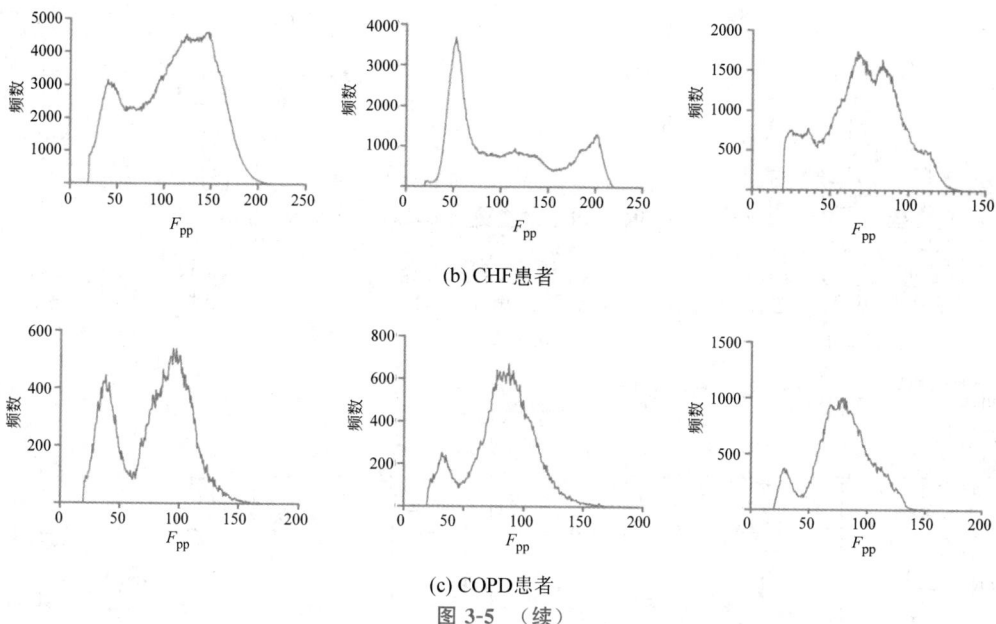

与 CHF 不同, COPD 的发病主要表现为小气道狭窄引起的慢性持续气流受限, 在口鼻气流信号上表现为峰峰值降低。在实际临床中, 呼吸过程受到个人主观控制和影响, 当患者意识到气流受限时下意识加深呼吸, 导致呼吸峰峰值中一部分聚集在低于正常呼吸峰峰值范围, 另一部分聚集在更大的气流值范围, 在统计分布中体现出明显的双峰状, 如图 3-5(c)所示。

2. 呼吸变异性特征统计分布

标准差和方差作为衡量样本组内数据波动变化大小的特征, 反映了被试期间患者呼吸幅度波动的剧烈程度。通过箱型图(见图 3-6)可以看出, CHF 患者的呼吸幅度标准差和方差明显高于 SAHS 患者(健康人)和 COPD 患者, 这与 CHF 患者容易发生潮式呼吸有关。

均值、中位数、众数、最大值和最小值衡量样本整体的集中趋势。COPD 患者呼吸浅而快, 导致 COPD 患者呼吸幅度整体的均值、中位数偏低于健康人。

此外, 需要组内具备较大样本量支持的峰度和偏度特征, 在样本较少的情况下无法准确推断数据正态分布情况。

3.2.4　分类性能评估

对不同长度的峰峰值序列进行特征提取, 并对提取出的特征向量进行训练和测试, 验

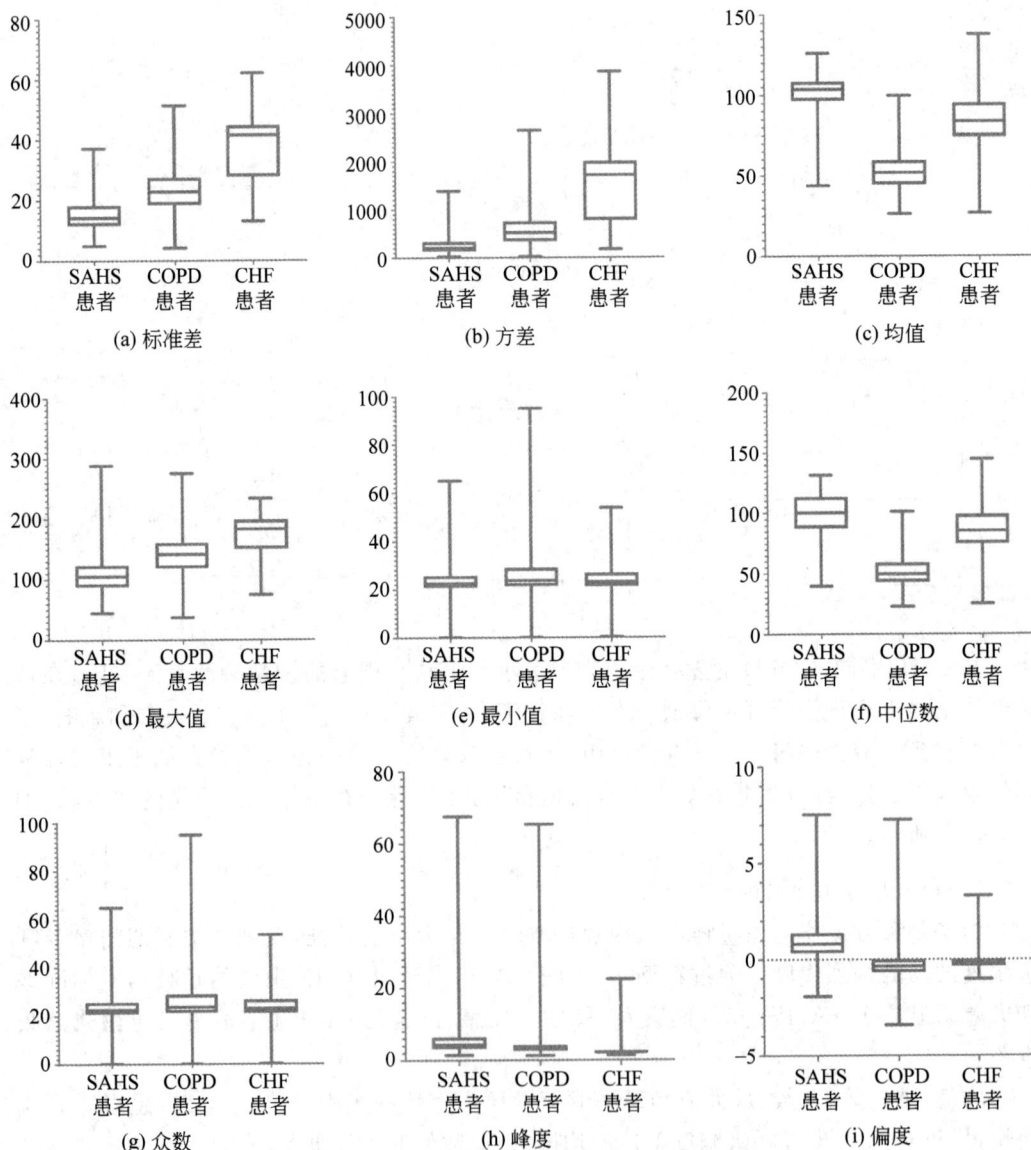

图 3-6　呼吸变异性特征分布箱形图

证方式为十折交叉验证。根据实验结果进行数据整理,绘制不同机器学习方法在不同长度峰峰值序列提取特征时的分类准确率(ACC),如表 3-1 和图 3-7 所示。

表 3-1　呼吸变异性结果统计表　　　　　　　　（单位：%）

机器学习方法	序列长度								
	20	30	40	50	60	70	80	90	100
KNN	86.2	88.1	89.6	91	91.7	92.5	93.2	93.7	94.1
决策树	84.8	86.3	87	88	88.9	89.7	89.9	90.3	90.9
SVM	83.9	84	84.8	85.3	85.6	85.6	85.8	85.9	86
贝叶斯	77.2	77.4	77.4	77.4	77.4	77.3	77.2	77.2	77

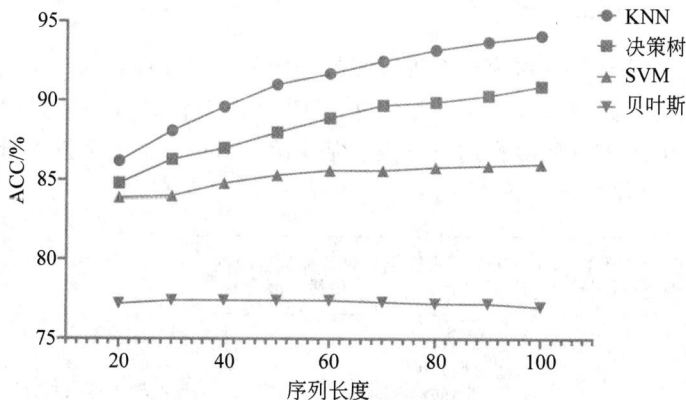

图 3-7　呼吸变异性实验结果统计

对图 3-7 中结果横向分析,使用 KNN、决策树和 SVM 方法在进行呼吸变异性分析时,当特征提取的峰峰值序列长度变大时,分类效果都会得到不同程度的提升。更长序列的峰峰值中含有的变异性信息量随之增加,分类最终的准确率、敏感度、特异度等评价指标都有所提升。其中,峰峰值序列长度增加对 KNN 方法的分类效果提升最明显,准确率从 86.2% 提升至 94.1%。对图 3-7 中结果纵向分析,4 种机器学习方法对呼吸变异性分类效果从高到低依次排列为 KNN、决策树、SVM、贝叶斯,其中,KNN 总体分类准确率明显高于其他 3 个方法。

综合分析,呼吸变异性特征分析过程中 KNN 方法表现出更优越的分类准确率,可优先作为呼吸变异性特征分析的最优网络。而决策树虽然在准确率上略微逊色于 KNN,但在分类效率上具备较大优势,也可作为呼吸变异性分析的选择。

3.3 基于呼吸变异性特征图谱的深度学习疾病分类方案

3.3.1 方案设计

使用一维卷积神经网络（1D convolutional neural network，1D-CNN）或反向传播（back propagation，BP）神经网络针对一维信号进行分类时，因为网络本身特点，在一维序列输入网络时会打乱信号本身的顺序，使得序列中各个数据点之间的时间依赖性被丢失，与保留呼吸变异性思想相悖。而使用格拉姆角场（Gramian angular field，GAF）将一维时序信号转换为二维特征图谱，不仅可以最大程度上保留数据点的时间依赖性，同时能充分利用机器视觉上的优势。目前将格拉姆角场联合人工神经网络进行分类的方法已应用在工程[55]、医学[56,57]、气象学[58]等领域，是进行慢性呼吸系统并发症分类的一种新思路。

使用格拉姆角场变换方法完成 3 种呼吸慢病的呼吸变异性特征图谱，得到每 50 个采样点（$t=10s$）的特征图谱，即（50，50，3）尺寸的 RGB 图像作为残差神经网络的输入。本方案采用 ResNet-50 实现呼吸慢病三分类。基于 ResNet-50 的呼吸慢病分类整体实验流程如图 3-8 所示，具体实施步骤如下。

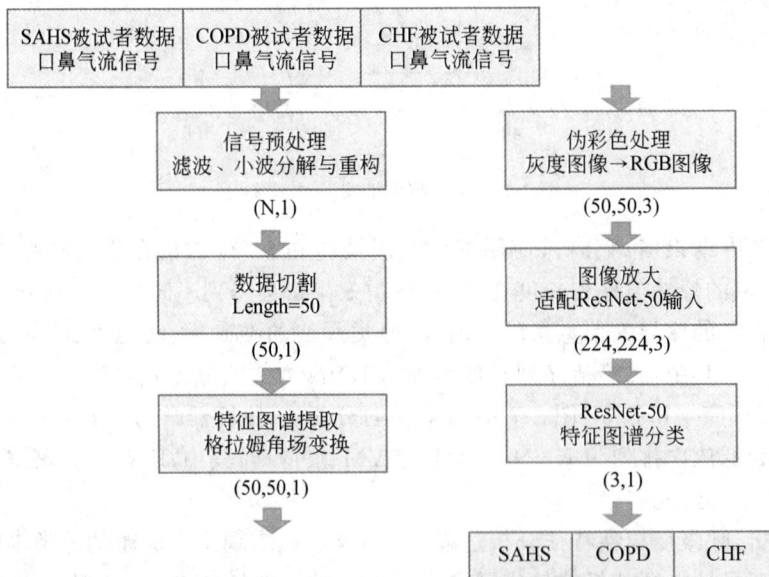

图 3-8　基于 ResNet-50 的呼吸慢病分类整体实验流程图

（1）信号预处理：使用滑动平均值滤波器、巴特沃斯滤波器和基于离散小波的分解与重构消除高频噪声和基线漂移，提高后续分类准确率。

（2）数据切割：经过比较，当数据采集长度为 10s 时（50 个采样点）能保证较为理想的分类准确率，同时单位采样时间延迟较小，适宜作为单个特征图谱提取的数据长度。将数据切割为 50×1 的单行片段，以备后续特征图谱提取。

（3）特征图谱提取：使用改进的格拉姆角场变换，得到伪格拉姆矩阵，保留数据时间依赖性，提取包含呼吸变异性的特征图谱，得到 50×50×1 的灰度图像，如图 3-9 所示。

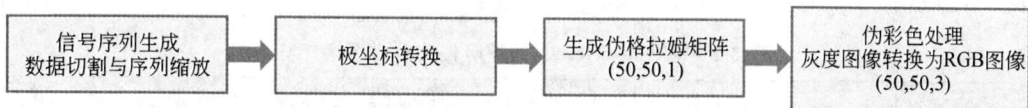

(a) 特征图谱生成流程图

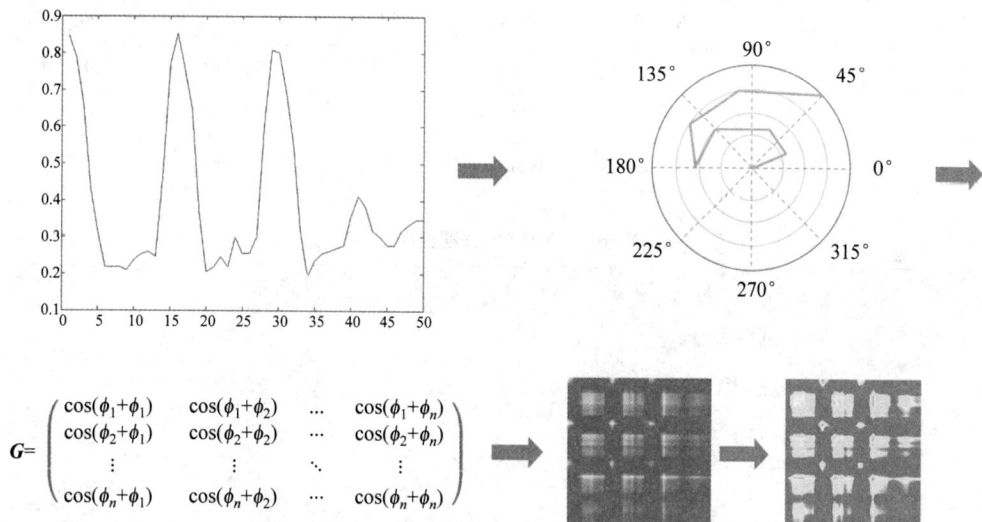

$$G=\begin{pmatrix} \cos(\phi_1+\phi_1) & \cos(\phi_1+\phi_2) & \cdots & \cos(\phi_1+\phi_n) \\ \cos(\phi_2+\phi_1) & \cos(\phi_2+\phi_2) & \cdots & \cos(\phi_2+\phi_n) \\ \vdots & \vdots & \ddots & \vdots \\ \cos(\phi_n+\phi_1) & \cos(\phi_n+\phi_2) & \cdots & \cos(\phi_n+\phi_n) \end{pmatrix}$$

(b) 特征图谱生成示意图

图 3-9　基于格拉姆角场的特征图谱提取

（4）伪彩色处理：将步骤（3）中得到的灰度图像按照映射规律转换为 50×50×3 的 RGB 图像，区分图片中灰度值差距较小的部分。

（5）图像放大：使用双线性插值法将 RGB 图像转换为 224×224×3 尺寸，以适应 ResNet-50 网络输入尺寸大小。双线性差值公式如式（3-1）、式（3-2）所示。

$$\frac{y-y_0}{x-x_0}=\frac{y_1-y_0}{x_1-x_0} \tag{3-1}$$

$$y = \frac{x_1 - x}{x_1 - x_0} y_0 + \frac{x - x_0}{x_1 - x_0} y_1 \qquad\qquad (3\text{-}2)$$

（6）ResNet-50 特征图谱分类：将放大后的三类图像输入残差神经网络进行训练和验证,得到呼吸慢病 SAHS、COPD 和 CHF 三分类。

3.3.2　实验结果与分析

基于 ResNet-50 的呼吸慢病分类混淆矩阵结果如表 3-2 所示,重要评价指标结果如表 3-3 所示。

表 3-2　基于 ResNet-50 的呼吸慢病分类混淆矩阵

		预测标签				
		SAHS	COPD	CHF	合计	准确率/%
实际标签	SAHS	68 005	251	214	68 470	99.3
	COPD	150	52 389	575	53 114	98.6
	CHF	341	771	51 692	52 804	97.9
	合计	68 496	53 411	52 481	174 388	98.7

表 3-3　基于 ResNet-50 的重要评价指标结果　　　　（单位：%）

指　标　名　称	指　标　结　果
准确率	98.68
敏感度	98.62
特异度	99.35
F1	98.62
Kappa	98.00

此外,比较了 ResNet-50、ResNet-18[59]、GoogleNet[60] 和 DenseNet[61] 4 个网络的准确率、敏感度和特异度,结果如表 3-4 所示。虽然 4 个网络的各项指标有所差异,但分类的准确率均超过 85%。4 种主流图像识别神经网络在本数据集的特征图谱中都展现出优秀的结果,也证实了使用格拉姆矩阵进行呼吸信号特征图谱提取,对实现呼吸系统疾病识别具备很高的有效性和可靠性,值得进一步探索。

表 3-4 主流图像识别神经网络对呼吸慢病特征图谱的分类结果

模型名称	准确率/%	敏感度/%	特异度/%
ResNet-50	98.68	98.62	99.35
ResNet-18	92.13	93.32	91.11
GoogleNet	91.76	90.77	91.63
DenseNet	86.14	88.13	87.90

3.4 基于 LSTM-CNN 的 SAHS 亚型分类方案

3.4.1 方案设计

临床中,SAHS 根据发病机理和症状可分为 3 个亚型:①阻塞性睡眠呼吸暂停 (obstructive sleep apnea hypopnea syndrome,OSAHS);②中枢性睡眠呼吸暂停(central sleep apnea hypopnea syndrome,CSAHS);③混合性睡眠呼吸暂停(mixed sleep apnea hypopnea syndrome,MSAHS)。

由于诊断方法的限制,目前临床中对于 SAHS 亚型分类无法通过传统手段实现,因此将所有的呼吸异常事件笼统地称为"低通气事件"。事实上,OSAHS 是由于患者发生气道阻塞造成的,轻症患者对应的治疗方案为正压机械通气,严重时需要手术治疗。CSAHS 的患病原则则和呼吸中枢功能异常有关,这意味着当发生中枢性呼吸暂停时患者的呼吸驱动信号消失,出现自主神经功能障碍,不仅需要进行夜间机械通气,还需辅助以药物来缓解症状。

基于 LSTM-CNN 的 SAHS 亚型分类整体实验流程如图 3-10 所示。实验主要分为两步平行进行:对脑电信号进行小波分解、主成分分析、输入 SVM 网络进行睡眠分期,得到被试者的睡眠期;对呼吸信号进行预处理,结合脑电处理结果进行清醒期排除后的数据切割、平衡,输入 LSTM-CNN 网络进行亚型分类。最后经过后处理修正策略得到 SAHS 亚型分类和呼吸暂停低通气指数(apnea hypopnea index,AHI)严重等级评估结果。

LSTM-CNN 的输出分类特点是片段化输出,而人工划分段落并将事件分割违背了完整、连续睡眠呼吸暂停事件的逻辑。为了应对因分段、分类错误导致的结果谬误,需要对分类后的模型进行后处理优化策略设计,使得分类结果更贴近医学定义,提升分类效果。本方案共提出两种优化策略作为输出结果的后处理,两种修正策略示意图如图 3-11 所示。

策略一:根据临床定义,每次 SAHS 事件发病的最短时间为 10s,当同种发病事件不

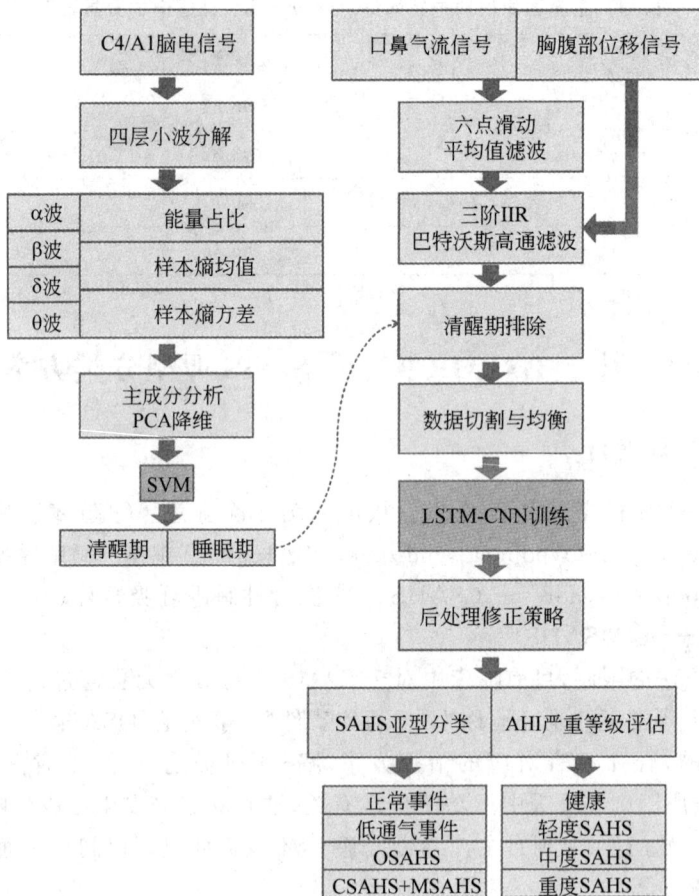

图 3-10　基于 LSTM-CNN 的 SAHS 亚型分类整体实验流程图

超过 10s 时,需将标签归 0。

　　策略二：在实验中发现,在标记中被临床医生定义为一次长时间的发病标签,而在分类时出现了中间若干秒被误判为正常标签的情况,严重影响后续对 AHI 的判断。根据医学上对睡眠呼吸异常事件的判定方法,相邻两次异常事件中需要相隔一次完整的呼吸周期(约 5s)才可以被定义为两次事件。因此,对模型中连续 4 个及以上的正常标签才可以作为分割异常事件的标准,否则将较短的正常片段修正为与前后相邻事件相同的标签。

　　采用后处理修正策略,可以使模型分类结果更接近临床医生的判断,模拟临床医生对 SAHS 的判断方式,降低将完整呼吸事件分割的错误,使分类和事件检测具备更高的容错性和可解释性。

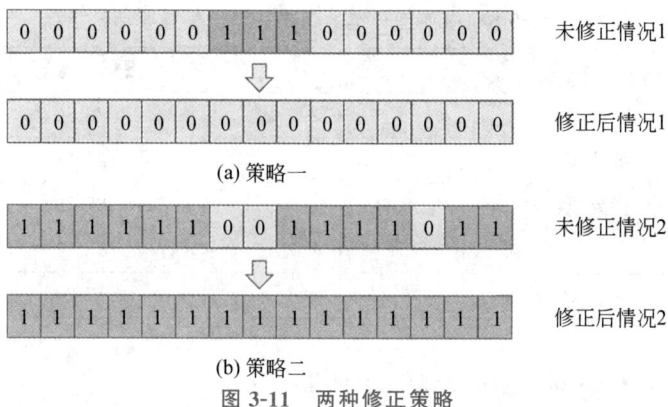

| 0 | 0 | 0 | 0 | 0 | 0 | 1 | 1 | 1 | 0 | 0 | 0 | 0 | 0 | 0 | 0 |　未修正情况1

⬇

| 0 | 0 | 0 | 0 | 0 | 0 | 0 | 0 | 0 | 0 | 0 | 0 | 0 | 0 | 0 | 0 |　修正后情况1

(a) 策略一

| 1 | 1 | 1 | 1 | 1 | 1 | 0 | 0 | 1 | 1 | 1 | 1 | 0 | 1 | 1 |　未修正情况2

⬇

| 1 | 1 | 1 | 1 | 1 | 1 | 1 | 1 | 1 | 1 | 1 | 1 | 1 | 1 | 1 |　修正后情况2

(b) 策略二

图 3-11　两种修正策略

3.4.2　实验结果与分析

1. 基于 SVM 的脑电信号睡眠分期结果

针对样本数据的不同特性,适用不同的核函数。本方案对比了包括线性核函数、多项式核函数、径向基核函数和 Sigmoid 核函数在内的 4 种核函数在本数据集上的效果,分类模型评价指标如表 3-5 所示。基于分类结果,选择径向基核函数 SVM 作为本方案中 C4/A1 脑电信号睡眠分期的分类模型,分类结果混淆矩阵如表 3-6 所示,重要评价指标如表 3-7 所示。

表 3-5　不同核函数应用于不同 SVM 分类模型中评价指标对比

核 函 数	平均准确率/%	平均精准率/%
线性核函数	87.3	82.4
多项式核函数	88.3	85.2
径向基核函数	89.0	89.6
Sigmoid 核函数	88.2	87.0

表 3-6　用于 SAHS 亚型分类的睡眠分类结果混淆矩阵

		预 测 标 签			
		睡眠期	清醒期	合计	准确率/%
实际标签	睡眠期	439	53	492	89.2
	清醒期	61	447	508	88.0
	合计	500	500	1000	88.6

表 3-7　用于 SAHS 亚型分类的睡眠分类结果重要评价指标

指 标 名 称	指标结果/%
准确率	88.60
敏感度	89.23
特异度	87.99
F1	88.51
Kappa	77.20

2. 基于 LSTM-CNN 的 SAHS 亚型分类结果

本方案将 SAHS 事件分为 4 类：正常事件、低通气事件、OSAHS 和 CSAHS＋MSAHS。除进行基本的分类以外，临床上通常会对患者患有的睡眠呼吸暂停的严重程度进行评估，使用 AHI 作为评价指标（见表 3-8）。AHI 的定义如式（3-3）。基于 AHI 的 SAHS 严重程度分类结果混淆矩阵如表 3-9 所示，重要评价指标如表 3-10 所示。

$$\text{AHI} = \frac{\text{Apnea} + \text{Hypopnea}}{t} \tag{3-3}$$

表 3-8　AHI 用于评估 SAHS 严重程度指标

AHI	严 重 程 度
AHI≤5	健康
5＜AHI≤15	轻度 SAHS
15＜AHI≤30	中度 SAHS
AHI＞30	重度 SAHS

表 3-9　基于 AHI 的 SAHS 严重程度分类结果混淆矩阵

		预 测 标 签					
		健康	轻度 SAHS	中度 SAHS	重度 SAHS	合计	准确率/%
实际标签	健康	3	0	0	0	3	100
	轻度 SAHS	1	34	1	1	37	91.9
	中度 SAHS	0	4	53	2	59	89.8
	重度 SAHS	0	0	3	24	27	88.9
	合计	4	38	57	27	126	90.5

表 3-10　基于 AHI 的 SAHS 严重程度分类结果重要评价指标

指 标 名 称	指标结果/%
准确率	90.48
敏感度	95.23
特异度	96.42
F1	89.16
Kappa	85.41

用 4×4 混淆矩阵衡量基于 LSTM-CNN(并进行后处理优化后)的 SAHS 亚型分类结果混淆矩阵如表 3-11 所示,同时给出其重要评价指标(见表 3-12)。

表 3-11　基于 LSTM-CNN 的 SAHS 亚型分类结果混淆矩阵

		预 测 标 签					
		正常事件	低通气事件	OSAHS	CSAHS+MSAHS	合计	准确率/%
实际标签	正常事件	85 639	5810	1992	902	94 343	90.8
	低通气事件	9284	81 643	5227	1463	97 617	83.6
	OSAHS	6641	2023	31 850	582	41 096	77.5
	CSAHS+MSAHS	7110	1963	616	28 875	38 564	74.9
	合计	108 674	91 439	39 685	31 822	271 620	83.9

表 3-12　基于 LSTM-CNN 的 SAHS 亚型分类结果重要评价指标

指 标 名 称	指标结果/%
准确率	83.94
敏感度	81.70
特异度	94.18
F1	82.91
Kappa	77.10

表 3-13 中对比本方案算法与其他同类文献中提及方法的分类结果。本方案算法在分类上进行了 SAHS 亚型的四分类和 AHI 指数的严重程度评估,其准确率及各项重要评价指标都在相关研究中处于较高水平,具备实用性和高效性,实现了更为复杂且全面的

疾病分类功能。

表 3-13　本方案算法与同类文献对比

	功能分类	准确率/%	敏感度/%	特异度/%	F1/%	Kappa/%
文献 62	是否患病二分类	71.46	68.78	92.39	44.37	28.44
本方案	亚型四分类	83.94	86.07	94.81	82.91	85.41
	AHI 评价	90.48	95.23	96.42	89.16	85.41
文献 63	三分类	76.89	77.10	88.63	76.70	65.33
文献 64	AHI 评价	78.57	81.82	91.67	—	—
文献 65	是否患病二分类	91.60	91.40	—	—	—

3.5　呼吸慢病大数据的未来发展方向

本章聚焦于呼吸慢病的大数据挖掘与临床应用,基于呼吸变异性完成 SAHS、COPD、CHF 疾病三分类和 SAHS 疾病亚型分类,使用最常见的单通道呼吸机口鼻气流信号进行呼吸变异性特征提取,丰富信息量,达到了良好的识别效果和准确率,但仍存在一些不足,未来有望在以下几方面开展进一步工作。

(1)在呼吸变异性研究中,受到采集方法和主流呼吸机采样频率限制,本研究只使用了呼吸幅度变异性特征,并未使用频率变异性特征,使得需要连续采集至少 1min 的口鼻气流信号才能得到较高的准确率。后续可以尝试调整呼吸机采样频率,增加呼吸频率变异性特征的采集分析,探索实时呼吸变异性分类模型。

(2)在 SAHS 亚型分类研究中,由于 MSAHS 数据量和定义不明的限制,本章将MSAHS 并入 CSAHS 事件中。后续可进行更多 MSAHS 类型数据的采集,实现更为精确的 SAHS 亚型五分类模型。

(3)在临床中,本章研究的 3 种呼吸慢病 SAHS、COPD 和 CHF 常具有并发特点,后续可加入合并症类型,得到更为丰富、完善的分类模型。

第 4 章　人体生命体征监护信号的大数据挖掘

　　生理信号数据挖掘的研究步骤包括定义临床医学问题、获得生理信号数据集、建立生理信号分析方法、方法有效性的分析和评价。生理信号大数据挖掘研究的难点在于人体生理环境的复杂性。从生理信号数据集的获取来讲：生理信号的特点是阈值低、噪声高[66]；生理信号多批次的获取存在采集方式和采集设备不一致带来误差的可能；生理信号的采集与分析需要严谨的伦理审查与隐私防护。从生理信号分析方法的角度讲：临床上对新技术的可解释性和泛化性有更高的审查标准；临床上对检出方法的假阳性率和假阴性率较之工业界更严苛；新技术在临床取证的时候需要较之传统技术有确切进步。

4.1　人体生命体征监护信号

　　本章案例的研究对象是人体生命体征监护信号，如心电、脑电、脉搏、心音等，大体可分为物理量、化学量和生物量 3 类。如表 4-1 列出一些人体生理信息是目前常见需要测量的生理信号。随着测量技术的进步，可以研究的生理信号种类会越来越多。

　　生理信号数据挖掘是一个交叉学科方向，从 21 世纪初到如今，多次因为与新算法技术的结合产出新的成果。21 世纪的第一个 10 年里，小波变换等时频信号方法、支持向量机等机器学习技术施用于生理信号领域，在心电、脑电、脉搏等一维信号研究方向产生丰盛成果。近 10 年以来，随着深度学习技术在计算机视觉领域大放光彩，CT、PET、MRI、超声等影像生理数据的研究成为新的热点[67]。

　　生理信号数据挖掘技术与产业界联系紧密，20 世纪末新功能、新产品不断涌现。动态心电图仪（hotler）在 20 世纪 90 年代末因为闪存技术而普及，原有功能包括显示监测期间的心搏总数、最高心率、最低心率、平均心率和每小时心率，目前市面上的很多动态心电图仪能够识别室性早搏、窦性心律、心房扑动等数种心脏异常[68]。近 10 年来可穿戴设备中融入了诸多生理信号挖掘技术的成果，苹果、华为等公司的智能穿戴设备可以实时检测房颤、心律不齐、运动姿态等生理信息。联影、深睿等医疗公司的 AI 产品也获批三类医疗器械注册证，产品包含骨折 CT 检测、肺结节 CT 检测、视网膜眼底病变检测等。

表 4-1　人体生理信息的种类

器官几何形状	振动	压力	速度	流量	温度	生物电	生物磁	化学量	生物量
心脏几何形状、胃形状、血管几何形状、血管直径等	心音、肠鸣音、呼吸音、血管音等	血压、心内压、颅内压、胸腔内压、脊髓内压、胃内压、血管内压、肠内压、膀胱内压等	血流速度、排尿速度、神经传导速度等	血流量、呼吸流量、尿流量等	体表温度、口腔温度、血液温度、直肠温度、其他脏器温度等	细胞电位、心电、脑电、肌电等	心磁、脑磁、胃磁等	O_2、CO_2、N_2、Na^+、K^+、Ca^{2+} 等	酶、抗原、抗体、激素、神经递质、DNA、RNA等

4.2　PhysioNet 资源介绍

PhysioNet(research resource for complex physiologic signals)直译为复杂生理信号研究资源,由美国国立卫生研究院(National Institutes of Health,NIH)资助,现在由MIT 的计算生理学实验室管理。20 世纪 70 年代中期,当时正在开发一些基于微型计算机的心律失常监测仪器的 PhysioNet 团队成员预见到建立具有良好特征的 ECG 记录的共享数据库可作为评估、迭代的基础的自动心律失常分析算法的有效改进和客观基准。1999 年,PhysioNet 作为复杂生理信号研究资源的外展组成部分正式成立。

PhysioNet 数据资源称为 PhysioBank。PhysioNet 工具资源称为 PhysioToolkit。此外,PhysioNet 也推出很多有影响力的挑战赛和实用教程,如 2016 年的心音正常/异常分类挑战的公开数据集是心音分析领域目前最常用的数据集[69]。

本章内容包含 MIT-BIH Arrhythmia Database 的信息,该信息在 ODC 归属许可下可用。另外根据开放许可协议通知,允许"以任何方式和任何形式全部或部分向公众分发、传播、展示、借出、提供或表演,包括任何衍生数据库或作为集体数据库的一部分",读者可通过网站链接下载相关数据库用于自身科研和学习,但"不能再授权他人使用数据库,即他人许可需向版权方另行申请授权"。

4.2.1　PhysioNet 数据资源

截至 2022 年 5 月,PhysioBank 目前依据权限分为 4 类数据库:开放数据库(open databases)、限制数据库(restricted databases)、协议数据库(credentialed databases)、提供者审核数据库(contributor Review databases)。

开放数据库是可以开放下载的数据库,包含 164 个数据集。其中,70 个是关注心脏健康的心电、心音、脉搏等数据集;19 个是关注大脑状态的数据集,主要是脑电数据集也有结合脑含氧量的数据;19 个是有关姿态的数据集,数据形式包含加速度、步态视频等;睡眠有关的数据集 14 个,数据形式包含压力、心电、呼吸通量等;余下 42 个数据集涉及各异,有补充文档、CT、MRI、临床语料、血压、血氧等。

限制数据库是需要签署数据使用协议才可以下载的数据库,包含 16 个数据集。其中,6 个是临床语料数据,涉及领域有肺炎、心衰等;还有 5 个是影像数据,4 个是 X 光影像集集、1 个 CT 影像集;余下 5 个数据包括心电数据集 2 个、脑电数据集 1 个、姿态数据集 1 个、情绪相关数据集 1 个。

协议数据库是在签署数据使用协议之余还要完成认证过程才可以下载的数据集,包含 32 个数据。其中,各式临床语料数据集 25 个,数据形式包含临床用药情况、医学用语音频、临床诊断文本等;还有 4 个是 X 光数据集,包含胸片和眼底图片;最后还有荧光成像、肌电、睡眠相关数据集各 1 个。

提供者审核数据库是需要数据贡献者审核才能获取的数据集,只有 1 个。提供者是瑞士伯尔尼大学,收录了大量入住 ICU 患者的临床资料。

综上所述,PhysioBank 目前收录了 213 个数据集,表 4-2 展示了部分数据库的信息,其中比较充裕的是心电、脑电、临床语料、姿态四类;相对比较缺乏的是临床影像数据;最容易访问的是电类信号数据集;限制最多的是临床语料数据集,因为包含大量个人诊断信息。

表 4-2 PhysioBank 部分数据集简介

数据集名称	数据大小	简　介
MIT-BIH Arrhythmia Database	104.3MB	数据库包含 48.5h 的双通道动态心电图记录摘录,这些记录来自 1975—1979 年 BIH 心律失常实验室研究的 47 名受试者
Apnea-ECG Database	580.6MB	数据库由 70 条记录组成,录音的长度 7～10h 不等。每段记录包括一个连续的数字化心电信号、一组呼吸暂停注释和一组机器生成的 QRS 注释
MIT-BIH Polysomnographic Database	632.3MB	数据库包含超过 80h 的 4 通道、6 通道和 7 通道多导睡眠记录仪记录,每个记录都有一个逐拍标注的 ECG 信号,以及与睡眠阶段和呼吸暂停相关的 EEG 和呼吸信号标注
MGH/MF Waveform Database	4.2GB	数据库收集了 250 名患者的血流动力学和心电图波形的电子记录,每个录音长度为 12～86min 不等,典型的记录包括 3 个 ECG 导联、动脉压、肺动脉压、中心静脉压、呼吸阻抗和气道 CO_2 波形
Indian Institute of Science Fetal Heart Sound Database	377.2MB	数据库包含 60 份胎儿心音,这些录音来自孕周 30～40 周的 18～27 岁孕妇,录音平均持续时间为 8min,采样频率 2kHz
CHB-MIT Scalp EEG Database	42.6GB	数据库收集了 22 名顽固性癫痫儿童的脑电图记录,标注了 182 次癫痫发作的起止点。信号采样率为 256Hz,大多数文件包含 23 个脑电图信号

4.2.2　PhysioNet 工具资源

PhysioToolkit 是一个庞大且不断增长的生理信号处理和分析软件库,使用经典技术、基于统计物理和非线性动力学的新颖方法检测生理信号的交互式显示和特征分析,创建新数据库,模拟生理和其他信号,量化评估和分析方法的比较,以及非平衡和非平稳过程的分析。为 PhysioToolkit 提供软件的研究项目的共同主题是从生物医学信号中提取"隐藏"的信息,可能对医学具有诊断或预判价值的信息,或基础研究中的解释性或预测性能力。

PhysioToolkit 库中软件功能可分为：数据可视化、数据挖掘、数据导入导出、信息脱密、时频分析、建模与仿真、软件开发包和一些实用脚本。

波形数据库（waveform database，WFDB）是专门用来处理 PhysioBank 数据的软件。PhysioNet 在过去 20 年中开发了大量此类软件，其中大部分包含在 WFDB 软件包中。WFDB 支持的操作系统包含：FreeBSD、GNU/Linux、Mac OS X、MS-Windows、Solaris，支持的语言包有 C、C++、Fortran、Python、MATLAB、Java、Perl 等。

4.3　心电信号研究的数据与工具

心电图记录的几个数据库通常可用于评估心电图分析仪。它们满足几个重要的需求。

（1）包含有代表性的信号。受试者之间心电图特征的巨大差异严重限制了用于测试目的的合成波形的价值。心电图分析仪的真实测试需要大量的"真实世界"信号[70]。

（2）包含很少观察到但具有临床意义的信号。虽然获取常见心电图异常记录并不是特别困难，但通常很少记录到那些最重要的异常。ECG 分析仪的开发人员和评估人员都需要此类记录的示例。

（3）包含标准信号。除非在每种情况下使用相同的测试数据来衡量性能，否则系统比较是没有意义的，因为性能非常依赖于数据。

（4）包含带注释的信号。通常每个 QRS 波群都由两名或多名独立工作的心脏病专家手动注释；结果产生的参考注释作为"黄金标准"，可以对设备的分析性能进行定量比较[71]。

（5）包含数字化的计算机可读信号。因此如果需要，可以在数字域中执行完全自动化的、严格可重复的测试，从而可以确定算法修改对性能的影响。

4.3.1　MIT-BIH 心律失常库

心电信号是 PhysioNet 中数据最充裕的一类数据，有 72 个，占数据集总数的 33.8%。MIT-BIH 心律失常数据库（MIT-BIH arrhythmia database）是由美国麻省理工学院提供的研究心律失常的数据库。数据库包含 48 条双通道动态心电信号记录，每条都超过了 30min，记录来自于心律失常实验室的 47 名受试者。受试者为 25 名 32～89 岁的男性和 22 名 23～89 岁的女性（记录 201 和 202 来自同一男性），数据采样频率为 360Hz。MIT-BIH 心律失常数据库每个数据记录都包含 3 种文件：.hea、.dat 和.atr。其中，.hea 文件为头文件，记录文件名、导联数、采样率、数据点数、数据存储格式、信号增益、ADC 分辨率、患者年龄性别等信息；.dat 文件为数据文件，记录具体的心电信号，采用 212 格式（按二进制将 2 个信号的数据交替存储，每 3 字节存储 2 个数据，每个数据占用 12 位）进行存储；

.atr 文件为注释文件,记录心电专家对相应的心电信号的诊断信息。数据库中 48 个样本各通道对应的导联信息如表 4-3 所示。

表 4-3　48 个样本各通道对应的导联信息

文　件　名	通道 1	通道 2	文　件　名	通道 1	通道 2
100	MLⅡ	V5	201	MLⅡ	V1
101	MLⅡ	V1	202	MLⅡ	V1
102	V5	V2	203	MLⅡ	V1
103	MLⅡ	V2	205	MLⅡ	V1
104	V5	V2	207	MLⅡ	V1
105	MLⅡ	V1	208	MLⅡ	V1
106	MLⅡ	V1	209	MLⅡ	V1
107	MLⅡ	V1	210	MLⅡ	V1
108	MLⅡ	V1	211	MLⅡ	V1
109	MLⅡ	V1	212	MLⅡ	V1
110	MLⅡ	V1	213	MLⅡ	V1
111	MLⅡ	V1	214	MLⅡ	V1
112	MLⅡ	V1	215	MLⅡ	V1
113	MLⅡ	V1	217	MLⅡ	V1
114	V5	MLⅡ	219	MLⅡ	V1
115	MLⅡ	V1	220	MLⅡ	V1
116	MLⅡ	V1	221	MLⅡ	V1
117	MLⅡ	V2	222	MLⅡ	V1
118	MLⅡ	V1	223	MLⅡ	V1
119	MLⅡ	V1	228	MLⅡ	V1
121	MLⅡ	V1	230	MLⅡ	V1
122	MLⅡ	V1	231	MLⅡ	V1
123	MLⅡ	V5	232	MLⅡ	V1
124	MLⅡ	V4	233	MLⅡ	V1
200	MLⅡ	V1	234	MLⅡ	V1

4.3.2　心电信号研究工具

大多数 PhysioBank 数据库中的数据和注释都以 WFDB 格式存储,其中包含两个标准类别:MIT 格式与 EDF 格式。MIT-BIH 心律失常数据库的数据格式即为 MIT 格式。MIT-BIH 为了节省文件长度和存储空间,使用了自定义的格式,一个心电记录由 3 部分组成。

(1) 头文件[.hea]:存储方式 ASCII 码字符。

(2) 数据文件[.dat]:按二进制存储,每 3 字节存储两个数,一个数 12 位。

(3) 注释文件[.atr]:按二进制存储。

以 Python 版本的 wfdb 工具包为例:

```
record = wfdb.rdrecord (path, sampfrom, sampto, physical=True)
ann = wfdb.rdann(path, 'atr', sampfrom, sampto)
wfdb.plot_wfdb(record, ann, title, plot_sym, time_units, figsize, ecg_grids)
```

wfdb.rdrecord 函数是数据载入函数。record 得到的是心电信号的离散值,path 是需要得到的单个数据路径,sampfrom 是单个心电数据的离散值采样起点,sampto 是单个心电数据的离散值采样终点。

wfdb.rdann 函数是注释输出函数。'atr'是需要读入的注释文件。

wfdb.plot_wfdb 是波形输出函数,title 是波形输出名称,plot_sym 决定是否绘制标注符号(如 N、+),time_units 决定单位时间,figsize 决定图像比例,ecg_grids 决定是否绘制心电图网格。

wfdb.show_ann_labels 函数打印注释标记信息含义。

4.4　心电信号研究实例

4.4.1　R 波检测

图 4-1 是基于 MIT-BIH 心律失常数据库的 R 波检测技术思路。

(1) 数据载入,得到结果如图 4-2 所示,代码如下:

```
import wfdb
import matplotlib.pyplot as plt
path = './100'

#Display 1 record and its dictionary (from:0 - to:2000)
```

```
#采样率360Hz
#record波形
record = wfdb.rdrecord(path, sampfrom=0,sampto=2000,physical=True)
#ann注释
ann = wfdb.rdann(path, 'atr', sampfrom=0,sampto=2000)
wfdb.plot_wfdb(record, ann,
               title='Record 100 from MIT-BIH Arrhythmia Database',
               plot_sym=True,
               time_units='seconds',
               figsize=(20,8), ecg_grids='all')
```

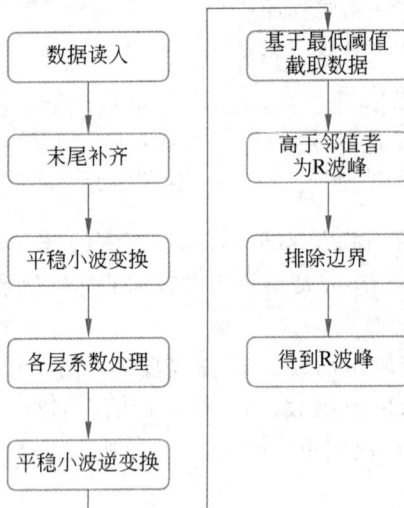

图 4-1　R 波检测技术思路

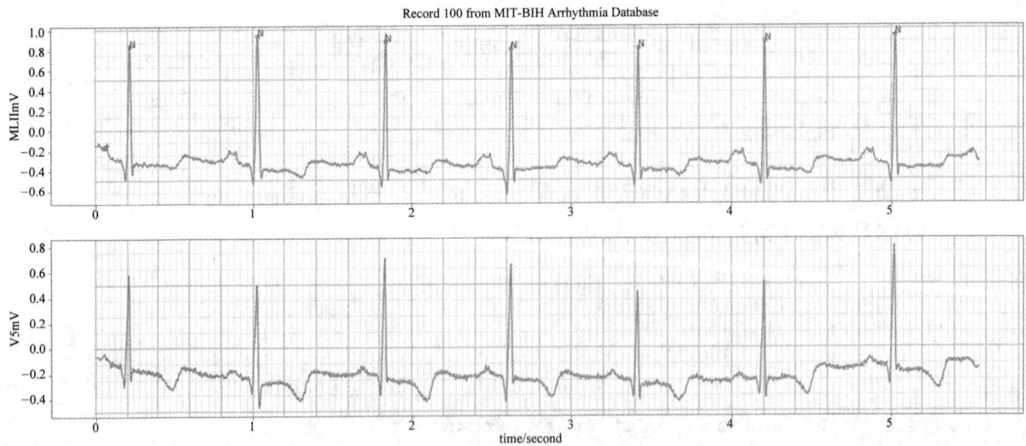

图 4-2　心电波形输出结果

本研究只采用了一家合作标注信息打印,代码如下:

```
print('chan:' + str(ann.chan))
print('sample:' + str(ann.sample))
print('symbol:' + str(ann.symbol))
print('aux_note:' + str(ann.aux_note))
```

输出结果:

```
chan:[0 0 0 0 0 0 0 0]
sample:[18   77   370   662   946 1231 1515 1809]
symbol:['+', 'N', 'N', 'N', 'N', 'N', 'N', 'N']
aux_note:['(N\x00', '', '', '', '', '', '', '']
```

其意为:N 点表示的 R 波峰在第 77、370、662、946、1231、1515、1809 个离散采样点处。采样率 360Hz,对应时间点约为 0.2s、1.0s、1.8s、2.6s、3.4s、4.2s、5.0s。

平稳小波变换是通过对传统的离散小波变换进行降低重复计算量与复杂度的 ε-采样来实现的,具有非采样的时不变特性[72,73]。ε-采样离散小波变换是 Pesquet 在离散小波变换的基础上于 1996 年提出的一种方法。其在采样过程中选择保留奇数项或者偶数项,即选定一个 ε,$\varepsilon=0$ 选择保留偶数项,$\varepsilon=1$ 选择保留奇数项,而传统的离散小波变换在采样时只是保留偶数项。

通过平稳小波变换获得处理过程如图 4-3 所示,代码如下:

```
cA6=np.zeros(2048)
cD6=np.zeros(2048)
cA5=np.zeros(2048)
cA4=np.zeros(2048)
cA3=np.zeros(2048)
cD3=np.zeros(2048)
cA2=np.zeros(2048)
cD2=np.zeros(2048)
cA1=np.zeros(2048)
cD1=np.zeros(2048)
FilteredSignal= pywt.iswt([(cA6, cD6), (cA5, cD5), (cA4,cD4), (cA3, cD3),
(cA2, cD2), (cA1, cD1)], 'sym6')
plt.figure(figsize=(20,8))
plt.plot(FilteredSignal)
plt.axis([0,2048,-1,1])
plt.xlabel('samples')
```

```
plt.ylabel('mV')
plt.show()
```

首先读取通道 0 的前 2000 个采样数据作为处理对象,再末尾补零 48 个点,一共
2048 个数据点。基于此做 10 层平稳小波变换,再将前 10 层除 cD4 和 cD5 外置 0,做小波
逆变换。

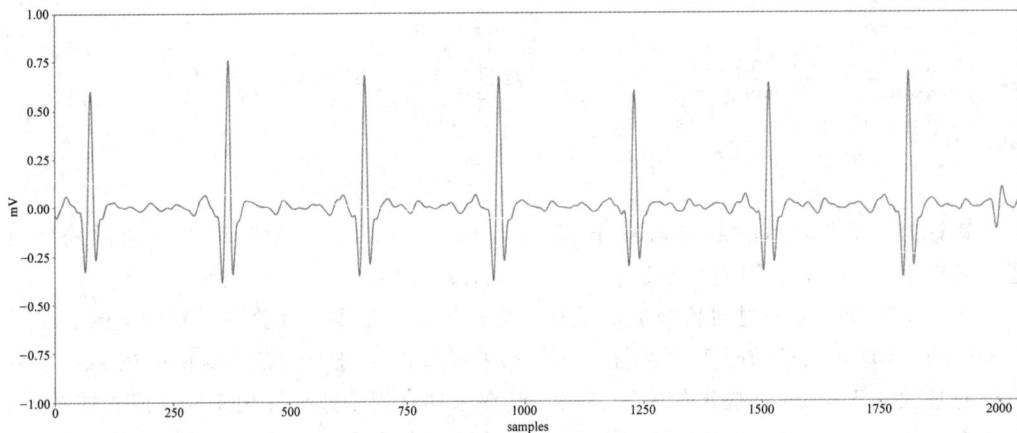

图 4-3　平稳小波变换结果

(2) R 波寻峰。

基于平稳小波变换结果做寻峰函数计算,寻峰函数的逻辑为:首尾数据不是峰点,阈
值以下不是峰点,比邻点低的不是峰点,过于接近的峰点需要排除。代码如下:

```
from Detect_Peaks import detect_peaks
AbsSignal=np.absolute(FilteredSignal)
Peaks=detect_peaks(AbsSignal, mph=0.3, mpd=120)
PeakAmp=PaddedSignal[Peaks]
```

最后 R 波认定的峰值采样点是第 76、370、662、946、1231、1515、1809 个离散采样
点处。

实际 R 峰所在是第 77、370、662、946、1231、1515、1809 个离散采样点处。

综上,稳定小波变换较好地保持了波形特征,R 波标记在前 2000 个采样点基本正确。

4.4.2　HRV 分析

心率变异性(heart rate variability,HRV)是指逐次心跳周期差异的变化情况。它含
神经体液因素对心血管系统调节的信息,从而可以判断其对心血管等疾病的病情影响并

及时预防,可能是预测心源性猝死和心律失常性事件的一个有价值的指标[74]。临床应用常见于心血管疾病中的诊断等。目前 HRV 的分析方法有时域分析法、频域分析法及非线性(混沌)分析法。

具体方法如下。

(1) 找寻所有标注为 N 的采样点,代码如下:

```
path = './NSRdatabase/nsr001'
signal_annotation = wfdb.rdann(path,'ecg', sampfrom=0)
print('chan:' + str(signal_annotation.chan))
print('sample:' + str(signal_annotation.sample))
print('symbol:' + str(signal_annotation.symbol))
print('aux_note:' + str(signal_annotation.aux_note))
```

得到采样通道为 0,采样标记点在采样点 sample:〔28902、28991、29082、……、10392346、10392420、10392491〕处。采样点信息标记基本都是 N,即 R 波峰所在。

(2) 点前后相减,除以采样率,再乘以 1000,得到 RR 间隔毫秒数,代码如下:

```
samples = []
samplerate = 128
for i in range(len(signal_annotation.symbol)-1):
    if signal_annotation.symbol[i] == 'N':
        samples.append(signal_annotation.sample[i])
sampletimes = []
for i in range(len(samples)-2):
sampletimes.append((samples[i+1]-samples[i])/samplerate * 1000)
```

得到 RR 间隔毫秒数为 695.3125、710.9375、710.9375 等。

(3) 绘制庞加莱图,使用第三方处理工具 pyhrv。

```
#删除离群值,被删除的元素置为 nan,自 low_rri 和 high__rri 分别为最小和最大的
#rr-intervals
rr_intervals_without_outliers = remove_outliers(rr_intervals=sampletimes,
                                    low_rri=300, high_rri=2000)
#将离群的 rr-intervals 值删除,并用线性插值的方法添加新值
interpolated_rr_intervals = interpolate_nan_values(rr_intervals=
    rr_intervals_without_outliers,interpolation_method="linear")
#从 rr-intervals 心电信号中,采用 malik 方法删除异常值,即将值置为 nan
nn_intervals_list = remove_ectopic_beats(rr_intervals = interpolated_rr_
intervals, method="malik")
#使用线性插值的方法替换 nan
```

```
interpolated_nn_intervals = interpolate_nan_values(rr_intervals = nn_
intervals_list)
results = nl.poincare(interpolated_nn_intervals)
```

得到结果如图 4-4 所示。

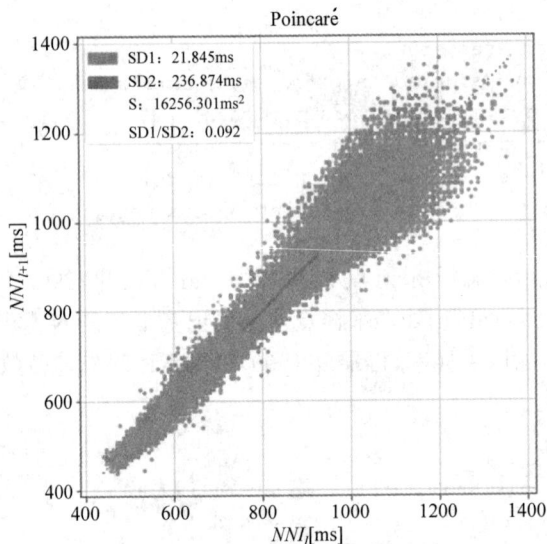

图 4-4 HRV 庞加莱图

4.5 总结与展望

本章聚焦于人体生命体征监护信号的挖掘,涉及行业发展、资源获取、处理算法等方面。本章就心电这一最重要的体征信号介绍了两个实践案例:R 波检测与 HRV 分析。在 R 波检测案例中,本章的处理对象是 MIT-BIH 心律失常数据库中的第一例心音的前2000 个采样点,R 波标记基本正确。在 HRV 分析案例中,借用了第三方处理工具 pyhrv完成了心率变异性的庞加莱图绘制。所介绍案例仍然有以下限制。

(1)心电信号的 R 波检测对象是波峰基本规整的 ECG 信号,对于存在基线漂移、工频干扰、采集紊动等情况还没有很好的健壮性评估。人体生命体征监护信号大数据分析如果能结合实际临床场景,如 holter、生命体征监护仪等,能够有更好的科研与医疗价值。

(2)HRV 分析案例中删除了离群值,仅仅体现了心电信号的庞加莱图特点。一方面,对于数据集中不同信号的庞加莱图特点缺少具体的生理特征分析与验证;另一方面,对于离群值不能简单的丢弃,回溯离群时间节点、分析其波形紊乱原因也有其医学价值。

第 5 章 基于视频的精子活动轨迹识别与运动能力的智能分析

当今信息化时代,基于大数据的智能分析已经在生物医学领域中得到了广泛应用。其中,精子活力是影响男性生育能力的重要指标之一,大数据挖掘技术可以通过对大量精子活力相关数据的深入分析,挖掘与精子活力相关的关键特征和规律,进而为临床医生提供更加准确、快速的诊断和治疗方案。针对基于大数据的精子活力智能分析,可以采用多种机器学习算法和深度学习技术进行数据分析和模型构建,以实现高效、准确的预测和分类任务。此外,还可以将大数据挖掘技术应用于精子活力的基因组学和表观基因组学研究,以深入挖掘其内在机制和遗传基础。综上所述,基于大数据的精子活力智能分析是当前生物医学领域研究的重要方向,其应用前景和价值不容小觑。

5.1 精子活力概述

5.1.1 什么是精子活力

当谈论生育健康时,精子活力是一个重要的指标。精子活力指的是精子的运动能力,也就是它们能够游动多远和多快。精子的活力越高,它们进入女性体内并形成受精卵的机会就越高。而如果精子活力过低,它们可能无法成功到达卵子,或者受精的可能性会降低。一些可能导致精子活力下降的因素包括营养不良、过度饮酒、吸烟、药物使用、长期暴露在高温环境下、肥胖、压力、缺乏运动和睡眠不足等[75-77]。

5.1.2 精子活力的分型

《世界卫生组织 A 类精液检查与处理实验手册》(第 5 版)中将精子活力分级为 3 种类型:①前向运动精子(PR):不考虑速度的精子运动特征活跃,呈线性运动或者运动范围较大的精子;②非前向运动精子(NP):精子虽然运动但是运动特性不活跃,在比较小的范围内运动,精子头部的轻微位移或者鞭毛部位仅有摆动;③完全不动型精子(IM):完全不动,没有活力的精子。男性精子活力是根据 PR 和 NP 这两种运动精子的比例来评估的,然而使用显微镜对精液样本的人工常规精液分析(semen routine analysis,SRA)费时费力,需要大量的专业医学培训,并且有限的可重复性和人与人之间的操作差异使人工精液分析的客观性受到质疑[78,79]。

5.2　基于深度学习的精子活力分类方案

5.2.1　数据来源

本案例精液样本全部取自天津医科大学总医院泌尿外科,经过两个月,从100例精液样本中挑选出符合实验要求的40例中国男性精液样本作为本实验样本。精液采集的操作流程如图5-1(a)所示[80]。最终获得40例2s以上的精液视频样本,分辨率为1750×700像素。

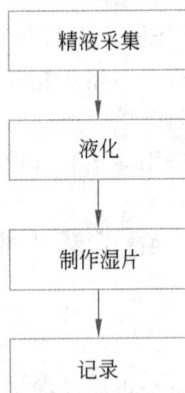

（a）精液采集的操作流程

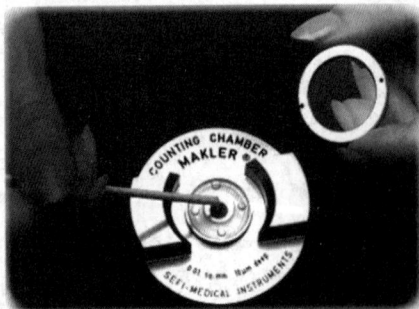

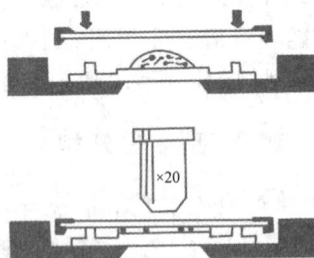

（b）制作湿片

图 5-1　精液样本制作

5.2.2　数据预处理

1. 视频分帧

本实验获取的均为 2s 以上的 AVI 视频样本,为了之后的精子识别和精子跟踪,需要将视频分解为序列图像。其中,40 份样本统一选取视频前 2s 部分作为本次实验对象(追踪精子的时间目前尚有争议,但追踪精子的时间大于 1s 足以得到可靠结果)。由于视频帧率为 25FPS,所以通过分帧处理后每份样本获取 50 帧序列图像如图 5-2 所示。

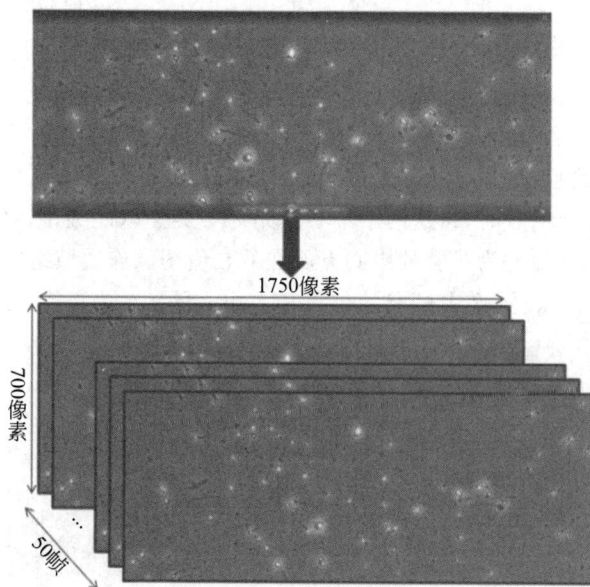

1750像素

700像素

50帧

图 5-2　视频分帧

2. 灰度化

图像灰度化指的是将三通道的彩色图像转换为单通道的灰度图[81,82]。彩色图像如 RGB 图片,通过对红色(R)、绿色(G)、蓝色(B)3 个颜色通道的数值大小相互叠加得到各种颜色。总之,每个点由 R、G、B 的三个值表示,这个标准几乎可以表示人类视力所能感知的所有颜色。灰度图像是指单通道表示颜色的图像,它的像素值由 0~255 表示,其中 0 是黑色,255 是白色,中间数值是不同等级的灰色,数值越低颜色越深,数值越高颜色越浅。本案例采用加权平均法对精子图像灰度化,应用的是 OpenCV 中的 cvCvtColor 函数。人的眼睛对蓝色敏感度低,绿色敏感度高,为了得到适合人眼观看的灰度图像,设置 $\alpha=0.299, \beta=0.587, \gamma=0.114$。图像灰度化通常作为图像处理的基础工作,为了后续的图像分割、识别等上层操作做准备。

5.2.3 精子计数

由于精液样本中有许多不动精子,在之后的精子跟踪中无法识别不动精子,所以本案例先根据每份样本的第一帧图片,应用斑点检测方法对精子计数。

本案例应用了 OpenCV 中的 SimpleBlobDetector 函数来进行斑点检测[83,84],此检测方法包括以下 4 个步骤。

(1) 首先设置一个阈值范围[minThreshold,maxThreshold],步长为 t,得到 minThreshold,minThreshold$+t$,minThreshold$+2t$,…,maxThreshold 等若干阈值,通过这些阈值对灰度图像进行阈值分割转换为相同数量的二值图像。

(2) 检测每幅二值图像的边缘信息并提取每个二值图像中的连通域,将每个连通域的中心坐标记录下来。

(3) 在得到每个连通域的中心坐标后,通过定义一个定量 TB,这个定量的含义代表当某两个中心点距离小于 TB 时,将这两个中心点归为一类。以此类推,将所有中心点根据定量 TB 进行分类。这样被分为一类的中心点所在的二值图像连通域组成灰度图像的斑点。

(4) 计算分类后灰度图像中斑点的位置和大小。图 5-3 为斑点检测结果。

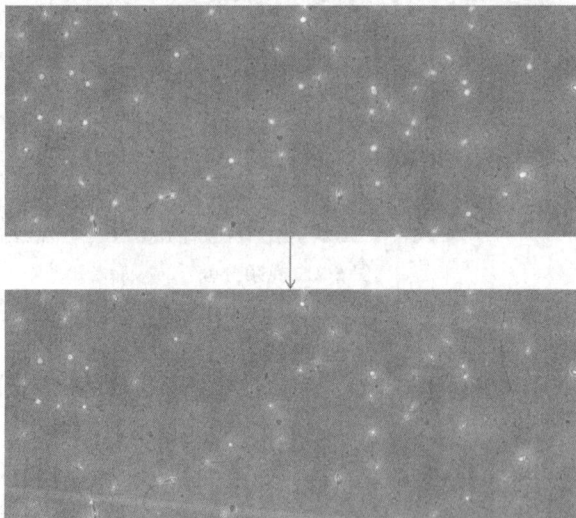

图 5-3 斑点检测结果

5.2.4 运动精子跟踪

在分析完静态图像的精子计数后,需要通过序列图像对精子跟踪。运动结构重建问题的关键在于特征检测和跟踪。本案例应用的图像特征检测方法选用了角点检测,在跟踪算法中选择了基于金字塔的 LK(Lucas-Kanade)光流算法。本节将详细介绍角点检测和 LK 光流算法。

1. 角点检测

角点检测(corner detection)在计算机视觉中是检测图像特征信息的一种方法[85],在图像匹配、图像中运动物体的跟踪、特征点匹配的三维重建等领域应用广泛。

关于角点,现在没有明确的科学定义。由于严格意义上讲,角点指的是两条线形成的交点,角点的邻域具有两个不同区域且不同方向的边界,但是实际理论应用的角点检测是对图像中具有特征的兴趣点进行检测。这些特征点检测包括如下内容:①局部灰度梯度最大的位置。②两条线的交点,传统意义上的角点。③图像中梯度值和梯度方向变化高的点。④特征点处一阶导数最大,二阶导数为 0。

本案例使用 OpenCV 的 goodFeaturesToTrack 函数[86],其中通过设置参数对灰度图像中的角点进行检测,表 5-1 为该函数的参数解释。

```
goodFeaturesToTrack(image, maxCorners, qualityLevel, minDistance[, corners
[, mask[, blockSize[, useHarrisDetector[, k]]]]])
```

表 5-1　goodFeaturesToTrack 函数参数

参 数 名 称	解　　　释
image	灰度图像作为输入,图像类型为 float32
maxCorners	最大角点数,置 0 表示不限制角点数目
qualityLevel	质量系数(小于 1.0 的正数,一般设置为 0.01~0.1),代表接受角点的最低质量
minDistance	任意两个角点之间的最小欧氏距离
corners	检测到的角点坐标位置
mask	自定义感兴趣区域,指定角点检测在途中的位置
blockSize	角点检测的滑动窗口大小(默认为 3)
useHarrisDetector	用于选择角点检测的方法,True 代表使用 Harris 角点检测,False 代表使用 Shi-Tomasi 角点检测(默认为 False)
k	选择 Harris 角点检测时的常数设置(默认为 0.04)

2. 基于金字塔分层的 LK 光流算法

光流的定义是指物体在平面图像上像素运动的瞬时速度。通常将图像中坐标点的灰度瞬时变化作为光流矢量。例如,当视频前后帧间隔很小的时候,某个运动物体的位移等同于这个物体的光流。

LK 光流算法于 1981 年由 Lucas 和 Kanade 提出[87],最初用于稠密光流的研究,后来发现该算法更适合用于稀疏光流,成为常见的光流跟踪算法。LK 光流算法在光流算法的基础上添加了另一个假设条件,共有 3 个假设条件。

(1) 亮度恒定:图像运动目标的像素值不随时间变化而变化。

(2) 小运动:时间变化相对于图像中的运动比例足够小,才能使用偏导数。

(3) 邻域内空间一致:对于运动目标的邻域内,所有像素点保持一致。

基于金字塔分层的 LK 光流算法主要用于解决兴趣点运动较大的问题。金字塔分层指的是图像金字塔,是图像多尺度的一种表达方式。简单来说,就是将图像按比例压缩,将每张图像叠在一起类似于金字塔,金字塔层数越高,则图像尺寸越小、分辨率越低,本实验应用的是下采样的高斯图像金字塔。举个例子,当图像分辨率为 400×400 像素时,运动物体在 x,y 轴方向的位移为[16,16]。当图像分辨率减小为 200×200 像素时,运动物体的位移就减少为[8,8]。当图像分辨率减小到 100×100 像素时,运动物体的位移也就变为[4,4]。这就将本来是大运动的物体减小为小运动,从而满足假设(2)的要求,下面简单介绍基于金字塔分层的 LK 光流算法。

(1) 对需要跟踪的所有序列帧建立 m 层高斯金字塔(减小分辨率 m 次),原图作为 0 层也就是最底层,每高一层,图像分辨率减半。

(2) 从顶层 L_m 层开始,计算每个点邻域范围内的匹配误差和,找到最小值,即为得到的顶层图像的光流,如式(5-1):

$$\varepsilon(D) = \varepsilon(d_x, d_y) = \sum_{x=u_x-w_x}^{u_x+w_x} \sum_{y=u_y-w_y}^{u_y+w_y} (I(x,y) - I(x+d_x, y+d_y))^2 \quad (5\text{-}1)$$

已知高斯金字塔图像中的图像随着层数增加,图像缩小为原来的一半,假设原图(0 层图像)中兴趣点的位移为 d,则 L_m 层的兴趣点位移为

$$d^L = \frac{d}{2^L} \quad (5\text{-}2)$$

(3) 将金字塔顶层 L_m 图像的兴趣点位移情况反馈到下一层 L_{m-1} 图像中,计算 g^{L-1} 如式(5-3):

$$g^{L-1} = 2(g^L + D^L) \quad (5\text{-}3)$$

(4) 沿着金字塔自上而下,重复步骤(3)到金字塔的第 0 层即原图像如式(5-4):

$$d = g^0 + D^0 \quad (5\text{-}4)$$

式中,相当于准确值=估计值+残差值,残差值是该算法的关键,它补偿图像尺寸变小造成特征信息损耗,对每层金字塔图像,都会计算一个基于邻域的所有点的匹配误差和最

小化。

　　简单来说,就是先从最上层低尺度找到光流 d_0,再将 d_0 放大 2 倍放入下一层,由于尺度变小造成的图像信息丢失,肯定不能很准到达最准确的位置。再根据 $2d_0$ 挪动后的位置找到本层的准确位置,计算得到 d_1。以此类推,直到原图算出最终的光流。图 5-4 显示了该算法主要实现过程。

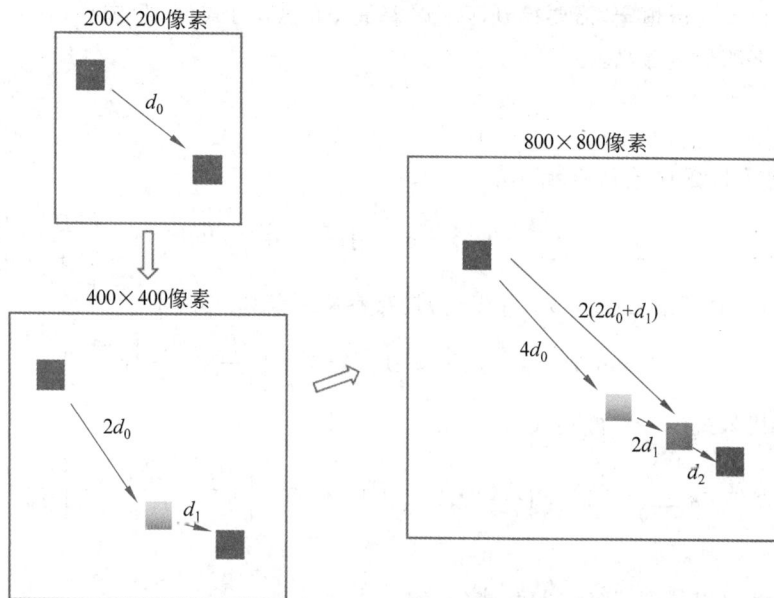

图 5-4　基于金字塔分层的 LK 光流算法主要实现过程

　　基于金字塔分层的 LK 光流算法核心思想在上文介绍过了,结合之前两节的光流计算,这里详细介绍金字塔分层的 LK 光流算法的详细流程。

　　(1) 使用高斯滤波器来对序列图像起到平滑作用,并进行采样来缩小图像尺寸构成图像金字塔。

　　(2) 从图像金字塔顶层 L_m 开始计算兴趣点光流,根据顶层图像的光流估算次顶层金字塔光流的起始位置,再计算此顶层图像的精确光流值。以此类推,层层递进到算出原始图像(最底层)的精确光流值。顶层 L_m 由于尺寸被缩小很多,光流值可以近似为 0,如式(5-5):

$$\boldsymbol{g}^{L_m} = \begin{bmatrix} g_x^{L_m} \\ g_y^{L_m} \end{bmatrix} = \begin{bmatrix} 0 \\ 0 \end{bmatrix} \tag{5-5}$$

这里定义一个速度向量,表示像素点的光流,即

$$\boldsymbol{v} = \begin{bmatrix} v_x \\ v_y \end{bmatrix} = D^L \tag{5-6}$$

此时，图像 A 和 B 的兴趣点领域内的像素点的误差匹配的和为

$$\varepsilon(\boldsymbol{v}) = \varepsilon(v_x, v_y) \sum_{x=u_x-w_x}^{u_x+w_x} \sum_{y=u_y-w_y}^{u_y+w_y} (A(x,y) - B(x+v_x, y+v_y))^2 \tag{5-7}$$

为了满足假设一光流恒定，需要得到匹配误差最小的点，对式(5-7)求导，在导数为 0 处，两个邻域像素相似度最高：

$$\left. \frac{\partial \varepsilon(\boldsymbol{v})}{\partial \boldsymbol{v}} \right|_{\boldsymbol{v}=\boldsymbol{v}_{\mathrm{opt}}} = \begin{bmatrix} 0 & 0 \end{bmatrix} \tag{5-8}$$

式(5-8)中像素匹配误差和的导数为

$$\frac{\partial \varepsilon(\boldsymbol{v})}{\partial \boldsymbol{v}} = -2 \sum_{x=u_x-w_x}^{u_x+w_x} \sum_{y=u_y-w_y}^{u_y+w_y} (A(x,y) - B(x+v_x, y+v_y)) \cdot \begin{bmatrix} \dfrac{\partial B}{\partial x} & \dfrac{\partial B}{\partial y} \end{bmatrix} \tag{5-9}$$

利用泰勒公式，对其中 $B(x+v_x, y+v_y)$ 进行泰勒展开如式(5-10)：

$$B(x+v_x, y+v_y) \approx B(x,y) + \begin{bmatrix} \dfrac{\partial B}{\partial x} & \dfrac{\partial B}{\partial y} \end{bmatrix} \boldsymbol{v} \tag{5-10}$$

将式(5-10)代入式(5-9)，得到式(5-11)：

$$\frac{\partial \varepsilon(\boldsymbol{v})}{\partial \boldsymbol{v}} \approx -2 \sum_{x=u_x-w_x}^{u_x+w_x} \sum_{y=u_y-w_y}^{u_y+w_y} \left(A(x,y) - B(x,y) - \begin{bmatrix} \dfrac{\partial B}{\partial x} & \dfrac{\partial B}{\partial y} \end{bmatrix} \boldsymbol{v} \right) \cdot \begin{bmatrix} \dfrac{\partial B}{\partial x} & \dfrac{\partial B}{\partial y} \end{bmatrix}$$
$$\tag{5-11}$$

根据光流算法可以得到式(5-12)和式(5-13)：

$$-I_t = A(x,y) - B(x,y) = \delta I \tag{5-12}$$

$$\nabla \boldsymbol{I} = \begin{bmatrix} I_x \\ I_y \end{bmatrix} = \begin{bmatrix} \dfrac{\partial B}{\partial x} & \dfrac{\partial B}{\partial y} \end{bmatrix}^{\mathrm{T}} \tag{5-13}$$

将上两式代入式(5-11)中得到式(5-14)和式(5-15)：

$$\frac{1}{2} \frac{\partial \varepsilon(\boldsymbol{v})}{\partial \boldsymbol{v}} \approx \sum_{x=u_x-w_x}^{u_x+w_x} \sum_{y=u_y-w_y}^{u_y+w_y} (\nabla \boldsymbol{I}^{\mathrm{T}} \boldsymbol{v} - \delta I) \nabla \boldsymbol{I}^{\mathrm{T}} \tag{5-14}$$

$$\frac{1}{2} \left[\frac{\partial \varepsilon(\boldsymbol{v})}{\partial \boldsymbol{v}} \right]^{\mathrm{T}} \approx \sum_{x=u_x-w_x}^{u_x+w_x} \sum_{y=u_y-w_y}^{u_y+w_y} \left(\begin{bmatrix} I_x^2 & I_x I_y \\ I_x I_y & I_y^2 \end{bmatrix} \boldsymbol{v} - \begin{bmatrix} \delta I \cdot I_x \\ \delta I \cdot I_y \end{bmatrix} \right) \tag{5-15}$$

其中，定义两个变量：

$$\boldsymbol{G} = \sum_{x=u_x-w_x}^{u_x+w_x} \sum_{y=u_y-w_y}^{u_y+w_y} \begin{bmatrix} I_x^2 & I_x I_y \\ I_x I_y & I_y^2 \end{bmatrix} \tag{5-16}$$

$$b = \sum_{x=u_x-w_x}^{u_x+w_x} \sum_{y=u_y-w_y}^{u_y+w_y} \begin{bmatrix} \delta I \cdot I_x \\ \delta I \cdot I_y \end{bmatrix} \qquad (5\text{-}17)$$

得到式(5-18)：

$$\frac{1}{2}\left[\frac{\partial \varepsilon(v)}{\partial v}\right]^{\mathrm{T}} \approx Gv - b \qquad (5\text{-}18)$$

当满足两张图像像素匹配误差和最小时(满足式(5-7))，光流最优解如式(5-19)：

$$v_{\mathrm{opt}} = G^{-1}b \qquad (5\text{-}19)$$

由式(5-19)就可以得到每层图像的光流，进而不断迭代，到最底层图像(也就是原图)。

3. 跟踪结果分析

对精子的 50 帧序列图像进行跟踪，应用 goodFeaturesToTrack 函数检测兴趣点，再根据基于金字塔分层的 LK 光流算法进行跟踪并画出精确路径。其中，表 5-2 表示角点检测函数 goodFearturesToTrack 的参数设置，并阐明参数设置的理由。

表 5-2　goodFeaturesToTrack 参数设置

参数名称	参数值	参数值设定理由
maxCorners	0	参数置 0 代表最大角点数无限制，由于有些精液样本的精子数量较大，有些精子数量较小，不宜设置最大角点数
qualityLevel	0.01	代表质量系数，一般质量系数取值为 0.01～0.1，由于精子角点不需要在这一步过滤，所以选用了比较低的阈值
minDistance	80	该参数代表角点之间的最小距离，由于一个精子可能会检测出很多角点，由于画路径时候只需要跟踪精子其中一个角点即可，所以只保留一个精子面积内一个角点
blockSize	5	设置角点检测邻域大小为 5×5 的窗口

根据检测出的角点，进行运动精子路径跟踪，由于图像尺寸够大，且精子相对图像尺寸移动范围不大，多次尝试最终选用 2 层图像金字塔辅助 LK 光流算法。图 5-5 为精子路径提取过程。

提取到精子轨迹图之后，为了后续的实验研究，需要将每个运动精子每帧的坐标记录下来。由于显微镜下记录的精子运动视频存在一些精子漂移等不可靠力影响的因素，会让很多不动的精子甚至杂质也出现细微的偏移，所以本实验将总路径长度小于 10 像素的路径过滤掉，只记录下每份样本中精子总路径大于 10 像素的轨迹坐标，一共获取到 1405 个运动精子。如图 5-6 记录到 Excel 文件中，每个精子包括 100 个点(50 帧，每帧包含两个点，分别是 x、y 坐标)。

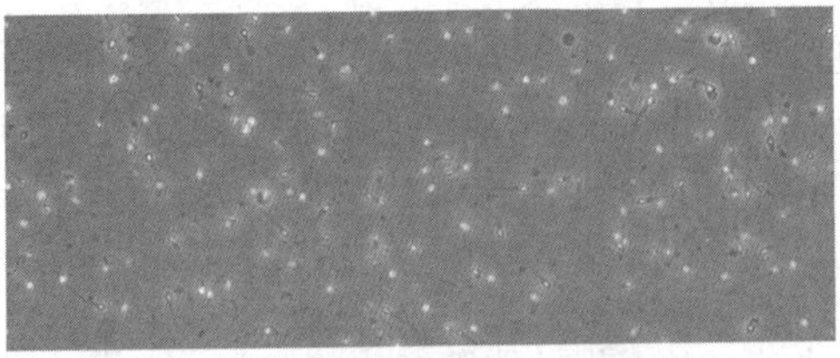

(a) 原图

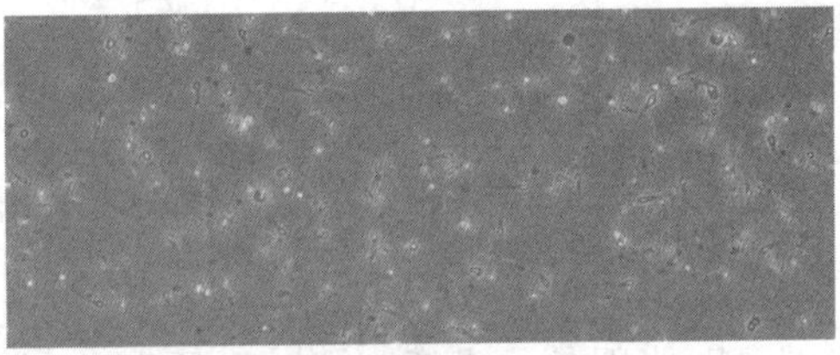

(b) 斑点检测后的全精子标记和LK光流算法的精子轨迹追踪

(c) 去背景后的路径提取

图 5-5 精子路径提取过程

	A	B	C	D	E	F	G	H	I	J
1	985.2902	483.39554	985.72565	481.98013	985.60583	481.88013	985.2632	482.53705	984.49	483.91568
2	1179.0	342.0	1178.3236	341.72723	1177.2052	341.46185	1175.1133	341.99606	1173.4733	342.65295
3	466.9582	512.6786	466.89297	513.1507	466.45135	512.9765	465.65158	512.88135	465.1801	513.5523
4	417.0427	438.82947	417.08765	439.09064	417.21457	439.25607	417.29068	439.4648	417.41202	439.57544
5	1609.0198	497.28363	1608.1749	497.60364	1608.3258	498.7997	1608.5555	500.62756	1607.6573	502.53113
6	762.3079	367.81775	763.0344	368.3935	763.68524	369.6013	763.3582	370.89835	762.7013	371.78146
7	606.77246	68.48086	606.4045	68.29639	606.0652	68.093056	605.7868	67.929535	605.6395	67.86945
8	1008.1806	571.62616	1007.8032	573.2403	1007.18365	573.6332	1006.6081	572.9787	1006.06323	571.29004
9	665.5442	290.64023	664.26404	290.49863	662.92584	290.65524	661.1178	290.81494	658.45764	290.44687
10	996.6779	176.21693	997.7635	176.88397	998.7097	178.70186	999.21155	180.64862	999.6187	182.71652
11	1668.6954	452.79095	1667.6316	452.07767	1666.8038	453.431	1666.5273	455.35345	1666.1952	456.26004
12	261.12604	156.79561	260.01703	156.18956	258.74475	156.47961	257.44177	156.78546	256.91058	157.6948
13	679.2902	162.62445	680.4693	162.37492	683.34186	163.37332	686.1184	163.60146	687.34204	162.96246
14	890.12634	525.9634	889.7261	524.7252	889.38446	524.0846	888.2966	523.7219	886.4905	523.8528
15	243.0	344.0	242.81801	344.25964	242.71599	344.50772	242.68681	344.7134	242.60744	345.03125
16	1615.0	348.0	1614.8049	348.48593	1614.592	349.06354	1615.1046	348.94864	1616.0781	348.8222
17	191.7291	163.587	191.76207	163.72261	191.68517	163.89343	191.50209	164.0096	191.40508	164.13118
18	396.0	345.0	396.4766	348.3492	395.9369	350.40616	393.31326	351.1373	389.0251	352.5469
19	481.0	59.0	482.0893	61.130383	482.24136	62.339264	481.54337	62.686386	480.29282	63.431305
20	326.0	263.0	326.04208	264.0442	326.36398	264.65393	325.91013	265.3479	324.97913	266.18802
21	1065.5907	208.4327	1065.5441	208.49377	1065.5803	208.58296	1065.605	208.7531	1065.5917	208.87024
22	1527.0	343.0	1527.0154	342.6684	1527.0072	341.37906	1526.6312	340.67908	1526.112	341.23648
23	327.5576	369.75223	327.662	369.6901	328.03473	372.12976	327.6124	372.00427	328.06842	369.4163
24	489.0479	361.0969	489.00192	362.24292	489.51392	363.47348	490.1785	363.67764	490.6851	362.5999
25	1150.0	649.0	1150.2233	649.476	1150.4868	649.383	1150.6619	649.68964	1150.6733	649.2498
26	476.80438	608.9272	476.94452	608.7477	477.1463	609.193	474.6332	609.78735	473.1856	610.502
27	709.0	558.0	709.5331	559.0084	709.7901	559.6203	709.7639	559.90015	710.1043	559.48236
28	1665.8069	580.7607	1666.2338	580.9526	1667.3529	582.1492	1667.6327	582.67706	1667.773	583.4647
29	407.83145	455.5224	407.23795	455.7888	404.8837	455.54745	404.0289	455.89703	404.7496	456.1354
30	878.5624	242.89339	878.864	243.41301	879.2256	244.1482	879.4128	244.35422	878.41345	244.64656
31	110.333115	446.2595	110.70804	446.00763	111.598526	444.13037	111.58325	442.96918	113.864204	440.08682
32	1667.0	238.0	1666.688	238.12947	1666.9384	237.6002	1666.28	237.25966	1666.014	236.78635
33	1280.0	174.0	1280.429	173.33319	1280.9913	172.63327	1280.8756	173.19435	1280.9928	174.01561
34	833.83417	601.64526	835.9551	600.0131	833.74835	604.8318	833.68115	605.3991	834.4246	605.5078

…

BK	BL	BM	BN	BO	BP	BQ	BR	BS	BT	BU	BV
978.3571	480.41006	979.17554	481.0819	978.8222	481.63624	978.05426	481.0705	977.1165	479.53046	976.6665	478.27118
1162.0432	348.74423	1161.5104	347.2446	1160.4298	347.19897	1159.7882	347.71585	1159.2665	348.56287	1157.1963	352.37848
450.9389	523.46375	450.2615	523.29395	449.40442	523.2121	449.04398	523.8112	450.73505	526.22296	451.09293	527.9778
420.6676	447.53415	420.28717	448.87204	420.38907	450.33142	420.0195	451.01114	418.4019	451.4328	418.14587	451.9833
1581.0525	516.23737	1581.9006	523.8103	1581.338	524.6031	1581.0461	524.46716	1580.6796	524.3179	1579.578	524.86597
777.18024	388.40137	776.08923	389.5381	775.19006	391.64066	775.3886	392.7512	775.58795	393.70404	775.7016	394.84552
613.4804	66.74533	614.9683	68.20764	615.7305	68.41876	616.0106	67.26324	616.71686	66.64818	617.48706	65.97084
1006.4226	561.9736	1006.47986	561.782	1006.47577	560.9694	1006.43774	560.5233	1006.50714	560.22784	1006.6433	560.0807
633.7066	278.38248	634.29236	277.65106	636.0045	275.83456	636.47864	274.88843	635.85626	274.0268	634.30023	273.6079
1033.7981	188.19812	1034.5071	188.90443	1035.2961	191.14857	1035.6719	193.3567	1036.2422	195.20964	1037.4469	196.38673
1665.6218	458.85275	1664.2196	460.35864	1663.3468	462.24973	1662.8828	464.0091	1662.8672	464.23972	1662.8088	464.38065
230.94655	163.93793	229.99168	163.75084	229.52986	164.54651	228.85168	166.14995	226.43813	170.02022	225.6558	170.659
694.9669	132.49385	694.37427	130.62048	695.13104	127.3714	695.0373	126.01145	695.6716	124.37703	698.0895	123.69919
861.9354	514.84045	860.7173	514.53784	858.6881	514.7289	857.1668	516.1549	853.4369	522.9892	851.9928	524.1649
238.74794	353.99054	238.57388	354.193	238.3957	354.35883	238.26022	354.55615	238.17111	354.8039	238.02026	355.27338
1632.8179	353.9019	1632.7023	353.6552	1632.808	353.6305	1632.8734	353.50616	1632.8817	353.3527	1633.2532	353.53012
185.85954	165.40164	185.03131	164.65076	184.5412	164.15842	182.9561	163.90909	182.22673	162.71284	181.34341	162.87825
402.07446	392.37888	402.5695	392.43466	402.55527	392.6747	402.57858	392.60764	402.35925	392.28384	400.99966	391.88147
497.67462	81.99645	498.4867	82.67444	498.58206	83.78499	498.26935	85.25583	497.9057	87.02939	498.6461	89.8594
313.8553	268.27002	313.62958	268.25293	313.50156	268.39008	313.30005	268.48483	313.08673	268.58392	312.78644	268.78806
1081.6805	216.22578	1083.0122	217.26576	1083.785	218.6357	1085.0924	218.58742	1086.8582	217.16037	1088.4185	215.25743
1517.2594	334.43045	1517.2417	334.1367	1517.0964	333.90442	1516.7789	333.88754	1516.6711	333.93396	1516.4291	333.87198
336.08344	368.2833	334.7441	368.42572	334.17337	369.54538	334.83707	371.90976	335.9611	372.6963	338.24246	369.9732
497.84784	361.04535	498.5362	361.23724	498.63135	361.36792	498.94208	361.26593	499.11066	361.2469	499.31802	361.67728
1158.016	658.1835	1158.0254	656.7155	1156.728	651.7211	1157.7418	651.8185	1161.153	652.92413	1159.3768	656.85736
470.11255	618.30005	469.8256	618.9858	469.44113	619.4486	468.56845	619.65497	468.86008	619.22253	470.4269	619.37366
708.31555	553.17725	707.65576	554.4789	710.77924	555.7766	711.1929	555.756	714.454	553.7201	720.5567	551.37494
1676.1128	589.1079	1676.5156	588.19714	1677.1458	587.59204	1677.1255	586.9592	1678.74	588.6523	1683.1556	590.04913
403.33112	465.16394	403.62552	465.07925	403.82068	464.98972	404.35785	464.96375	404.67923	465.237	403.8891	465.45953
873.75964	231.22737	873.5892	231.5349	872.3889	232.33522	871.21313	232.91206	871.5765	233.22556	871.96356	232.78616
114.32329	428.5643	114.0132	427.08987	114.50899	426.27707	114.71139	425.59744	115.34807	425.2258	115.942474	425.1324
1659.6462	237.01448	1659.69	236.80264	1659.027	236.73073	1658.0323	236.81673	1656.4469	237.66916	1656.6975	236.98984
1288.0131	161.6574	1288.589	160.79654	1289.8159	160.2168	1290.8167	160.305	1292.4958	159.76543	1292.8463	159.4735

图 5-6 精子路径坐标点

5.2.5 运动精子筛选

1. 运动精子有效路径筛选

本节提出了一种利用椭圆域拟合精子运动轨迹的方法。图 5-7 为对精子进行椭圆域拟合的模拟图。假设其中黑色细曲线为运动精子的轨迹，其中 A 为视频中精子运动的起点，B 为视频中精子运动的终点。将 AB 所在直线方向规定为 x 轴，AB 的中点为原点，垂直于 AB 的方向为 y 轴。固定 x 轴和 y 轴分别为椭圆两个轴绘制椭圆，由于 x 轴上椭

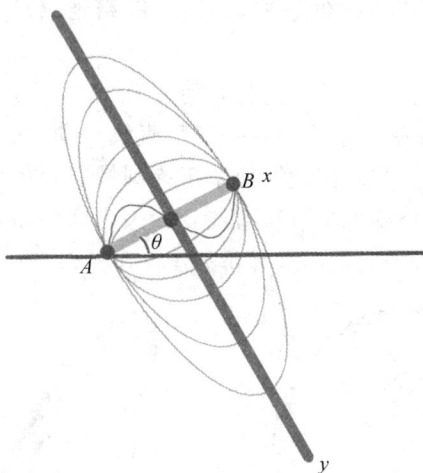

图 5-7　椭圆域拟合

圆的轴长度($2a = AB$)已经固定,只需要增加 y 轴上椭圆的轴长度($2b$)即可,当画出的椭圆可以将 AB 曲线段中 90% 的点都包含进去时,根据斜椭圆公式(5-20):

$$\frac{((x-x_0)\cos(-\theta) - (y-y_0)\sin(-\theta))^2}{a^2} + \frac{((x-x_0)\sin(-\theta) - (y-y_0)\cos(-\theta))^2}{b^2} = 1$$

$$(5\text{-}20)$$

其中,x_0,y_0 为 AB 中点的坐标,θ 为 AB 与水平方向的夹角,a 为 x 轴方向上的椭圆轴长度的一半($AB/2$),b 为 y 轴方向上的椭圆轴长度的一半。在判断 AB 曲线段上的点是否包含在椭圆内的方法是将点坐标代入式(5-20)的左侧并计算,当结果小于或等于 1 的时候证明该点在椭圆内,否则反之。

　　精子运动由精子的鞭毛部分提供动力,具有很强的随机性和方向不确定性,并且由于有时候精液的不均匀导致精子运动的转弯都会影响到最后精子运动轨迹的记录。实验应用的样本均为符合规范操作的 2s 的精液视频,本研究提出了对运动精子的路径进行筛选,由原来的按照规定操作得到的 2s 精子路径,筛选出时间长度为 1.5s 的精子路径,具体操作为遍历所有精子坐标点,找到时间长度为 1.5s 的直线距离最长的精子轨迹段,对第 4 章提到的 1405 个精子筛选路径轨迹,根据式(5-21):

$$d_{\max} = \sqrt{(x_{i+36} - x_i)^2 + (y_{i+36} - y_i)^2}$$

$$(5\text{-}21)$$

其中,$i = 1,2,3,\cdots,13,14$,记录下(x_i,y_i)为筛选过后精子路径的起点,(x_{i+36},y_{i+36})为筛选过后精子路径的终点。如果在两点最长距离的线段上构建椭圆失败(存在精子跟踪过程中抖动过大,即使无限增大椭圆 y 轴上 b 的长度也无法包含更多路径内的点)将选用次最长距离构建椭圆,直至椭圆构建成功,再将 37 组连续点坐标记录下来,也就完成了从

50 组连续点坐标(时间长度为 2s 的轨迹)筛选出 37 组连续点坐标(时间长度为 1.5s 的轨迹)。

提出精子路径筛选之前,本实验一直将时间长为 2s 的精子全路径作为研究对象进行定量化处理。由于某些精子运动能力很强一直呈直线运动,它的运动随机性和精液环境随机性导致它突然转弯甚至回头,因此会使基于椭圆域的定量评价看起来的精子运动能力表现没那么好,但经过路径筛选出没转弯或者回头之前的路径就可以最大限度地体现精子的运动能力。路径筛选前后的定量评价如图 5-8 所示。

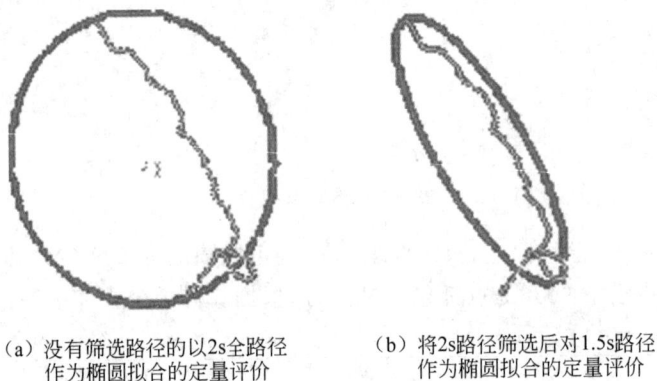

(a) 没有筛选路径的以 2s 全路径作为椭圆拟合的定量评价　　(b) 将 2s 路径筛选后对 1.5s 路径作为椭圆拟合的定量评价

图 5-8　路径筛选前后的定量评价

从图 5-8 可以看到筛选路径前后的椭圆有很明显的区别,从医学角度分析,该精子为大范围运动的 PR,显然图 5-8(b)定量评价的椭圆域更加扁平。此外,还对一组 7s 视频的长时间序列的精子进行了定量评价,来验证路径筛选后的有效性,经过路径筛选后的椭圆定量评价更好体现了运动能力强的精子的特性。

2. 运动精子路径标准化

本节主要是对精子路径进行标准化,分为精子路径起始位置和位移方向标准化。

精子是散落在精液样本各处的,路径的起始位置是随机不定的。所以,本研究将所有精子轨迹平移至起始点为原点 $(0,0)$ 处,假设原精子路径起点为 $P_0(x_0, y_0)$,起始位置标准化如式(5-22):

$$\begin{cases} x_i' = x_i - x_0 \\ y_i' = y_i - y_0 \end{cases} \tag{5-22}$$

其中,i 取值为 0～36。上述操作是将精子路径平移至起始点为原点处,如图 5-9 所示,记录得到 $\{P_0', P_1', P_2', \cdots, P_{36}'\}$,达到精子路径起始点标准化。

因为精子的运动由鞭毛控制,具有一定的随机性,且精液中含有杂质导致的精液不均匀,所以精子位移的方向是不同的。将所有运动精子的位移方向一致化,来消除精子运动

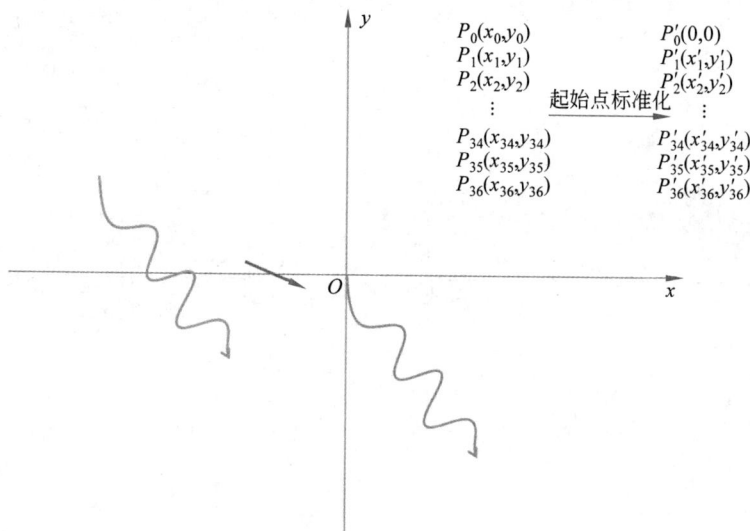

$$P_0(x_0, y_0) \qquad P'_0(0,0)$$
$$P_1(x_1, y_1) \qquad P'_1(x'_1, y'_1)$$
$$P_2(x_2, y_2) \qquad P'_2(x'_2, y'_2)$$
$$\vdots \qquad \text{起始点标准化} \qquad \vdots$$
$$P_{34}(x_{34}, y_{34}) \qquad P'_{34}(x'_{34}, y'_{34})$$
$$P_{35}(x_{35}, y_{35}) \qquad P'_{35}(x'_{35}, y'_{35})$$
$$P_{36}(x_{36}, y_{36}) \qquad P'_{36}(x'_{36}, y'_{36})$$

图 5-9　精子路径起始点标准化

方向的干扰。本实验规定将所有精子位移方向转向水平 x 轴正方向,以图 5-9 的精子起始点位置标准化为基础,如图 5-10 所示对精子路径以原点为中心进行旋转。根据式(5-22)得到的起始位置标准化后的路径终点 P'_{36},得到旋转角度 θ 为

$$\theta = \arctan \frac{y'_{36}}{x'_{36}} \tag{5-23}$$

计算得到旋转角度后,对所有轨迹点以原点为中心旋转如式(5-24):

$$\begin{cases} x''_i = x'_i \cos\theta + y'_i \sin\theta \\ y''_i = y'_i \cos\theta + x'_i \sin\theta \end{cases} \tag{5-24}$$

其中,i 取值为 0~36。根据上述操作,将精子路径绕原点旋转至位移方向指向 x 轴正方向,记录得到 $\{P''_0, P''_1, P''_2, \cdots, P''_{36}\}$,达到位移方向标准化。

3. 路径筛选及坐标标准化结果

图 5-11 为精子经过路径筛选后的定量评价。

根据上述结果将每个路径筛选后的精子路径连续点坐标记录下来,如图 5-12 所示。其中,最后位移方向标准化应当让路径终点全部落在 x 轴上,但由于计算过程旋转角度 θ 会有取整,导致无法精准让路径终点落在 x 轴上,但在 y 轴的偏差也不会超过 3 像素,基本偏差都在 1 像素以内,可以忽略不计(图 5-12 右侧方框)。

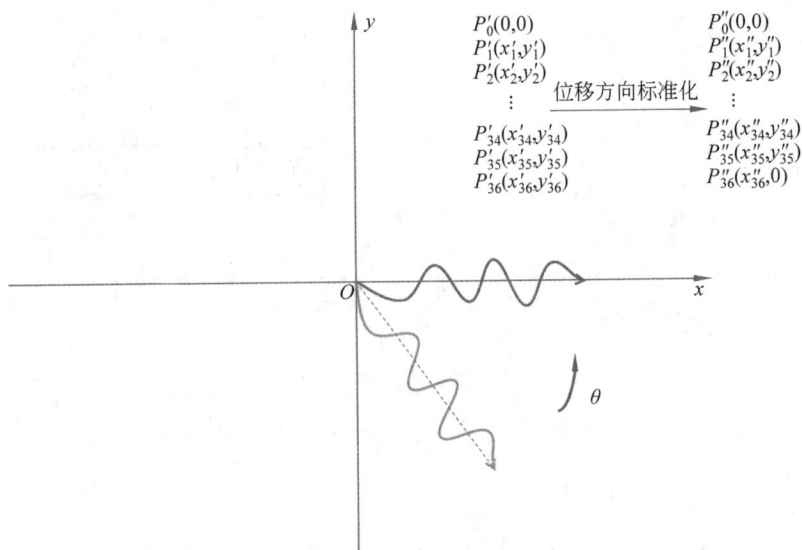

图 5-10　精子位移方向标准化

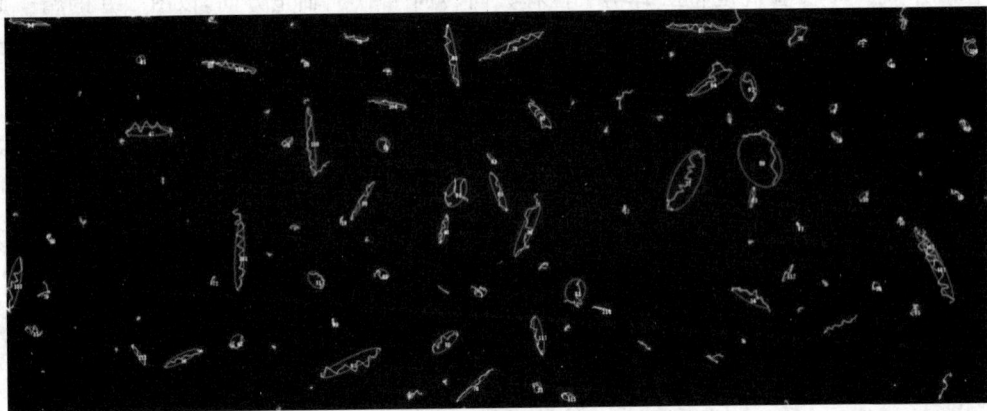

图 5-11　精子经过路径筛选后的定量评价

5.2.6　基于卷积神经网络的精子活力分类

1. 精子路径坐标数据集和数据扩增

通过之前精液样本获取，运动精子跟踪和基于定量评价的精子路径筛选，得到一共 1405 个运动精子，每个精子对应 74 个坐标点（37 组坐标）。然后由两名具有人工精液分析经验的医生根据图 5-6 精子路径和对应编号为精子进行 PR 和 NP 的人工标注，并将两人有异议的精子单拿出来重新判断并统一结果，最终得到每个精子的标签作为本次精

37组坐标(74个坐标点)

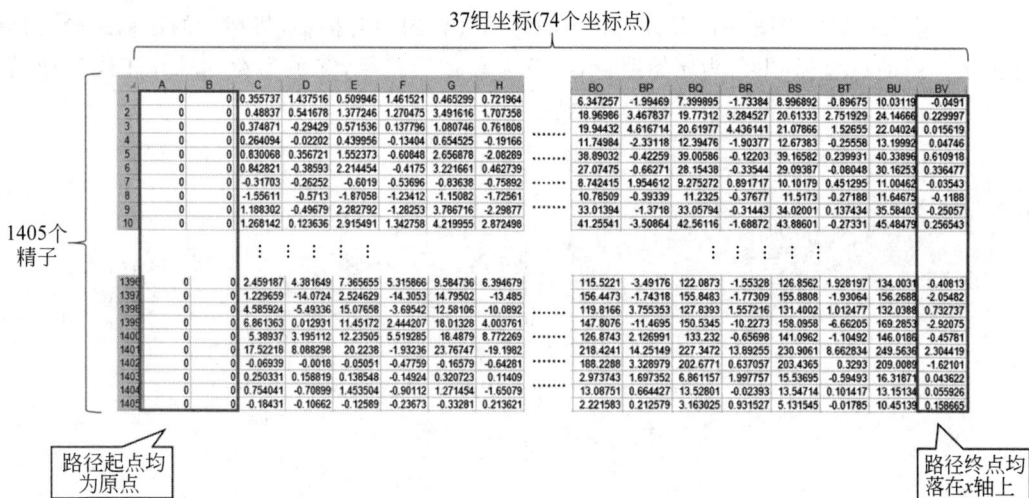

	A	B	C	D	E	F	G	H		BO	BP	BQ	BR	BS	BT	BU	BV
1	0	0	0.355737	1.437516	0.509946	1.461521	0.465299	0.721964		6.347257	-1.99469	7.399895	-1.73384	8.996892	-0.89675	10.03119	-0.0491
2	0	0	0.48837	0.541678	1.377246	1.270475	3.491616	1.707358		18.96986	3.467837	19.77312	3.284527	20.61333	2.751929	24.14666	0.229997
3	0	0	0.374871	-0.29429	0.571536	0.137796	1.080746	0.761808		19.94432	4.616714	20.61977	4.436141	21.07866	1.52655	22.04024	0.015619
4	0	0	0.264094	-0.02202	0.439956	-0.13404	0.654525	-0.19166		11.74984	-2.33118	12.39476	-1.90377	12.67383	-0.25558	13.19992	0.04746
5	0	0	0.830068	0.356721	1.552373	-0.60848	2.656878	-2.08289		38.89032	-0.42259	39.00586	-0.12203	39.16582	0.239931	40.33896	0.610918
6	0	0	0.842821	-0.38593	2.214454	-0.4175	3.221661	0.462739		27.07475	-0.66271	28.15438	-0.33544	29.09387	0.66	30.16253	0.336477
7	0	0	-0.31703	-0.26252	-0.6019	-0.53696	-0.83638	-0.75892		8.742415	1.954612	9.275272	0.891717	10.10179	0.451295	11.00462	-0.03543
8	0	0	-1.55611	-0.5713	-1.87058	-1.23412	-1.15082	-1.72561		10.78509	-0.39339	11.2325	-0.37677	11.5173	-0.27188	11.64675	-0.1188
9	0	0	1.188302	-0.49679	2.282792	-1.28253	3.786716	-2.29877		33.01394	-1.3718	33.05794	-0.31443	34.02001	0.137434	35.58403	-0.25057
10	0	0	1.268142	0.123636	2.915491	1.342758	4.219955	2.872498		41.25541	-3.50864	42.56116	-1.68872	43.88601	-0.27331	45.48479	0.256543
⋮																	
1396	0	0	2.459187	4.381649	7.365655	5.315866	9.584736	6.394679		115.5221	-3.49176	122.0873	-1.55328	126.8562	1.928197	134.0031	-0.40813
1397	0	0	1.229659	-14.0724	2.524629	-14.3053	14.79502	-13.485		156.4473	-1.74318	155.8483	-1.77309	155.8808	-1.93064	156.2688	-2.05482
1398	0	0	4.585924	-5.49336	15.07658	-3.69542	12.58106	-10.0892		119.8166	3.755353	127.8393	1.557216	131.4002	1.012477	132.0388	0.732737
1399	0	0	6.861363	0.012931	11.45172	2.444207	18.01328	4.003761		147.8076	-11.4695	150.5345	-10.2273	158.0958	-6.66205	169.2853	-2.92075
1400	0	0	5.38937	3.195112	12.23505	5.519285	18.4879	8.772269		126.8743	2.126991	133.232	-0.65698	141.0962	-1.10492	146.3013	-0.45781
1401	0	0	17.52218	8.088298	20.2238	-1.93236	23.76747	-19.1982		218.4241	14.25149	227.3472	13.89255	230.9651	8.662834	249.5636	2.304419
1402	0	0	-0.06939	-0.0018	-0.05051	-0.47759	-0.16575	-0.64281		188.2288	3.328979	202.6771	0.637057	203.4365	0.3293	209.0089	-1.517
1403	0	0	0.250331	0.158819	0.138548	-0.14924	0.320723	0.11409		2.973743	1.697352	6.861157	1.997757	15.53695	-0.59493	16.31817	0.043622
1404	0	0	0.754041	-0.70899	1.453504	-0.90112	1.271454	-1.65079		13.08751	0.664427	13.52801	-0.02393	13.54714	0.101417	13.15134	0.055926
1405	0	0	-0.18431	-0.10662	-0.12589	-0.23673	-0.33281	0.213621		2.221583	0.212579	3.163025	0.931527	5.131545	-0.01785	10.45139	0.158665

1405个精子

路径起点均为原点

路径终点均落在x轴上

图 5-12　提取得到的路径连续点坐标

子活力分类的标准,其中 PR 有 1181 个,NP 有 224 个。

PR 的个数为 NP 的 5 倍,有严重的精子种类不平衡。所以本案例打算对 NP 精子进行数据增强,保证训练出来的模型准确率高,泛化能力更强。本文应用了坐标点信息对 NP 进行数据扩增来达到不同类型精子比例相近的训练集,通过水平方向和垂直方向翻转,将数据扩增为原来的 4 倍,分为以下两步。

(1) 水平翻转:如图 5-13 所示,以 x 轴为对称轴,将精子的运动路径对称并记录下新的点坐标(黑色为原始路径,红色为翻转后路径,绿色为对称轴),并且符合精子标准化数据集的标准。

彩图

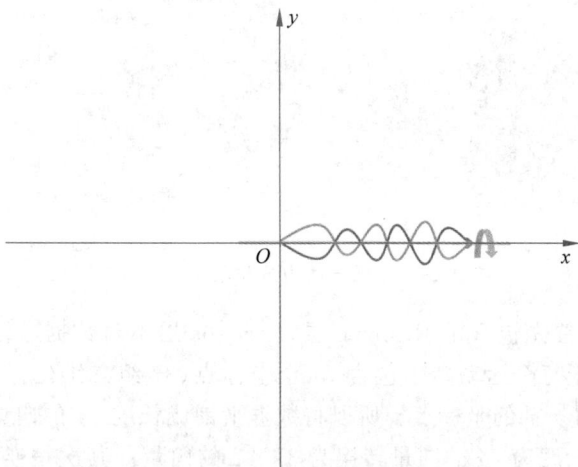

图 5-13　水平翻转的数据扩增

（2）垂直翻转：如图 5-14 所示，以 x 轴的垂直方向为对称轴，将精子的运动路径对称并记录下新的点坐标(黑色为原始路径,红色为翻转后路径,绿色为对称轴),相当于使精子首尾方向掉转,并且符合精子标准化数据集的标准。

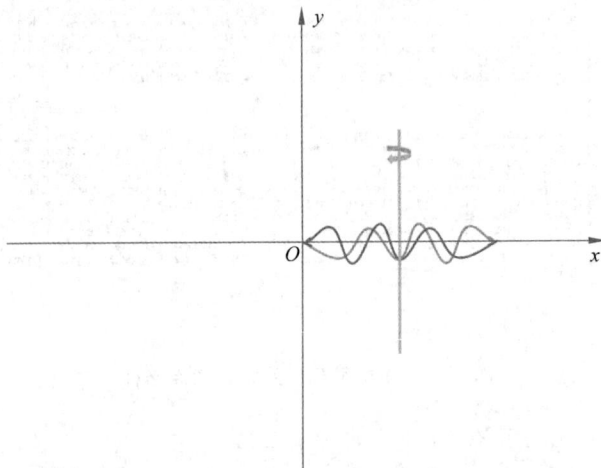

图 5-14　垂直翻转的数据扩增

2. CNN 结构设计

本实验由于数据有限,即使在训练模型的时候加入了数据增强,实验样本数据还是不适用于复杂的神经网络,所以参考 LeNet 网络设计了适用于小样本分类的包含 4 个卷积层、2 个池化层和全连接层的 1D-CNN(见图 5-15)[88]。

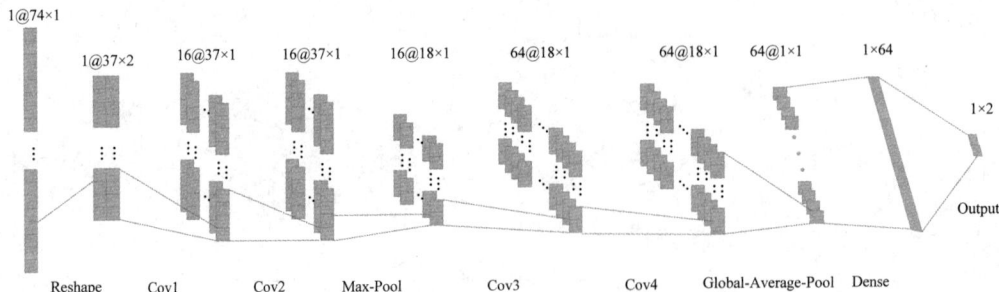

图 5-15　精子活力分类的 1D-CNN

其中,1D-CNN 首先包含了 Reshape 层,Reshape 层不对数据进行运算,只是改变数据的输入形式。由于每个运动精子包含 74 个坐标点(37 组二维坐标平铺输入),每两个是一组,包含 x 轴和 y 轴的坐标点。所以将数据平铺成长度 74 的向量输入神经网络中,通过 Reshape 层将长度为 74 的向量转换为 37×2 的向量。其次是连续两个一维卷积层对数据进行特征提取,跟上一层最大池化层减少数据的复杂度和防止过拟合。再次依然是两个一维卷积层提取更深层次的特征,与上一次相同采用全局平均池化层代替传统的将特征图平铺至全连接层,依然是为了减少数据量和过拟合。最后通过 Dropout 层随机使神经网络中的神经元失活,并输入 softmax 激活的全连接层,对精子进行二分类。表 5-3 是每层的参数,表 5-4 是本次模型所用的超参数。

表 5-3　1D-CNN 的具体参数

	卷积核个数	卷积核大小	步长(strides)	填充(padding)	激活函数
Cov1D_1	16	16	1	same	ReLU、Swish、Mish
Cov1D_2	16	16	1	same	ReLU、Swish、Mish
Max_Pool	采用大小为 2 的最大池化,意味着输出向量是原来的一半				
Cov1D_3	64	8	1	same	ReLU、Swish、Mish
Cov1D_4	64	8	1	same	ReLU、Swish、Mish
Dropout	Dropout 参数采用 0.5,意味随机一半的神经元失活				
Dense	采用 softmax 激活函数进行二分类				

表 5-4　超参数

超　参　数	值
epochs	300
batch size	20
learning rate	0.000 01
loss function	binary cross-entropy
optimizer	Adam

3. 模型训练及结果

本案例应用 5 折交叉验证(5-fold cross validation)将样本数据随机分为 5 组,其中 4 组作为训练集样本(对选出来的四组训练样本中的 NP 精子进行数据扩增),1 组作为测试集样本,该过程重复 5 次,可以训练得到 5 个模型,其中非重复采样可以保证在重复 5 次的过程中样本都可以被分到测试集中[89,90]。该模型计算机的运行环境为 AMD Ryzen 5 3600 的 6 核处理器,NVIDIA GTX 1660Ti 的显卡和 16GB DDR4 2666Hz 的内存,操作系统为 Windows 10。

本实验在应用 5 折交叉验证时一共用时 410.38s,平均训练一个 1D-CNN 需要 82.08s,

一个模型需要训练 45 858 个网络参数,如表 5-5 所示。

表 5-5　模型参数

层	输出形状	参　数
Reshape	(37,2)	0
Conv1D_1	(37,16)	528
Conv1D_2	(37,16)	4112
Max_Pooling1D	(18,16)	0

表 5-6 还展示了 5 折交叉验证中的平均训练结果,训练集和测试集结果相似,模型没有过拟合的问题。

表 5-6　第 5 个模型输出的结果　　　　　　　　　　　　(单位:%)

	PR 的准确率	NP 的准确率	总准确率
训练集	82.4	95.8	88.2
测试集	83.1	91.1	84.3

5.3　模型评估

5.3.1　混淆矩阵

本节采用混淆矩阵(confusion matrix)来表示本次分类问题,以矩阵的形式展示模型性能的可视化效果,表 5-7 为二分类的混淆矩阵各个参数的定义,其中 TP 表示真阳性,FP 表示假阳性,FN 表示假阴性,TN 表示真阴性。

表 5-7　混淆矩阵参数的定义

预测标签	真实标签	
	1	0
1	TP	FP
0	FN	TN

由于本实验应用 5 折交叉验证,所以得到 5 个模型对应 5 组混淆矩阵。表 5-8 为 5 组混淆矩阵结果的平均值。

表 5-8 5 折交叉验证的混淆矩阵结果

预测标签	真实标签	
	PR	NP
PR	201.8±9.50	6.2±3.49
NP	34.4±9.71	38.6±3.65

混淆矩阵可以帮助我们计算准确率(accuracy)、TPR 和 TNR,如式(5-25),5 个模型的平均灵敏度和特异度分别是 85.4% 和 86.2%。

$$\begin{cases} \text{Accuracy} = \dfrac{\text{TP} + \text{TN}}{\text{TP} + \text{FP} + \text{TN} + \text{FN}} \\ \text{TPR} = \dfrac{\text{TP}}{\text{TP} + \text{FN}} \\ \text{TNR} = \dfrac{\text{TN}}{\text{FP} + \text{TN}} \end{cases} \tag{5-25}$$

5.3.2 ROC 曲线

ROC 的全称是受试者操作特性曲线,最早应用于军事信号的检测,后来被引入机器学习领域用于评判模型分类结果的好坏。通过画 ROC 曲线可以得到评价模型性能的重要指标 AUC,AUC 表示 ROC 曲线以下的面积,它可以衡量模型的泛化能力,也就是模型分类能力的好坏,AUC 是考虑到 ROC 曲线本身不能直接量化体现模型好坏而提出的定量化指标。如图 5-16 为本研究 5 折交叉验证的所有模型的 ROC 曲线和平均曲线,其中平均 AUC=0.93,数值接近 1,证明本模型有不错的泛化能力,适用于该实验研究。

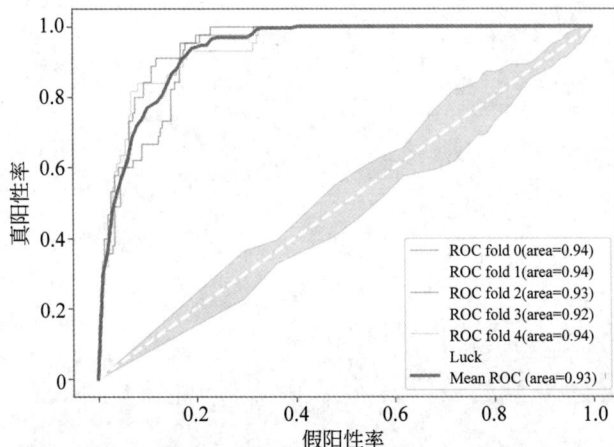

图 5-16 ROC 曲线

5.4 总结与展望

    本案例的分类模型应用的是基于经典卷积神经网络的一维卷积神经网络,传统卷积神经网络的输入一般是将原始图片作为输入数据,鉴于精子运动轨迹不利于用图片形式表达(部分精子移动范围过大图片尺寸无法固定),并且基于实验属于小样本分类,选择应用运动精子的连续点坐标的一维信息作为输入,既解决了作为输入数据困难的问题,还大大减小了神经网络训练的计算量。同时对比了新型的激活函数和流行的激活函数对于本实验的准确率影响,其中应用数据增强使精液样本类别不均衡的问题得到解决。最后应用 5 折交叉验证的方法得到最适用的超参数设定并对精子进行活力分类,分类结果的准确率、敏感度和特异度分别为 87.67%、85.4% 和 86.2%,ROC 曲线的 AUC 指标为0.93,作为精子活力分类与深度学习结合的一种新尝试,分类结果较好。

## 第 6 章

冠状动脉造影中血管分割智能算法与临床应用

在医学领域,冠状动脉造影是一种广泛应用于心血管病诊断和治疗的影像学检查方法,通过对患者冠状动脉进行造影,可以检测到血管壁的狭窄或堵塞情况,进而制定相应的治疗方案。随着技术的不断进步,大数据挖掘和智能算法在该领域的应用越来越成为研究热点。在冠心病的智能诊断中,血管分割是一个重要步骤。血管分割的准确性和精度对于患者的诊断和治疗非常重要。本章将带领读者深入了解冠状动脉血管分割技术,并探讨算法在临床实践中的优点和局限性。同时本章还将介绍冠状动脉血管分割算法的应用案例,帮助读者更好地了解这些算法在实践中的应用价值。

6.1 什么是冠状动脉血管分割

6.1.1 什么是冠心病

随着我国经济的发展和人民的生活方式的改变,我国心血管病患病率及死亡率变得越来越高,心血管病患者人数大约现存 2.9 亿,其中冠心病患者大约 1100 万,心血管疾病已经成为死亡率第一高的疾病,在全国居民疾病死亡构成比例中已经达到了 40%,农村占比更高达到了 45.50%,比城市占比高出了 2.34%[91,92]。冠心病有着高发病率、高死亡率的特点,对人类的健康产生了严重的威胁。冠心病是一种心血管疾病,是由于冠脉血管壁逐渐变厚并逐渐失去弹性,形成血管狭窄和血管硬化,导致心脏供血不足或缺血的一种病理状态。通常,冠心病会在心脏负荷增加时引起心绞痛或心肌梗死等严重后果。冠心病是一种慢性病,长期不治疗或治疗不当,可能导致心衰、猝死等严重后果[93,94]。冠心病是全球范围内心血管疾病的主要病因之一。

冠心病的基本分类:稳定型心绞痛,症状包括心绞痛和胸闷,通常在运动或情绪激动时发作,而休息或使用硝酸甘油可缓解症状;非稳定型心绞痛,这是一种更为严重的心绞痛,通常伴随着心肌缺血和心电图变化,但并未导致心肌坏死;心肌梗死,也称冠心病发作,是由于冠状动脉闭塞导致心肌缺血和坏死;缺血性心肌病,是由于冠状动脉狭窄导致心肌供血不足而引起的一种心肌疾病;冠状动脉粥样硬化,这是冠心病的主要病因,它是由于脂质和其他物质在冠状动脉内形成斑块,从而导致血管狭窄和缺血;心律失常,冠心病患者可能会出现不规则的心跳或心脏骤停等严重的心律失常[95]。

6.1.2 冠状动脉血管介绍

冠状动脉血管是指心脏的血液供应系统中负责向心肌输送氧和营养的动脉。它们的名称来自于它们的分布方式,呈现冠状的形态,围绕着心脏。冠状动脉的重要性在于心肌细胞需要大量的氧和营养物质才能正常工作。当冠状动脉因为斑块形成、动脉狭窄或血栓形成等因素导致血流不足时,会出现心肌缺血和坏死,引发冠心病和心肌梗死等疾病[96]。正常情况下,人体有两条主要的冠状动脉,即左冠状动脉和右冠状动脉。左冠状动脉是较大的一条冠状动脉,分支较多,负责供应大部分的左心室和左心房;而右冠状动脉相对较小,负责供应右心室和右心房。冠状动脉血管分为左优势、右优势两种类型,如图 6-1 所示,后侧支出现在回旋支,临床上称为左优势;后侧支和后降支出现在右冠,则称为右优势。整体上来说,血管可以进一步细分,分别为右冠近段、右冠中段、右冠远段、右冠后降支、左主干、前降支近段、前降支中段、前降支远段、第一对角支、第二对角支、回旋支近段、中间支、第一钝缘支、第二钝缘支、回旋支远段、后侧支、回旋支后侧支、右冠后侧支[97-100]。冠状动脉还有一个重要的岔口,即左主干、前降支和回旋支的分叉点,称之为三岔口。

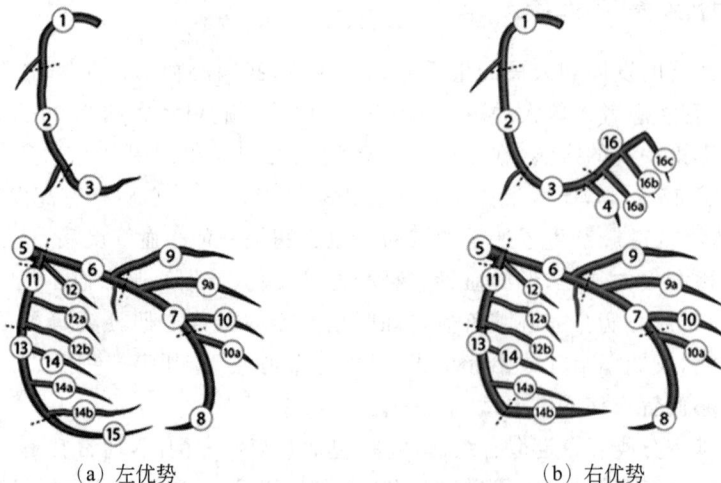

(a) 左优势　　　　　　　　　(b) 右优势

图 6-1　冠状动脉血管示意图

图 6-1 冠状动脉血管示意图中将冠状动脉分为左优势和右优势,这是根据冠状动脉

的个体差异区分的。两者的区别是后降支血管出现的位置,如果后降支出现在左冠,即图中的 15,则为左优势;相对应的如果后降支出现在右冠中,即图中的 4,那么冠状动脉为右优势。后降支不会同时出现在右冠和左冠中。

　　冠状动脉血管具有极大的个体差异性,如图 6-1 中表示有 9、9a、10、10a。这正是因为个体差异导致的,有的患者对角支有两条,有的患者也可能有三条或者四条;也有可能特别粗大的分支替代一部分主支血管的供血功能。图中 12、12a、12b 分别对应中间支、第一钝缘支和第二钝缘支。这也是因为个体差异性造成的。当 12 出现在三盆口处,即左主干、前降支和回旋支的连接处,那么 12 就称为中间支;如果 12 出现在回旋支上则称为钝缘支。因此,中间支也可以认为是特殊的钝缘支,并不是每个患者都会有的。钝缘支的个数和粗细也会存在个体差异性。这也是冠状动脉血管处理的难点。

6.1.3　冠状动脉造影与血管分割

　　临床中,常规冠状动脉造影(conventional coronary angiography,CCA,简称冠脉造影)是冠心病诊断的金标准[101]。冠状动脉造影时常选的部位是手腕上的桡动脉和大腿内侧的股动脉,先由引导丝从鞘管进入,引导丝沿着动脉血管向上追溯,最终到达心脏的主动脉血管,然后从主动脉进入冠状动脉。图 6-2 是冠状动脉造影示意图。

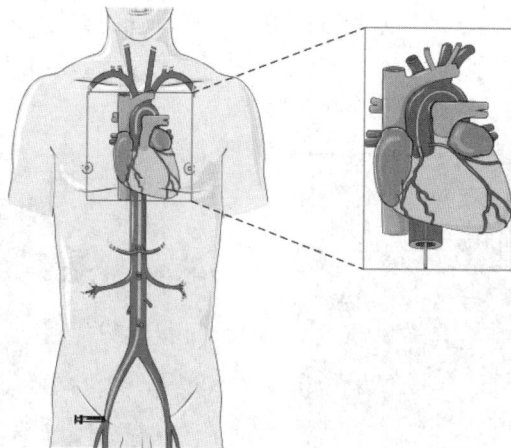

图 6-2　冠状动脉造影示意图

　　冠状动脉造影是将血管投射到一个平面上,即三维投射到二维平面上,血管的空间信息会有所丢失,并且冠状动脉血管错综复杂,因此为了能够获得准确、全面的病情诊断,需要通过不同的角度和体位的影像信息。冠状动脉造影常用的体位如表 6-1 所示[96]。

表 6-1 冠状动脉造影常用的体位

投 影 角 度		观察血管节段
左冠状动脉	左肩位：左前斜 50°＋头位 30°	前降支、三岔口
	蜘蛛位：左前斜 50°＋足位 30°	左主干末段、三岔口
	左侧位 90°	前降支中段、前降支远段
	右前斜 30°	左主干、前降支、对角支
	右肩位：右前倾 30°＋头位 30°	前降支、对角支
	肝位：右前倾 30°＋足位 30°	左主干、前降支、回旋支、钝缘支、中间支
右冠状动脉	右前倾 30°	右冠中段
	左前倾 50°～60°	右冠全长
	左侧位 90°	右冠中段
	前倾 50°＋头位 30°	右冠近段、右冠中段

冠状动脉血管分割旨在将冠状动脉血管从冠状动脉造影图像中准确分割，图 6-3 为冠状动脉造影图。冠状动脉血管分割的主要目的是帮助医生进行冠状动脉疾病的诊断、评估和治疗。分割出的冠状动脉血管可以用来计算血管的直径、长度和分支角度等生物学参数，帮助医生评估冠状动脉的病变程度和狭窄程度。此外，它还可以为心脏手术、支架植入等冠状动脉疾病治疗提供更精确的指导。

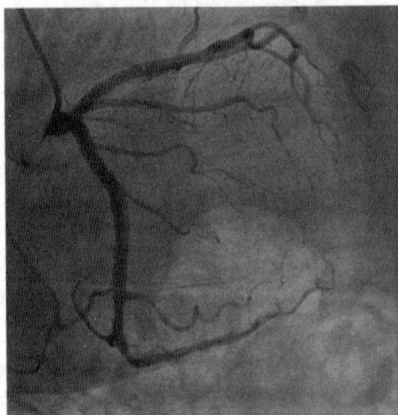
（a）左冠脉

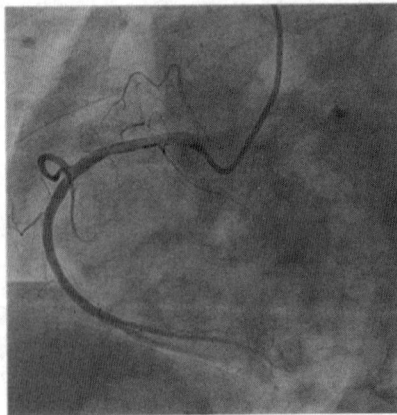
（b）右冠脉

图 6-3 冠状动脉造影图

6.2 基于多尺度的冠状动脉血管分割

6.2.1 数据来源

研究中的临床合作单位是天津市第四中心医院,医院已经积累了 10 余年、数千例冠状动脉 DSA 影像临床病例。本研究所使用的 DSA 影像数据包含 2019 年 9 月历时两周在天津市第四中心医院采集的。在采集数据过程中有专门的主任医生陪同讲解冠状动脉 DSA 影像读片方法和疑问解答。表 6-2 为从天津市第四中心医院采集到数据的病例统计。

表 6-2　从天津市第四中心医院采集到数据的病例统计

疾 病 分 类	病例数统计/人
轻度狭窄	86
中度狭窄	91
重度狭窄	51
血栓	7
肌桥	10
钙化	16

6.2.2 血管增强:基于多尺度的 Hessian 矩阵的 Frangi 血管增强

冠状动脉造影图像一直存在着图像质量差、血管前景与背景的对比度低、图像干扰多等问题。其中,图像干扰还分为静态干扰和动态干扰[102-104]:静态干扰主要是脊柱和肋骨出现在图像中;动态干扰是由于人体的呼吸运动和心脏跳动产生的。因此分割血管的第一步是增强血管结构,抑制背景噪声。根据冠状动脉造影的成像特点,冠状动脉图像中噪声多,冠状动脉图像的像素值分布不平均,并且一直存在目标前景血管与图像背景差异性小的问题。这些问题的存在非常不利于后续图像中血管的提取与分割。因此需要对血管做增强处理[105,106]。

对图像中特定结构增强,就需要分析图像中某点的结构特征,即分析图像中该点的局部特征。Hessian 矩阵是标量函数的二阶偏导数,将其应用在二维图像中则能够反映图像中某点的局部特征。因此可以根据 Hessian 矩阵的特性达到冠状动脉图像中血管的增强效果。

假设 L 代表一张二维图像,则图像 L 中某个像素点 X 的 Hessian 矩阵表示为[107]

$$H(X) = \begin{bmatrix} L_{xx} & L_{xy} \\ L_{xy} & L_{yy} \end{bmatrix} \tag{6-1}$$

式中,$H(X)$ 表示图像 L 中点 X 的 Hessian 矩阵,L_{xx}、L_{yy}、L_{xy} 分别表示在图像 L 中点 X 的二阶导数,其表示形式分别如下:

在 x 轴方向上表示为

$$L_{xx} = \frac{\partial^2 L}{\partial x^2} = L(x-1,y) + L(x+1,y) - 2L(x,y) \tag{6-2}$$

在 y 轴方向上表示为

$$L_{yy} = \frac{\partial^2 L}{\partial y^2} = L(x,y-1) + L(x,y+1) - 2L(x,y) \tag{6-3}$$

在 x,y 轴方向上表示为

$$L_{xy} = L_{yx} = \frac{\partial^2 L}{\partial x \partial y} = L(x+1,y+1) + L(x,y) - L(x+1,y) - L(x,y+1)$$

$$\tag{6-4}$$

由于 $L_{xy} = L_{yx}$,且 Hessian 矩阵 $H(X)$ 是实对称矩阵,因此可以将其对角化成 $H(X) = R^{-1} \begin{bmatrix} \lambda_1 & 0 \\ 0 & \lambda_2 \end{bmatrix} R$,其中 R 是旋转因子,λ_1,λ_2 为 Hessian 矩阵的两个相互垂直的特征值,且 $|\lambda_1| \ll |\lambda_2|$。由于在二维图像中,Hessian 矩阵的主子式均为正,因此存在两个与特征值对应的特征向量。而两个特征值体现了图像中某点处沿着两个特征向量方向的各向异性。如图 6-4 所示,圆的各向同性最强,线性结构越强的各向异性越强,对应到冠状动脉血管图像中,各向异性正好体现出血管的方向和血管横截面的方向,Hessian 矩阵的特征值与血管结构的对应关系如表 6-3 所示。

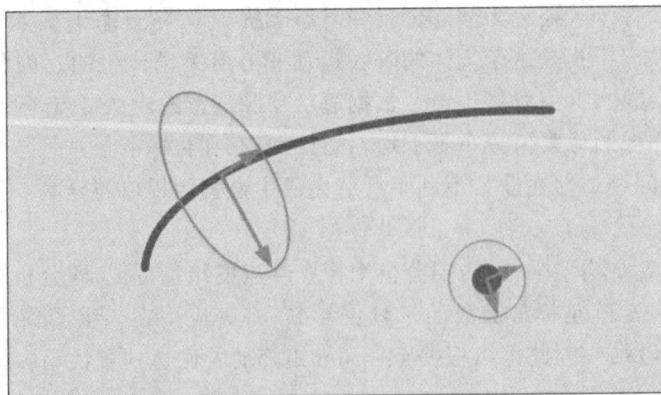

图 6-4 图像结构的各向异性

表 6-3　Hessian 矩阵特征值与血管结构的对应关系

亮度模式	二维图像	
	λ_1	λ_2
噪声	N	N
管状结构（亮）	L	H−
管状结构（暗）	L	H+
斑状结构（亮）	H−	H−
斑状结构（暗）	H+	H+

表 6-3 中，H 代表高，对应的 L 代表低，符号 +／− 代表特征值的正负，从表中可知，可以利用 Hessian 矩阵的特征值判断图像中局部结构的特征，表中显示管状结构对应的两个特征值有很大的不同，可以明显区分出。而冠状动脉图像中的血管与管状结构非常类似，因此可以利用 Hessian 矩阵达到实现图像中血管增强和背景抑制的目的。

式(6-4)提到 $L_{xy}=L_{yx}$，并且在二维图像中 Hessian 矩阵 $\boldsymbol{H}(X)$ 是正定矩阵，因此增强滤波函数则由两个特征值 λ_1,λ_2 构造。Hessian 矩阵的特征值可以由以下公式求得：

$$\lambda_1 = K + \sqrt{K^2 - Q^2} \tag{6-5}$$

$$\lambda_2 = K - \sqrt{K^2 - Q^2} \tag{6-6}$$

其中，$K=(L_{xx}+L_{yy})/2$，$Q=\sqrt{L_{xx}L_{yy}-L_{xy}L_{yx}}$。在求 Hessian 矩阵之前，需对图像做降噪处理，这是因为二阶偏微分对噪声非常敏感。根据 Frangi 构建三维血管增强滤波器的原理[108]，构建如式(6-7)所示：

$$V(\sigma,x,y)=\begin{cases}0 & \lambda_2 > 0\\ \exp\left(-\dfrac{R_B^2}{2\beta^2}\right)\left(1-\exp\left(-\dfrac{S^2}{2c^2}\right)\right) & \text{其他}\end{cases} \tag{6-7}$$

式中，σ 表示高斯滤波的标准差；Hessian 矩阵的特征值满足：$|\lambda_1|\approx 0$，$|\lambda_1|\ll|\lambda_2|$；$R_B=\dfrac{|\lambda_1|}{|\lambda_2|}$，$S=\|H\|F=\sqrt{\sum_{j\leqslant D}\lambda_j^2}$；$\beta$ 用来控制函数的灵敏度，$\beta\in[0.3,2]$，一般情况下将 β 设置为 0.5；c 是高斯函数的带宽，c 的大小需要参考灰度图像的像素值分布范围。

由于 Hessian 矩阵两个特征值满足 $|\lambda_1|\ll|\lambda_2|$，所以 R_B 趋近于 0，即因子 $\exp\left(-\dfrac{R_B^2}{2\beta^2}\right)$ 趋近于 1，而对于图像中的背景部分，该因子的值要明显小于 1，因此这样可以达到增强图像中管状结构特征，即增强血管结构的目的。上文提到二阶偏导对噪声比较敏感，针对此问题提前对图像做高斯滤波的降噪处理，虽然可以在一定程度上起到抑制噪声的作用，但是

效果仍然难以满足实际应用中的需求,因此在式(6-7)的基础上加入抑制噪声的因子得到式(6-8):

$$V(\sigma,x,y)=\begin{cases} 0 & \lambda_2>0 \\ \exp\left(-\dfrac{R_\text{B}^2}{2\beta^2}\right)\left(1-\exp\left(-\dfrac{S^2}{2c^2}\right)\right)\exp\left(-\dfrac{2a^2}{\lambda_2^2}\right) & \text{其他} \end{cases} \tag{6-8}$$

式中,c 取 Hessian 矩阵的范数,即 $c=|\lambda_1||\lambda_2|$。那么 $\dfrac{S^2}{c^2}=\dfrac{\lambda_1^2+\lambda_2^2}{(|\lambda_1||\lambda_2|)^2}=\dfrac{1+R_\text{B}^2}{R_\text{B}^2}$,由于血管区域中 $|\lambda_1|\ll|\lambda_2|$,则 $\dfrac{S^2}{c^2}$ 趋近于无穷,那么因子 $\left(1-\exp\left(-\dfrac{S^2}{2c^2}\right)\right)$ 则趋近于 1。而对于图像中噪声部分或者斑块部分,该因子则小于 1,从而达到抑制的效果。并且在血管区域中,λ_2 的值比较大,所以因子 $\exp\left(-\dfrac{2a^2}{\lambda_2^2}\right)$ 的值也趋近于 1,该因子对 $V(\sigma,x,y)$ 的影响很小。与之相对的,由于在噪声区域 λ_2 的值接近于 0,所以因子 $\exp\left(-\dfrac{2a^2}{\lambda_2^2}\right)$ 也接近于 0,$V(\sigma,x,y)$ 的结果也接近于 0,那么就达到了抑制噪声的目的。

在增加新的抑制因子后,对血管的增强效果会有明显改进,但是还存在一个问题,那就是冠状动脉血管图像中血管的尺寸是不同的。在对图像血管增强之前,都会对图像做高斯滤波的预处理,由于高斯滤波选取不同的标准差 σ,就会有不同大小的卷积核,导致对不同尺寸血管有不同的滤波效果,从而导致对不同尺寸血管不同的增强效果。实验研究表明,当高斯函数的标准差 σ 与血管的实际尺寸最接近时,式(6-8)计算得到的值最大,对血管的增强效果最好。上文提到的方法是在单一尺度 σ 下的增强结果,因此对其他尺寸的血管增强效果会不明显。

为此,可以使用多尺度的方法克服单一尺度下增强算法的不足,即设定一定的尺度范围 $[\sigma_\text{min},\sigma_\text{max}]$,在尺度范围内分别对图像做增强处理,在这一系列的增强结果中,选取每个像素点响应最大的值作为最终结果,其表达形式如式(6-9):

$$v(x,y)=\max(V(\sigma,x,y)) \quad \sigma\in[\sigma_\text{min},\sigma_\text{max}] \tag{6-9}$$

6.2.3 血管分割:基于多尺度区域生长法的冠状动脉血管分割

区域生长法是 Zuker 在 1976 年提出的一种典型的基于区域的分割方法,其本质就是将具有同一类特征的像素划分到同一集合中构成区域,区域内像素间相似性的判断依据可以是灰度特征、纹理特征或者颜色特征等,因此区域生长其实就是利用像素与像素之间的关联性。冠状动脉分割则是将冠状动脉血管的方向信息和血管的响应强度结合起来作为区域生长的法则。血管的响应强度信息通过式(6-8)计算得到。方向信息则是血管的方向。在 6.2.2 节中提到 Hessian 矩阵有两个特征值和与之对应的特征向量,绝对值小的特征值对应的特征向量指向曲率小的方向,这里曲率小的方向是沿着血管的方向,因此血管方向信息的定义如式(6-10)所示:

$$D_\sigma(p) = \begin{cases} 0 & \lambda_2 > 0 \\ e_1 & 其他 \end{cases} \tag{6-10}$$

式中,e_1 表示特征向量,σ 表示当前的尺度。

那么本文的区域生长法则:假设像素 p,存在像素 $q \in N_8(p)$,且 $B(q)=1$。

如果满足 $V_\sigma(p) > \eta(1-\Omega_\sigma(p,q))$,那么 $B(p)=1$。这里 B 是分割后对应的二值图。$N_8(p)$ 代表像素 p 的 8 邻域,Ω_σ 是在像素 p 和像素 q 处血管方向的相关系数,其定义如式(6-11)所示:

$$\Omega_\sigma(p,q) = \frac{D_\sigma(p) \cdot D_\sigma(q)}{\| D_\sigma(p) \| \| D_\sigma(q) \|} \tag{6-11}$$

当两个点的方向平行时 $\Omega_\sigma(p,q)$ 为 1,当两个点的方向垂直时 $\Omega_\sigma(p,q)$ 为 0。因此在生长过程中会尽可能地聚集方向相近的像素,即使它们的血管响应值很低。参数 η 是控制区域生长的阈值,其范围为 $[0,1]$。当 η 取很小的值时,则容易导致过分割;当 η 取很大的值时,则会限制区域的生长,导致欠分割。

区域生长法的算法流程如下。

(1) 确定初始化种子点,初始化种子点由经过式(6-11)处理后自动阈值分割获得。

(2) 判断像素点是否满足区域生长法则,如果满足,则该像素归并到种子点中,反之,跳过。

(3) 判断当前尺度 σ 是否小于最小尺度,大于则重复第(2)步。

(4) 判断是否满足生长停止条件,如果不满足条件,则跳到第(2)步;反之,则结束生长流程。

区域生长的尺度范围为 $[1,5]$,参数 η 的值为 0.95,区域生长的终止条件为生长增加的像素数小于 10 则终止生长。当血管边界较为明显时,分割结果会非常理想,当边界模糊或者血管与背景对比度较低时,分割效果一般或者无法分割。

6.3　冠状动脉分割算法测试

6.3.1　数据准备:冠状动脉数据下载

冠状动脉血管分割实验所用的数据集可以从全球最大的源代码开发平台——GitHub 平台的特定数据仓库获取(该数据仓库由本书作者长期维护),读者可以搜索名为 Coronarydatas 的数据仓库,其中包含用于完成冠状动脉血管分割实验所需的所有数据资源。冠状动脉造影图像被标准化为 512×512 像素的分辨率,确保了图像质量的一致性和分析结果的可靠性。所有图像都已经转换为 8 位灰度图像格式,同时也提供广泛支持的 PNG 格式副本。实验数据均经过严格的脱密处理,患者姓名、出生日期、身份证号、患者 ID 等敏感信息,已经被彻底删除,仅仅保留影像信息用于算法研究。

6.3.2 冠状动脉血管增强算法测试

血管增强首先要求输入图像的 Hessian 矩阵,图 6-5 为求输入图像 Hessian 矩阵的函数,调用该函数时需要的形参有 I:图像,Sigma:高斯滤波核的尺度。

```python
def Hessian2D(I, Sigma):
    # 求输入图像的Hessian矩阵
    # 实际上中间包含了高斯滤波, 因为二阶导数对噪声非常敏感
    # 输入:
    #   I : 单通道double类型图像
    #   Sigma : 高斯滤波卷积核的尺度
    #
    # 输出: Dxx, Dxy, Dyy: 图像的二阶导数
    if Sigma < 0:
        print("error: Sigma<1")
        return -1
    I = np.array(I, dtype=float)
    Sigma = np.array(Sigma, dtype=float)
    S_round = np.round(3 * Sigma)

    [X, Y] = np.mgrid[-S_round:S_round + 1, -S_round:S_round + 1]

    # 构建卷积核: 高斯函数的二阶导数
    DGaussxx = 1 / (2 * math.pi * pow(Sigma, 4)) * (X ** 2 / pow(Sigma, 2) - 1) * np.exp(
        -(X ** 2 + Y ** 2) / (2 * pow(Sigma, 2)))
    DGaussxy = 1 / (2 * math.pi * pow(Sigma, 6)) * (X * Y) * np.exp(-(X ** 2 + Y ** 2) / (2 * pow(Sigma, 2)))
    DGaussyy = 1 / (2 * math.pi * pow(Sigma, 4)) * (Y ** 2 / pow(Sigma, 2) - 1) * np.exp(
        -(X ** 2 + Y ** 2) / (2 * pow(Sigma, 2)))

    Dxx = signal.convolve2d(I, DGaussxx, boundary='fill', mode='same', fillvalue=0)
    Dxy = signal.convolve2d(I, DGaussxy, boundary='fill', mode='same', fillvalue=0)
    Dyy = signal.convolve2d(I, DGaussyy, boundary='fill', mode='same', fillvalue=0)

    return Dxx, Dxy, Dyy
```

图 6-5　Hessian2D 函数代码

在图像预处理函数 preprocess 函数调用 Hessian2D 函数,计算整张图像的特征向量和特征值。图像预处理函数代码如图 6-6 所示。

图像预处理后通过调用 Frangi 函数得到单一尺度下的血管增强结果,函数代码如图 6-7 所示。

最后通过调用 Mul_Frangi 函数计算多尺度下的血管增强,函数代码如图 6-8 所示。血管增强效果图如图 6-9 所示。

```python
def preprocess(img, sigma):
    """
    区域生长算法预处理，计算图像的海塞矩阵特征值的特征向量
    :param img: 图像
    :param sigma: 尺度，高斯函数的标准差
    :return: 特征值，特征向量
    """
    [Dxx, Dxy, Dyy] = Hessian2D(img, sigma)
    Dxx = pow(sigma, 2) * Dxx
    Dxy = pow(sigma, 2) * Dxy
    Dyy = pow(sigma, 2) * Dyy
    width = img.shape[0]
    high = img.shape[1]
    la1 = np.zeros([width, high], dtype=float)
    la2 = np.zeros([width, high], dtype=float)
    v1 = np.zeros([width, high, 2], dtype=float)
    v2 = np.zeros([width, high, 2], dtype=float)
    hessian = np.zeros([2, 2], dtype=float)
    for w in range(width):
        for h in range(high):
            hessian[0, 0] = Dxx[w, h]
            hessian[0, 1] = Dxy[w, h]
            hessian[1, 0] = Dxy[w, h]
            hessian[1, 1] = Dyy[w, h]
            [b_value, vector] = cv.eigen(hessian)
            if value[0] < value[1]:
                la1[w, h] = value[0]
                la2[w, h] = value[1]
                v1[w, h] = vector[0]
                v2[w, h] = vector[1]
            else:
                la1[w, h] = value[1]
                la2[w, h] = value[0]
                v1[w, h] = vector[1]
                v2[w, h] = vector[0]
                #print(vector[0])
    return la1, la2, v1, v2
```

图 6-6　图像预处理函数代码

```python
def Frangi(img, sigma, beta=0.5):
    """
    计算单一尺度下的Frangi滤波，返回值对应论文中V和D
    :param img:
    :param sigma:
    :param beta:
    :return:
    """
    [la1, la2, v1, v2] = preprocess(img, sigma)
    s = np.sqrt(la1**2 + la2**2)
    c = 2*(np.max(s)/2)**2                    #参数c

    r = (la1/la2)**2
    beta = 2 * beta**2
    V = np.exp(-r / beta) * (np.ones(img.shape) - np.exp(-s**2 / c))
    V[la2 < 0] = 0
    D = v1
    D[la2 < 0] = 0
    return V, D
```

图 6-7　Frangi 函数代码

```
def Mul_Frangi(img):
    """
    多尺度Frangi滤波，得到论文中的多尺度V和D, 还有初始种子点
    :param img:
    :return:
    """
    w = img.shape[0]
    h = img.shape[1]
    VV = np.zeros([w, h, 7])
    DD = np.zeros([7, w, h, 2])
    for i in range(7, 1, -1):
        [v, d] = Frangi(img, i)
        VV[:, :, i-1] = v
        DD[i-1, :, :, :] = d
    im = VV.max(2)
    im = im*10000
    [th, seed] = cv.threshold(im.astype('uint8'), 0, 255, cv.THRESH_OTSU)
    return VV, DD, seed, im
```

图 6-8　Mul_Frangi 函数代码

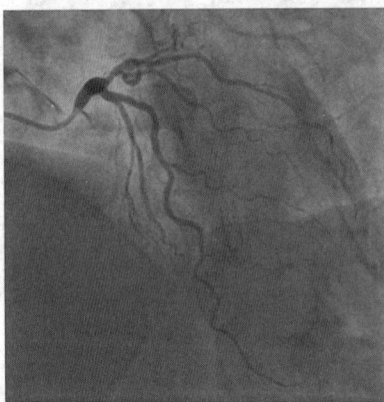　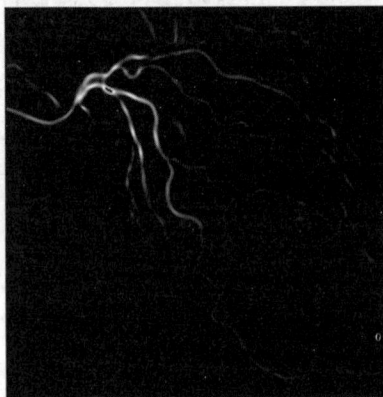

（a）原图　　　　　　　　　　　　　（b）增强效果图

图 6-9　基于 Hessian 矩阵多尺度的 Frangi 血管增强效果图

6.3.3　冠状动脉血管分割算法测试与结果分析

当得到血管增强结果后，调用 Region_grow 函数得到血管分割结果，函数代码如图 6-10 所示。冠状动脉血管分割结果如图 6-11 所示。

冠状动脉血管分割结果的评价指标选用 Dice 系数和 SN 敏感度，公式如下：

$$\text{Dice} = \frac{2(\Omega_{\text{mc}} \bigcap \Omega_{\text{seg}})}{\Omega_{\text{mc}} \bigcup \Omega_{\text{seg}}} \times 100\% \tag{6-12}$$

$$\text{SN} = \frac{\text{TP}}{\text{TP} + \text{FN}} \tag{6-13}$$

```
def Region_grow(img, nita=0.95, p=False):
    """
    区域生长法: 返回二值化图像
    :param img:
    :param nita: 论文中判断条件的系数
    :param p: 默认4领域
    :return:
    """
    [V, D, seed, im] = Mul_Frangi(img)
    #B = seed == 255
    num = np.argwhere(seed == 255)
    print(len(num))
    B = seed
    cv.imshow('1', seed)
    cv.waitKey(0)
    w = V.shape[0]
    h = V.shape[1]
    if p == False:
        N = [Point(0, -1), Point(0, 1), Point(-1, 0), Point(1, 0)]
    else:
        N = [Point(-1, -1), Point(0, -1), Point(1, -1), Point(1, 0), Point(1, 1), \
                Point(0, 1), Point(-1, 1), Point(-1, 0)]
    for i in range(len(D), 0, -1):
        print('尺度: ', i)
        Q = np.argwhere(B == 255)        #获取矩阵索引
        for j in range(len(Q)):
            q = Q[j]
            if q[0] == 0 or q[0] == w-1 or q[1] == 0 or q[1] == h-1:     #边缘检测
                continue
            for n in range(len(N)):
                p = B[q[0] + N[n].x, q[1] + N[n].y]
                if p == 0:
                    d1 = D[i-1, q[0], q[1]]
                    d2 = D[i-1, q[0] + N[n].x, q[1] + N[n].y]
                    norm = np.linalg.norm(d1)*np.linalg.norm(d2)
                    dot = np.dot(d1, d2)
                    if norm != 0:
                        ohma = dot/norm
                    else:
                        ohma = 0
                    condition = nita*(1-ohma)
                    if V[q[0] + N[n].x, q[1] + N[n].y, i-1] > condition:
                        B[q[0] + N[n].x, q[1] + N[n].y] = 255
    return B
```

图 6-10　Region_grow 函数代码

冠状动脉血管分割评价指标计算结果如表 6-4 所示。

表 6-4　冠状动脉血管分割评价指标计算结果

方　　法	Dice	SN
多尺度区域生长法	0.802	0.671

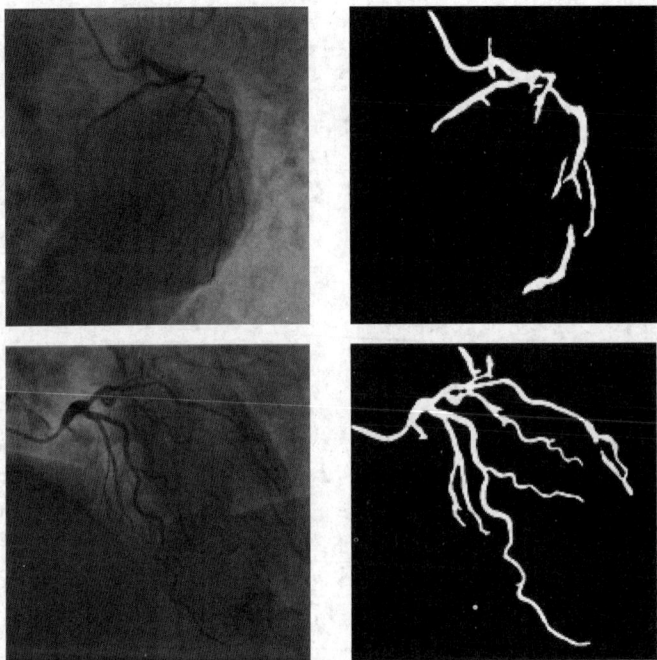

图 6-11 冠状动脉血管分割结果

6.4 总结与展望

　　冠状动脉造影是一种常见的心脏病诊断方法,它可以通过 X 射线和造影剂描绘心脏的血管结构,帮助医生发现狭窄和堵塞等问题。然而,冠状动脉造影图像中的血管分割是一项复杂的任务,需要人工干预和经验判断。因此,研究者们一直在探索智能算法来自动化血管分割,并提高冠状动脉造影的准确性和效率。

　　近年来,随着计算机视觉和机器学习技术的不断发展,越来越多的研究将智能算法应用于冠状动脉造影中的血管分割。常见的算法包括传统的基于规则和图像处理的方法、基于机器学习的分类和分割方法以及深度学习方法。但是由于冠状动脉分割的标签难以获得,目前没有大规模的数据标签,这限制了深度学习等更加先进和智能的方法在冠状动脉分割领域的直接应用。

　　因此,冠状动脉造影血管分割的智能算法还有很多发展空间。在获得足够标签下,通过使用卷积神经网络(CNN)来学习特征表示,并结合其他技术如数据增强、迁移学习和融合多个网络来提高分割性能。最终获得更高的 Dice 和 SN,甚至超过人类医生的表现。

　　在现有的研究中,深度学习方法已被证明在冠状动脉造影血管分割中表现出了很好的性能。这些方法通常使用卷积神经网络来学习特征表示,并结合其他技术如数据增强、迁移学习和融合多个网络来提高性能。研究结果表明,这些方法在准确率、召回率和 F1 值等指标上都能达到很高的水平,甚至可以超过人类医生的表现。最终,这些智能算法的发展将极大地促进医学诊断和治疗的进步,为患者带来更好的健康和生活质量。

第 7 章 基于智能算法的光声成像重建

7.1 光声成像

对生物组织进行成像是研究生物组织的结构特征及医学临床诊断的重要手段[109]。目前广泛使用的成像方法主要有：X 射线造影术、X 射线断层扫描、正电子发射断层成像术、磁共振成像、超声成像、光学相干层析成像等。在这些成像技术中，前两种技术因辐射对人体存在一定的潜在损伤，且 X 射线造影术依赖于生物组织的密度，在骨折愈合初期 X 光成像无法正常进行检测；正电子发射断层成像（positron emission tomography，PET）需要回旋加速器或发生器产生高能粒子，设备昂贵，且空间分辨率较低；磁共振成像（magnetic resonance imaging，MRI）虽对人体无损伤，但灵敏性较差，扫描和后加工时间长，需要大量的探针，且设备购置成本和运营成本都很高；超声成像技术虽可实现无损探测，但它只能对组织声阻抗的变化成像，重建图像的对比度低；光学相干层析成像依赖于组织的光学特性参数（如光散射系数、吸收系数），利用生物组织的光学特性差异进行成像，可以反映组织生理状况和代谢特征，并且分辨率较高，但由于生物组织是浑浊介质，光的强散射会导致其重建图像存在灵敏度低、成像深度较浅等问题。

光声成像（photoacoustic image，PAI）方法结合了超声成像高分辨率和光学成像高对比度的优点，可得到高光学对比度和高空间分辨率的重建图像，为生物组织的无损检测技术提供了一种重要检测手段，正逐步成为生物组织无损检测领域的一个新的研究热点[110]。PAI 是一种独特的生物医学成像技术，可以在多空间尺度上成像，包括细胞器、细胞、组织、器官和小动物全身等。在 PAI 中，内源性对比显示组织的解剖、功能、代谢和组织学特性，外源性对比提供分子和细胞特异度。

PAI 可以利用机体内源性光吸收物质呈现组织的结构和功能信息，这些物质主要包括血红蛋白、肌红蛋白、脂质、黑色素、水、DNA、RNA、胆红素等，各物质（生物体内不同分子）的光学吸收光谱如图 7-1 所示[111]。通过血红蛋白在结合氧气前后吸收光谱的变化，PAI 可实现总血红蛋白和氧饱和度的测量[112]，这对于研究血管相关疾病以及组织氧代谢具有重要意义；PAI 也可根据脂质在近红外二区独特的吸收峰来表征体内脂质的分布[113,114];此外,PAI 还可利用黑色素强烈的光学吸收特性对原发性和转移性黑色素瘤进行敏感性成像[115,116]。综上所述,PAI 可作为一种无需造影剂、无创、低成本的方法,结合体内固有发色团的特定吸收光谱,可用于检测和量化多种疾病,具有多种疾病临床检测的潜能和实用性。

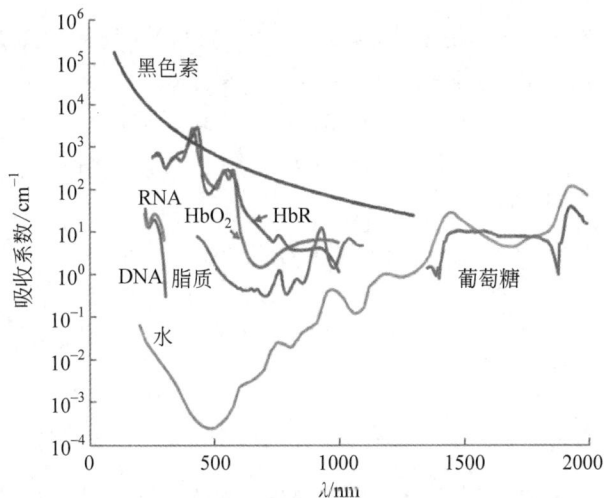

图 7-1 生物体内不同分子的光学吸收光谱[111]

7.2 光声成像的数学模型

7.2.1 描述光在生物组织中输运的主要数学模型

光在生物组织中的输运过程是组织光学研究的重要内容。由于生物组织的强散射特性,这种输运过程可被视为随机介质中的多次散射过程。通常,在辐射传输理论中,可以使用中子传输理论中所涉及的 Boltzmann 方程,即辐射传输方程(radiative transfer equation,RTE)对该过程加以描述;除此之外,还可以使用蒙特卡洛(Monte Carlo,MC)随机模型进行表达,其原理基于随机统计方法[116]。

1. 辐射传输方程

辐射传输理论可以在不考虑偏振的情况下严格地描述光量子在浑浊介质(turbid medium)中的传播过程。生物组织为一种典型的浑浊介质,由于其中存在的(半)微观结构对光的散射作用,此时与光波动性相关的大部分特性会弱化或失去[116]。也就是说,将光传输过程看作是能量粒子流在分布有散射元及吸收元的介质内的运输过程。

时域 RTE 的表达式如式(7-1)

$$\frac{1}{c_n}\frac{\partial\phi(\boldsymbol{r},\hat{\boldsymbol{s}},t)}{\partial t}+\hat{\boldsymbol{s}}\cdot\nabla\phi(\boldsymbol{r},\hat{\boldsymbol{s}},t)+(\mu_a(\boldsymbol{r})+\mu_s(\boldsymbol{r}))\phi(\boldsymbol{r},\hat{\boldsymbol{s}},t)$$

$$=\mu_s(\boldsymbol{r})\int_{4\pi}p(\hat{\boldsymbol{s}},\hat{\boldsymbol{s}}')\phi(\boldsymbol{r},\hat{\boldsymbol{s}}',t)\mathrm{d}\hat{\boldsymbol{s}}'+Q(\boldsymbol{r},\hat{\boldsymbol{s}},t) \tag{7-1}$$

式中,$\nabla\phi(\boldsymbol{r},\hat{\boldsymbol{s}},t)$ 为辐射率(radiance),定义为在空间位置 $\boldsymbol{r}$ 处,t 时刻时方向为 $\hat{\boldsymbol{s}}$ 的单位立体角内的光通量或平均功率通量密度($\mathrm{W}\cdot\mathrm{m}^{-2}\cdot\mathrm{sr}^{-1}$);$c_n$ 为光在组织体内的传播速度;$p(\hat{\boldsymbol{s}},\hat{\boldsymbol{s}}')$ 为散射相位函数,用来表征生物组织体内光子在输运过程中散射各向异性行为的概率函数;$Q(\boldsymbol{r},\hat{\boldsymbol{s}},t)$ 为位于 $\boldsymbol{r}$ 处,t 时刻时方向为 $\hat{\boldsymbol{s}}$ 的光源项;μ_a 为吸收系数;μ_s 为散射系数。

由式(7-1)可以看出,RTE 反映了媒质中的能量守恒关系,通常情况下该方程的解析解是无法得到的,因为其具有 6 个独立变量。求解 RTE 时,一般利用其一阶或低阶球谐近似模型。目前,基于 RTE 一阶球谐函数展开近似的扩散(漫射)方程(diffusion equation,DE)被广泛采用[117],即

$$\nabla[k(\boldsymbol{r})\nabla\Phi(\boldsymbol{r},t)]-\mu_a(\boldsymbol{r})c_n\Phi(\boldsymbol{r},t)-\frac{\partial\Phi(\boldsymbol{r},t)}{\partial t}=-q_0(\boldsymbol{r},t) \tag{7-2}$$

式中,$k=c_n/3(\mu_a+\mu_s')$ 表示扩散系数,$\Phi(\boldsymbol{r},t)$ 表示光子密度。当测量点 ξ 在组织体表面时($\xi\in\partial\Omega$,$\partial\Omega$ 表示组织体 Ω 的外表面),用 $\hat{\boldsymbol{s}}_n$ 表示组织体表面外方向单位向量,通过 Fick 定律,表征生物组织表面检测到的输出光流量(通量密度)$\Gamma(\xi,t)$ 有如下形式:

$$\Gamma(\xi,t)=-k\hat{\boldsymbol{s}}_n\cdot\nabla\Phi(\xi,t) \tag{7-3}$$

由于当生物组织为强散射媒质时($\mu_s'\gg\mu_a$),P1 近似有效,且 DE 要求辐射源为迷向的,则对于准直光激励生物组织而言,DE 的成立范围应为远光场区。因为生物组织具有不规则几何结构以及内部不均匀的光学参数分布,对扩散方程的有效求解通常选择数值求解方法。由于 DE 最终可以表示为相对简单的椭圆形偏微分方程形式,因此特别适合使用如有限差分、边界元或者有限元(finite element method,FEM)的方法进行离散的求解。

除了式(7-3)之外,DE 的求解还需要有与之相应的边界条件。常用的边界条件有以下 3 种。

(1) 零边界条件(Dirichlet boundary condition,DBC)。

$$\Phi(\xi,t)\mid_{\xi\in\partial\Omega}=0 \tag{7-4}$$

DBC 的意义为光子只要跨越生物组织边界即被完全吸收,尽管 DBC 简单易实现,但却与实际物理模型不相符合。

由于真实情况下,生物组织并不会陷于完全吸收媒质中,对于无散射环境媒质,考虑

生物组织与环境媒质折射率是否匹配的情况,有以下两种边界条件。

(2)罗宾边界条件(Robin boundary condition,RBC)。

生物组织与环境媒质折射率匹配时:

$$c_n \Phi(\xi,t) + 2\kappa \hat{s}_n \cdot \nabla \Phi(\xi,t) = 0, \quad \forall \xi \in \partial \Omega \tag{7-5}$$

生物组织与环境媒质折射率不匹配时:

$$c_n \Phi(\xi,t) + 2\kappa \frac{1+R_f}{1-R_f} \hat{s}_n \cdot \nabla \Phi(\xi,t) = 0, \quad \forall \xi \in \partial \Omega \tag{7-6}$$

式中,R_f 为扩散传输内反射系数。通常可用多项式拟合近似表示为

$$R_f \approx -1.4399n^{-2} + 0.7099n^{-1} + 0.6681 + 0.0636n \tag{7-7}$$

其中,n 表示生物组织对环境媒质的相对折射率。

(3)外推边界条件(extended boundary condition,EBC)。

EBC 将原来真实的物理边界外推一定距离到一个新的虚拟的物理边界,并在新边界上采用 DBC 或者 RBC。在实际应用中,根据生物组织和环境媒质是否具有匹配的折射率,外推的距离分别为 $z_b = 2(\kappa/c_n)$ 和 $z_b = 2(\kappa/c_n)(1+R_f)/(1-R_f)$。

2. 蒙特卡洛模拟

蒙特卡洛(MC)模拟能够严格描述光在生物组织中的行进输运过程,并且实现过程较为简便。当光子从区域边界处入射至散射介质中时,由于散射效应的影响,光子将在其中进行"之"字形传播。MC 模拟在描述该规则时,通常假设光子是弹性粒子,忽略其波动性、相干性、偏振性及荧光特性,介质的光学参数仅由吸收系数 μ_a、散射系数 μ_s、各向异性因子 g 决定。介质中的散射效应为弹性散射,光子在散射前后能量不变。MC 模拟利用相邻两次散射过程间的步进长度的概率分布、发生散射时光子轨迹的偏转角的概率分布以描述光子的局部行进过程。作为一种统计学方法,在进行 MC 模拟时需要计算大量的光子行进过程,最终统计出光子在生物组织中的分布情况进而获得所需要的物理量,如辐射率、光子密度等。目前,MC 模拟方法在生物医学光子学的各种领域中有着非常广泛的应用,如用于优化或者定量分析光动力治疗过程中的光辐射剂量,并且也可以用于分析扩散光学影像技术中光子传输"时间-空间"分辨的扩散特性等[116]。

7.2.2　光声波在生物组织中传播的波动方程以及求解

光声信号在非黏性介质中的传播过程一般用光声波动方程表示,其定义为

$$\left(\nabla^2 - \frac{1}{v_s^2} \frac{\partial^2}{\partial t^2} \right) p(\boldsymbol{r},t) = -\frac{\beta}{\kappa v_s^2} \frac{\partial^2 T(\boldsymbol{r},t)}{\partial t^2} \tag{7-8}$$

式中,$p(\boldsymbol{r},t)$ 表示声压在不同空间位置 $\boldsymbol{r}$ 处和不同时间 t 的变化函数;同样地,$T(\boldsymbol{r},t)$ 表示温度在不同空间位置 $\boldsymbol{r}$ 处和不同时间 t 的变化函数。在热封闭条件满足的情况下:

$$H(\boldsymbol{r},t)=\rho C_v \frac{\partial T(\boldsymbol{r},t)}{\partial t} \tag{7-9}$$

进一步得到

$$\left(\nabla^2-\frac{1}{v_s^2}\frac{\partial^2}{\partial t^2}\right)p(\boldsymbol{r},t)=-\frac{\beta}{C_p}\frac{\partial H}{\partial t} \tag{7-10}$$

由等式右侧的激励项可以知道 H 是需要随时间变化的,因此只有激励具有时变特性才能够产生光声声波。

光致超声波动方程的求解一般采用格林函数法,在光源为脉冲激光的情况下,式(7-10)通过格林函数法可以得到

$$\left(\nabla^2-\frac{1}{v_s^2}\frac{\partial^2}{\partial t^2}\right)G(\boldsymbol{r},t;\boldsymbol{r}',t')=-\delta(\boldsymbol{r}-\boldsymbol{r}')\delta(t-t') \tag{7-11}$$

式中,$\boldsymbol{r}'$ 为脉冲声源的位置,t' 为脉冲声源产生的时间。在一个无限大的空间内,一个点源产生的脉冲波波前为一个向外发散的球面,其解为

$$G(\boldsymbol{r},t;\boldsymbol{r}',t')=\frac{\delta\left(t-t'-\dfrac{|\boldsymbol{r}-\boldsymbol{r}'|}{v_s}\right)}{4\pi|\boldsymbol{r}-\boldsymbol{r}'|} \tag{7-12}$$

根据球面波的特性,式(7-12)存在时空互异性,因此其解具有以下关系:$G(\boldsymbol{r},t;\boldsymbol{r}',t')=G(\boldsymbol{r},-t;\boldsymbol{r}',-t')$。在重建算法中,光声波形的推导是可逆的,即声源和探测位置是可以互换的。

利用格林函数与光声波动方程进行联立,得到

$$p(\boldsymbol{r},t)=\frac{\beta}{4\pi\kappa v_s^2}\int \mathrm{d}\boldsymbol{r}'\frac{1}{|\boldsymbol{r}-\boldsymbol{r}'|}\frac{\partial^2 T(\boldsymbol{r}',t')}{\partial t'^2}\bigg|_{t'=t-|\boldsymbol{r}-\boldsymbol{r}'|/v_s} \tag{7-13}$$

在热封闭的限制条件下,可以进一步得到

$$p(\boldsymbol{r},t)=\frac{\beta}{4\pi C_p}\int \mathrm{d}\boldsymbol{r}'\frac{1}{|\boldsymbol{r}-\boldsymbol{r}'|}\frac{\partial H(\boldsymbol{r}',t')}{\partial t'}\bigg|_{t'=t-|\boldsymbol{r}-\boldsymbol{r}'|/v_s} \tag{7-14}$$

式(7-14)即为光声信号的一般解析表达式。

7.2.3 光声信号的初始声压重建

在 PAI 方法中,通过超短脉冲激光对目标组织进行照射,目标组织受到激发,基于光声效应向外辐射出超声波,放置于目标体外的超声探测器接收到携带目标组织光吸收特性信息的光声信号,这些光声信号进一步经过重建算法处理,可以得到生物组织的初始声压分布图像。目前,PAI 重建方法包括时域与频域方法。其中,常用的算法有 Robert A. Kruger 等提出的逆 Radon 变换方法;Minghua Xu 与 Lihong V. Wang 提出的反投影 (universal back-projection,UBP 重建)方法;Kornel P. Kostli 与 Paul C. Beard 提出的傅

里叶变换重建方法；Bradley E. Treeby 与 Ben Cox 提出的基于 k 空间（k-space）正向计算的时间反转重建方法（time-reversal method）；G. Paltauf、Daniel Razansky 与 Vasilis Ntziachristos 等提出基于正向声波波动问题的离散化表示的基于模型的（model-based，MB）重建方法。依据测量的声场信号与光声声源（初始声压）之间存在的线性关系，建立一个测量的光声信号与待求的生物组织光能吸收密度（即初始声压）之间的矩阵方程。在这些方法中，反投影重建方法和 MB 重建方法是两种广泛应用的方法[118]。

反投影重建方法是一种基于解析解的重建方法，其基本思想：位于无限空间内某点的超声换能器，某一时刻 t 接收到的光声信号等于以该点为圆心、以 ct 为半径（假设介质声速恒为 c）的半球面（假设探测器具有一定的数值孔径）上所有光吸收物质产生光声信号的累加和。反投影过程是对声学信号的一个反推过程，将所有探测角度下测得的光声信号按照时间进行回溯后即可得到原始声压的分布图像。

假设 S 为探测器的轨迹或者探测器阵列的分布封闭曲线。根据前文的理论分析与反投影重建方法相结合，可以推导出初始声压 P_0 的重建解析式，即

$$P_0(\mathbf{r}) = \frac{1}{\Omega_0}\int_s \mathrm{d}\Omega\left[2p(\mathbf{r}_d,t) - 2t\frac{\partial p(\mathbf{r}_d,t)}{\partial t}\right]\bigg|_{t=|\mathbf{r}_d-\mathbf{r}|/v_s} \tag{7-15}$$

式中，Ω_0 为探测路径曲面 S 的立体角；在二维光声重建中 $\Omega_0 = 2\pi$；在三维光声重建中，若路径为球面或者圆柱形 $\Omega_0 = 4\pi$，将 S 微分，其每一个单元 $\mathrm{d}S$ 所对应的立体角为 $\mathrm{d}\Omega$。$\mathbf{r}_d$ 为探测点与探测中心的距离。由式（7-15）可以得到某一时刻下、某一位置处的声压 P 的解析表达式。

MB 重建方法是一种基于迭代解的重建方法。相比于反投影重建方法，其在重建过程中更加复杂。首先建立一个前向插值模型 A，该模型反映了光声信号与重建图像各个像素点（即组织体内各个光吸收单元）的权重关系。可以得到声压信号 P 与待求光吸收分布（重建网格）H 的关系，即

$$P = AH \tag{7-16}$$

其中，将测得的声信号 P 与重建网格 H 皆为列向量的形式，因此求解原图像各个像素点数值的过程转换为矩阵求解过程。理论上，对于式（7-16）可由等式两边均左乘 A^{-1} 求得。但在工程中，存在诸多问题，如 A^{-1} 是否存在，且求解过程也较为复杂，为了提高重建稳定性，通常采用最小二乘法进行求解。通过一系列迭代逼近方程组解，最终得到全局的最优解作为方程组的解，即

$$\min\|P - AH\|^2 \tag{7-17}$$

除了常用的最小二乘法外，当采样角度不全时，求解过程为欠定问题，则可以根据实际测量条件使用正则化方法进行求解，如使用全变分（total variation，TV）的正则化方法，

$$\min\{\|P - AH\|^2 + \lambda\mathrm{TV}(H)\} \tag{7-18}$$

加入正则化项可以针对采样数据不全的情况下一定程度解决方程组欠定问题,但正则化系数 λ 的选择往往具有不确定性,难以快速得到最优的 λ 数值。

7.2.4　光声信号的光学参数重建

PAI 技术在临床前期与临床研究中展现出了巨大潜力,但传统 PAI 技术并不能直接获得与生物组织生理、病理特征直接相关的光学吸收系数图像[119]。PAI 成像的逆问题包括声学和光学两方面:声学逆问题是指根据探测器采集到的光声信号(本质是超声波)重建组织内部的初始声压分布图像或空间光吸收能量密度图像,即一般意义上的光声图像重建;光学逆问题是指运用合适的光传输模型与优化算法,根据探测到的光声信号或者光吸收能量密度重建准确的光吸收分布图像。PAI 技术获得的初始声压分布是由反映生物组织声学特性的 Gruneisen 系数与生物组织光能吸收密度分布共同作用的结果,光能吸收密度又表征为生物组织的区域光学吸收系数与光子密度乘积的形式[119]。传统 PAI 技术得到光能吸收密度的空间分布只是间接地反映了生物组织光学特性,当在面向深层组织(如小动物、乳腺组织)成像时,由于光子密度沿深度方向的衰减,光能吸收密度图像已不能准确反映生物组织本体的光学特性。定量光声成像(quantitative photoacoustic imaging,QPAI)方法可以准确地重建深层组织光学吸收参数分布以获得生物组织生理、病理信息[119]。目前对 QPAI 的研究已成为 PAI 领域的热点之一,尤其是同时重建光学吸收系数和散射系数的空间分布。QPAI 技术有望在传统 PAI 技术高对比度和高空间分辨率优势的基础上实现对生物组织光学参数的定量成像,从而能够对内源特异度标志物、肿瘤新生血管和血氧情况进行连续的定量观测。

从组织内的吸收体吸收光能到探测器测得声压时间序列的整个过程称为光声成像的正问题,可分为光学正问题和声学正问题两部分:前者的结果是光吸收能量密度,后者的结果是探测器测得的声压信号。假设采用单一波长 λ 的光源照射组织,组织的光吸收系数和散射系数分别为 μ_a 和 μ_s,待测组织区域 Ω 内一点 r 处的光吸收能量密度为

$$H(r,\lambda)=\mu_a(r,\lambda)\Phi(r,\lambda;\mu_a(r,\lambda),\mu_s(r,\lambda)) \tag{7-19}$$

式中,$H(r,\lambda)$ 定义为单位体积、单位时间内的光能转换;$r\in\Omega$,$\Omega\subset\mathbf{R}^n$($\mathbf{R}^n$ 为 n 维实数空间,$n=2,3$)为有界域,Φ 为光能流率,则 r 处的声压为

$$p_0(r,\lambda)=\Gamma(r,\lambda)H(r,\lambda) \tag{7-20}$$

式中,Γ 是光声转换效率,即光吸收能量相对于超声波的转化效率,它表示介质的热力学性质,可用 Gruneisen 系数表示。若已知超声探测器的单位冲激响应,可得到声压时间序列 $p(r,\lambda,t)$。

具体光声成像正问题流程如图 7-2[120]所示。QPAI 的原理总结起来包含了两个问题:声学逆问题和光学逆问题。假设介质的声学特性均匀,在理想激光脉冲的均匀照射

下,被照组织产生的三维光声信号的幅值与脉冲激光的幅值成正比,光声信号的特性由光能量的吸收分布决定。因此,可以根据探测器测量到的声压时间序列 $p(r,\lambda,t)$ 重建初始声压的空间分布 $p_0(r,\lambda)$,进而得到光吸收分布 $H(r,\lambda)$,即声学逆问题,也是通常所说的光声图像重建。PAI 光学逆问题是指由初始声压分布 $p_0(r,\lambda)$ 估算组织的光吸收系数和散射系数的空间分布。在早期的研究中,通常假设组织的光散射系数是已知的,采用递归法或者非递归法即可重建光吸收系数的分布。但是,该假设在多数情况下都是不成立的,更为通用的方法是基于误差最小化的方法。

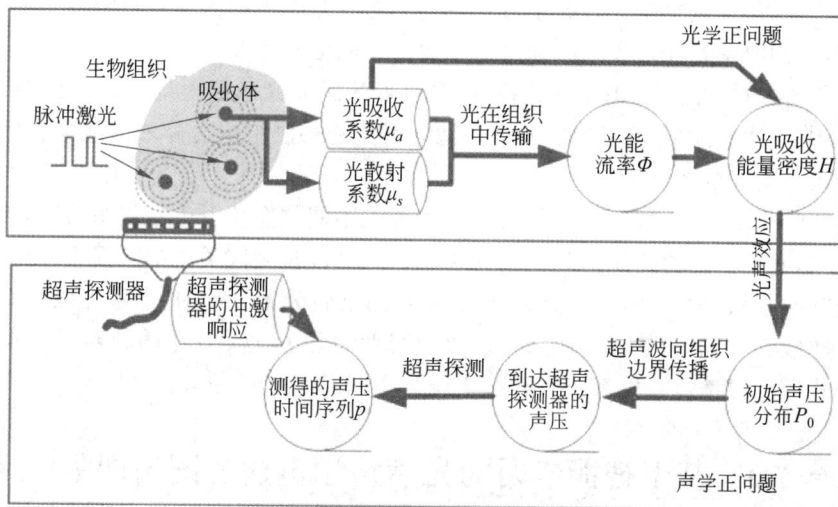

图 7-2　光声成像正问题流程

光能流率 Φ 是未知的,而且它与组织的光吸收系数和散射系数有关,同时 PAI 成像是三维高分辨率成像,所涉及的数据量极大,因此由光吸收能量密度的测量值重建组织的光学特性参数是一个大规模的非线性不适定问题,特别是在需要同时重建光吸收系数和散射系数时。

通常采用 RTE 描述光子在混浊介质中的迁移过程。RTE 是积分-微分方程,求解时常需要在空间域和角度域内对方程进行离散化,步骤较为烦琐,因此通常对其进行扩散近似(diffusion approximation,DA)。相比于 DA,RTE 能够更准确地描述光子在组织中的迁移过程,尤其是在非扩散区域,但是其复杂的求解过程和较高的运算成本限制了它的广泛应用。

为了得到光在组织中传输的前向模型的数值解,一般需要先对其进行有限元离散化,相比一般的单网格方法,采用双网格方法可在保证重建精度的前提下明显缩短重建时间、提高计算效率。最常用的方法是 LM(Levenberg-Marquardt)方法,即 L2 范数 Gauss-

Newton 法,通过计算 Hessian 矩阵的逆矩阵,可迭代地调整 μ_a,μ_s 的值。但是该计算过程非常耗时,因此出现了近似计算逆 Hessian 矩阵的算法,主要包括基于 Jacobian 矩阵的线性方法、非线性梯度法、Bregman 迭代法等,光学逆问题的解的精度将很大程度上取决于所选数值模型的精度[120]。

按照 PAI 所用激光光源的不同,将 QPAI 方法分为单光源 QPAI、多光源 QPAI 和多光谱 QPAI 这 3 类。

(1)单光源 QPAI。采用单一波长的激光光源照射组织,在已知待测组织的光散射系数分布的情况下,可以重建光吸收系数的空间分布。若组织的内在散射特性未知,则不能唯一、准确地同时重建光吸收系数和散射系数的空间分布。

(2)多光源 QPAI。采用相同波长、不同位置的激光光源照射组织,在已知待测组织的 Gruneisen 系数的情况下,可唯一、准确地同时重建待测组织边界和内部的光吸收系数和散射系数的空间分布。

(3)多光谱 QPAI。采用多波长的激光光源在不同位置照射生物组织,获得多个初始声压数据集,在已知待测组织的光散射特性与入射光波长之间关系的前提下,可唯一地同时重建光吸收系数、散射系数和 Gruneisen 系数的空间分布。其中,求解光吸收系数和散射系数是非线性问题,求解 Gruneisen 系数是线性问题。此类方法的缺点是在每次不同波长的激光照明时都需要重新测量初始声压分布图,计算烦琐[120]。

7.3　基于智能学习的光声声学重建及图像增强

图像重建是光声成像的基本组成部分之一,它将超声换能器接收到的原始信号转换为初始压力分布图像。由于光声图像的不适定性以及实际情况下缺乏精确的逆模型(有限视野和稀疏采样),光声图像重建是一项具有挑战性的任务[121]。在光声成像中,图像重建的目的是重建初始的光声压力分布 P_0,P_0 代表生物组织的光吸收。声学重建算法是光声成像中获取图像的重要方法,是指利用超声换能器在一定时间序列内测量到的压力数据重建初始声压分布图像。

传统的声学重建算法(如延迟求和、滤波反投影)凭借其重建时间较短、便于实现的优点在光声成像中得到了广泛的应用。然而,大多数传统算法不可避免地会导致图像出现伪影,降低重建图像的质量及信噪比。近年来,深度学习技术在计算机视觉和图像处理领域得到广泛应用,光声成像技术的研究人员也开始探索使用深度学习方法进行光声图像重建的可行性。目前,采用深度学习技术进行声学重建的方法可分为两类:第一类是处理声学重建问题,直接从原始时间序列数据重建图像;第二类是后处理方法,消除伪影和噪声,以提高重建图像的质量[122]。

　　从时间序列数据中重建光声图像有多种实现方法,如基于模型的方法、直接图像重建的方法。同时,也发展出一些辅助任务,如对来自点源的波前定位和对介质声速的估计。关注这些参数的信息对于实现最佳的图像重建非常重要,有助于提高光声图像在临床场景中的实用性。

　　光声图像中的伪影主要是系统硬件限制引起的,如超声换能器膜的光吸收或脉冲激光器出现的能量波动。如图 7-3[122] 所示,存在的某些问题也可能导致图像质量下降,如采样不足或扫描角度有限等导致的伪影,以及其他影响,如运动伪影或特定于重建算法的伪影等。后处理算法的研究大致可以分为两个主要领域:消除伪影和提高图像质量。

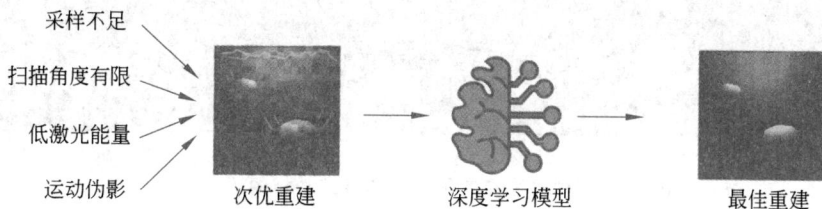

图 7-3　导致光声图像伪影的原因

7.3.1　基于智能学习的声学重建

1. 基于模型的图像重建方法

　　深度学习技术在声学重建问题上的应用之一是对现有基于模型重建算法的增强。其核心思想是利用深度学习的灵活性,通过引入可学习的组件,来增强现有的基于模型的重建算法。

　　滤波反投影(filtered back projection,FBP)算法是一种有效且应用广泛的光声图像重建方法。在光声成像中,FBP 算法是基于理论上精确的解析反演公式,从而得到精确的重建。然而,有限的探测视角和稀疏采样导致光声测量数据往往是不完整的,这使得FBP 重建的图像中存在伪影。此外,在标准的 FBP 算法中没有考虑声学探测器的方向性等特性,这同样会影响重建图像质量。为了解决这些问题,发展了基于深度学习技术的FBP 算法[123]。其核心思想是在原始算法上增加额外的权值,深度学习算法的任务就是为重建公式寻找最优的权值。权重因子的优化过程是非常灵活的,其没有精确的反演公式,只需要一个适当的由光声源和相应的光声数据组成的训练集。通过学习权重,能够将从有限视图和稀疏采样引入的误差减少至 1/4。

　　此外,深度学习技术也被应用到为迭代重建方案学习额外的正则化项。标准的深度学习方法的缺点是在使用与训练集差异较大的组织图像作为测试集输入时,输出图像在一定程度上表现不佳。为了解决这一问题,出现了迭代网络、数据不变正则化网络以及可学习的正则化项。

叶片仿体的重建结果如图 7-4[123] 所示,因为它包含了非常精细的结构,导致重建叶片仿体的难度较高,目标体外的伪影同样都存在于重建的图像中。然而,使用深度学习方法(NETT、U-Net)进行重建得到了令人满意的结果[124]。

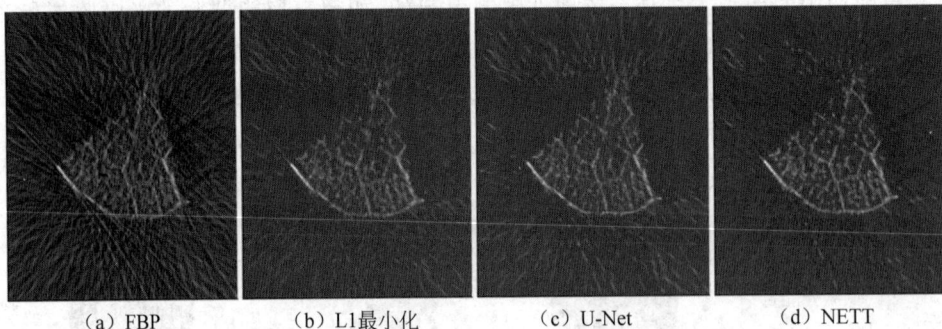

(a) FBP　　　　(b) L1最小化　　　　(c) U-Net　　　　(d) NETT

图 7-4　不同方法在有限视图和稀疏数据的重建结果

卷积神经网络能够在重建方案中为每个迭代步骤训练一个单独的网络,从而提升迭代重建的能力。但由于该算法是在合成数据上进行训练的,因此需要进行多个数据增强步骤或应用迁移学习技术来获得令人满意的结果[125]。

基于模型的方法似乎更适合"精确数据",而利用深度学习增强后的基于模型的方法在噪声数据上优于纯粹基于模型的方法,这使得深度学习技术的应用在典型的噪声和伪干扰的实验数据方向更有前景。另外,目前使用的深度学习模型不能很好地从模拟数据推广到实验数据,只有部分论文在实验数据上测试了他们的方法,但在理想情况下,这些算法必须在实验数据上进行训练。

2. 直接重建图像方法

利用深度学习技术直接重建图像方法的主要思想是直接从时间序列数据重建光声图像。除了直接使用时间序列数据外,在一些方法中还使用特征图或使用传统重建算法进行正则化。直接使用时间序列重建光声图像的方法是一种端到端的重建方法。首先在直接重建图像方法中得到应用的神经网络是经典多卷积前馈骨干模型,但更为流行的是 U-Net 及其变体。

Lan 等提出了一种利用多频率原始超声传感器数据直接重建光声图像的端到端网络[126]。3 种不同的中心频率分别为 2.25MHz、5MHz 和 7.5MHz,与提出的框架相结合,可以通过不同频率的多传感器阵列设置,提取出更详细的样本频率信息。用于训练和测试网络的数据集是由数值模拟生成的,结合了 5 个随机生成的点源。为了生成足够的模拟数据集,使用 MATLAB 中的 k-Wave 工具箱实现。在模拟设置中,120 个传感器被放置在一个环上,从样本中获取光声信号,传感器阵列共存以上 3 个不同的中心频率,传感器阵列的半径为 18mm。每个圆盘的随机初始压力为 2～10Pa,大小为 0.6～3.6mm。传感器的带宽为 80%,通过在原始光声信号中加入适当的随机噪声,将信噪比设置为 60dB。模拟中的声速设置为 1500m/s,传感器记录了 2560 个点,采样频率为 150MHz。参考图像是一张 128×128 像素的二维图像。

此外,还对眼底 CT 成像中的人工分割血管进行了训练和测试,每张分割血管的图像包含 128×128 像素的神经网络,以进一步验证该模型,并使用改进的 U-Net 结构直接从时间序列压力数据中估计初始压力分布。改进的 U-Net 结构被称为 DU-Net,如图 7-5 所示。

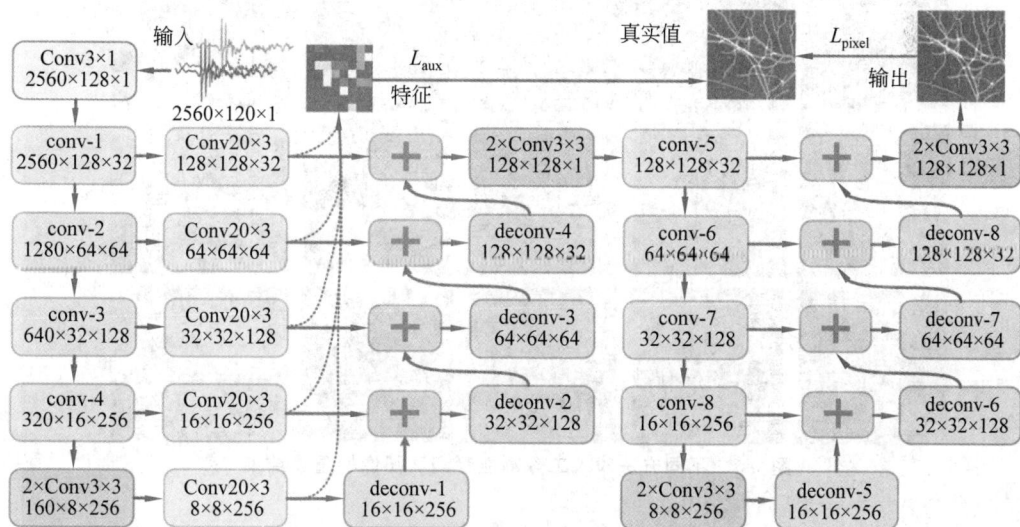

图 7-5　DU-Net 的网络结构[126]

不同方法分割的血管的图像重建结果如图 7-6[126]所示。多频率光声数据保留了更多的频谱细节,可以更好地重建不同大小的血管。从图 7-6 可以看出,时间反演算法(time reversal,TR)和延时叠加波束形成(delay and sum beam forming,DAS)可以重建一些不可避免的血管轮廓。由于难以区分血管病变和伪影,因此阻碍了对血管病理的精确估计。与 TR 和 DAS 相比,U-Net 的图像质量更好,伪影少、轮廓清晰。然而,与参考图像相比,小部分薄血管没有得到重建。DU-Net 从多频 PA 数据中恢复了更多的信息,与 TR、DAS 和 U-Net 相比,具有最好的图像重建质量。

此外,还有基于生成对抗网络的方法,该方法除了使用时间序列数据外,还使用重建的光声图像作为附加信息来规范神经网络[127]。另一种方法使用基于查找表的图像转换来丰富时间序列数据,通过这种方法,能够在仿体和体内数据集上获得令人信服的重建结果[128]。

与基于深度学习增强的模型重建相比,直接深度学习重建方案相对容易训练,大多数论文使用 U-Net 作为其基础架构。在一些工作中,可以通过规范参考重建或手工预处理步骤的额外数据来引进先验知识。考虑到基于深度学习的图像重建在速度方面优于迭代重建技术的数量级,可以肯定地说,这些方法是一个很有前途的进一步研究途径。必须指出的是,在健壮性和不适定性方面,该领域有很大的改进空间。

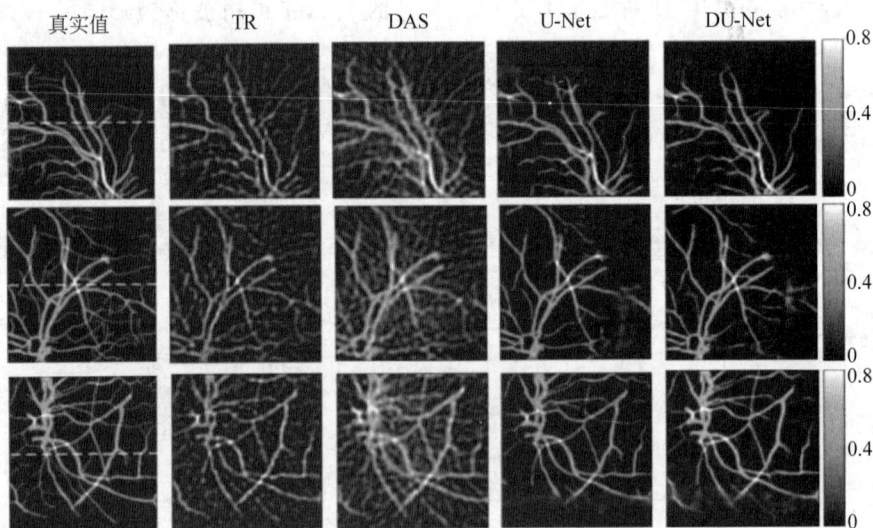

图 7-6 不同方法对人工分割血管测试图像的重建结果

3. 点源定位

光声成像介入应用通常需要点状目标的可视化,包括针和导管的圆形横截面尖端或小圆柱形植入物的圆形横截面图,如近距离放射治疗种子。当这些点状目标在高回声结构的存在下被成像时,由此产生的光声波会产生一个反射伪影。因此使用机器学习原理来识别这些类型的噪声伪影以进行去除,并从时间序列数据中定位点源的空间位置是关于光声图像重建的一个热门任务。例如,一种算法可以用于在光声图像中自动检测和定位点吸收器,如针尖。一般的想法是利用时间序列数据对波前源的像素坐标进行回归数值,或者输出可能点源的二维位置信息。

为此,可以使用 CNN 将时间序列数据转换为识别波前原点的二维点定位图像[129]。进一步使用这种方法来区分时间序列数据中的信号和伪影。该算法的输出包含了图像中的点目标位置,如图 7-7[129]所示。为实现二维点位置所采取的步骤包括修正线性单位的非线性、最大池化和 L2 归一化。

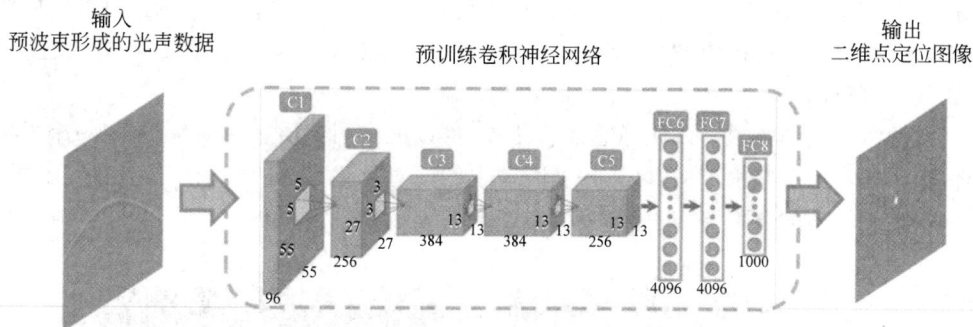

图 7-7　基于 CNN 的点源定位网络结构

也可使用编码器-解码器结构中的 CNN 将光声信号重建为包含单点源的图像、处理点源位置的时间序列数据和输出笛卡儿坐标[130]。

与基于深度学习的直接重建方法类似,点源定位的方法非常容易训练,甚至可以在体外实验数据上进行训练。这种易访问性使得该任务成为深度学习在光声成像中的首次应用。然而,这些方法在临床实践中的可整合性及其在某些生态位应用之外的未来影响是值得怀疑的,因为在体内的场景通常不仅仅包括点源,而且包括一个非常复杂和不均匀的发色团分布。

4. 声速估计

声波束的形成是光声成像中图像重建的一个重要过程。在脉冲激光束的吸收器照射下,生物组织中的吸收器产生向各个方向传播的超声波。通常,光声成像系统使用压电阵列换能器来检测这些波,并通过波束形成算法重建初始压力图。有许多波束形成算法,如延迟、傅里叶波束形成和基于模型的波束形成,随着时间的推移,找到最优初始压力。每种波束形成算法都有不同的重建策略,但它们通常假设介质具有均匀的声速映射,并且声波在介质中以一致的速度传播。

然而,在现实中,光声波并不能以一致的速度传播,因为生物组织是由具有不同的声速的各种材料组成的。波束形成过程中错误的声速选择产生了像差,降低了波束形成图像中点扩散函数的质量。这个问题可能很突出,特别是在腹部脂肪或女性乳房的成像时,因为声速在脂肪组织中相对较慢。此外,由于耦合介质和生物组织之间的声速差异,一些使用水室(一个装有水的容器)的光声成像系统可能会在这个问题上遇到类似的困难。

由于很难预测介质的异质性,所以在假设均匀介质下进行重建图像仍然是常见的。为了解决这个问题,一种基于深度学习的算法可以纠正光声图像中的声速像差[131]。通过 k-Wave 模拟获得了多个光声数据集,并对其声速进行了随机变形。使用变形的数据集作为输入数据,训练了一个基于 U-Net 的神经网络。通过训练,神经网络学习了如何纠正声速畸变、抑制侧叶和噪声。利用模拟数据集对神经网络进行训练后,将神经网络应用于人类前臂的光声体内图像,如图 7-8[131] 所示。尽管在体内的图像存在异质性,但声速像差效应被成功降低,侧叶和噪声被显著抑制。

自动将声速估计值加入图像重建算法中,可以提高图像质量。然而,制定一个相适应的优化问题本质上是困难的,因为评估声速不匹配对重建算法的影响难度较大。此外,由于通常没有体内的真实图像可用,该类方法的验证也是较为困难的。

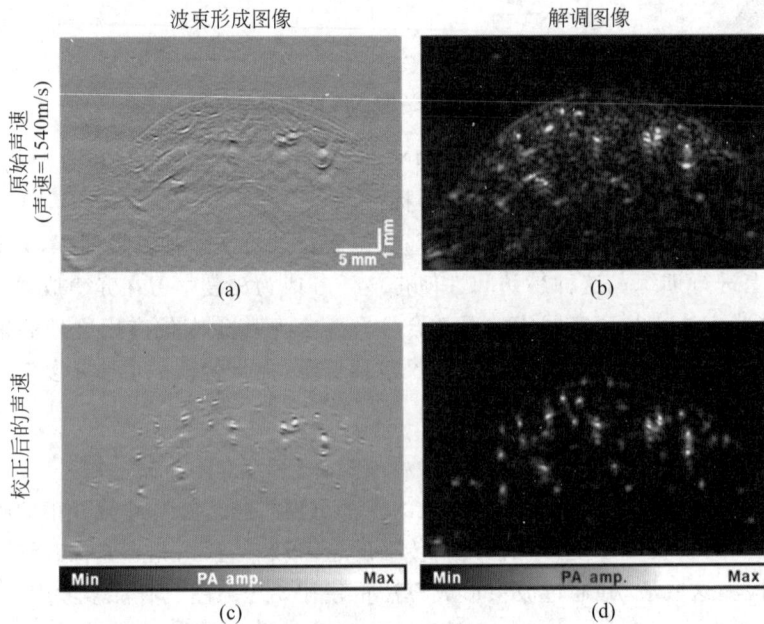

图 7-8　声速校正前后人体手臂图像

7.3.2　基于智能学习的图像增强

现有的光声成像系统为了保证光声重建图像的质量,大多需要对全角度扫描下的光声信号数据集进行图像重建。但在大多的实际情况中,变系统机械设计、成像目标尺寸结构、空间位置和成像时间等限制,超声探测器只能在稀疏且有限的探测角度范围内扫描。在有限角度的光声信号测量数据下重建图像,会导致图像出现伪影、失真等情况,限制了图像重建的准确性和稳定性[132]。稀疏的测量数据会导致成像目标的重建图像发生扩散,导致重建图像出现伪影、结构模糊和细节丢失等现象。

受到上述限制,光声成像系统不可避免地需要通过使用稀疏且有限角度扫描下得到的数据集实现图像重建。而传统的光声图像重建算法并不能满足这一需求。因此,使用深度学习方法进行光声图像增强成为了新的发展方向。目前,采用深度学习技术进行光声图像增强的方法可分为两个主要领域:消除由系统限制导致的伪影和提高图像质量。

1. 消除伪影

加快图像重建的一种主要方法是使用只包含一小部分可用时间序列数据的稀疏数据。虽然这会导致重建速度显著提高,但它带来了图像质量恶化和引入伪影的代价。传统的光声图像重建算法可以对具有高空间、时间采样率的光声信号的数据实现较高质量的图像重建,但这对采集的光声信号具有极高的要求。图 7-9[133] 是使用滤波反投影算法重建的不同扫描角度下的小鼠腹部肾脏区域的光声图像[133]。在扫描角度为 60°时,如图 7-9(a)所示,重建图像存在伪影、细节丢失与图像模糊的现象;而在 135°的扫描角度下,这些问题明显减少,但仍与全角度下的重建结果有着极大的差距,尤其体现在细节信息的表现上。从重建结果上看,即便是 360°下的重建图像仍然存在伪影现象,这证明了常规图像重建算法在解决光声图像重建问题上的局限性。

使用常规算法进行图像重建就必须采集高空间、时间采样率的光声数据,这在实际应用中会延长光声成像系统的扫描时间,无法满足实际应用的需求。除此之外,光声信号的空间采样密度通常是有限的,每个测量点都需要单独的超声探测器,探测器的数量过多会导致系统成本增高,不利于光声成像技术的普及。尽管可移动的探测器可以在一定程度上提高空间采样率,但这种方式耗时较长,也可能引入运动伪影。尽管在使用足够多探测器的情况下,常规的算法可以实现较高质量的图像重建,但这在实际应用中很难实现。

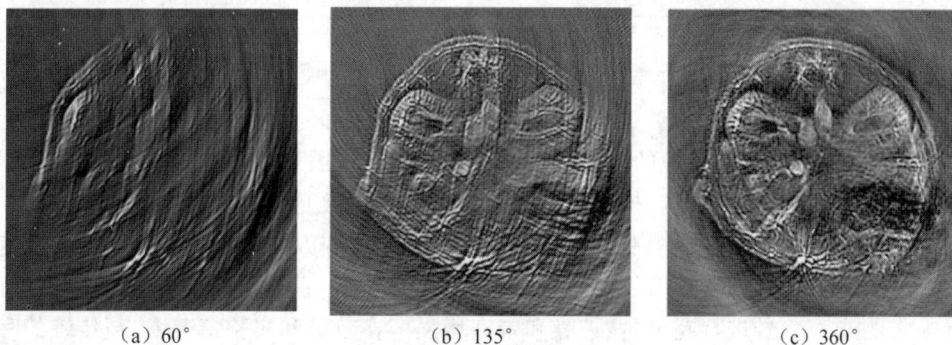

(a) 60°　　　(b) 135°　　　(c) 360°

图 7-9　不同扫描角度下的光声重建图像

为了解决利用有限角度稀疏测量数据重建图像带来的问题,使用深度学习技术进行恢复。这种方法的一个核心优势是,实验光声数据可以用于训练,通过人工对可用通道进行欠采样,并训练算法来预测从全数据、稀疏数据或有限角度数据的重建。

基于深度卷积神经网络的 U-Net 结构可以从稀疏光声数据中有效恢复图像质量[133]。U-Net 结构在医学图像分割和重建方面表现良好,特别是在使用有限数量的数据进行训练时。网络由编码器与解码器两部分组成,如图 7-10[133] 所示。编码器部分负责从输入数据中分析和捕获特征。维数对称的解码器可以精确定位,从而依赖于从编码器部分提取的学习到的和转发的特征来生成结果。这两部分都是由连续的卷积层组成的。在编码器部分,在这两个卷积层中的每一个之后,输出都通过将图像尺寸减小一半的池化层来传递。当数据沿着压缩路径通过不同的阶段传播时,分辨率被降低。图像重建部分通过解码器部分的上采样层以与特征提取部分对称的方式反转,从而恢复到图像的大小。

当提供从大量欠采样数据或有限视图扫描重建的图像时,训练后的网络能够增强任意定向结构的可见性,并恢复预期的图像质量。值得注意的是,该网络还消除了从密集采样数据中呈现的参考图像中出现的一些重建伪影。当使用合成或仿体数据进行训练时,没有获得类似的效果,这表现了使用高质量重建图像进行训练的重要性。

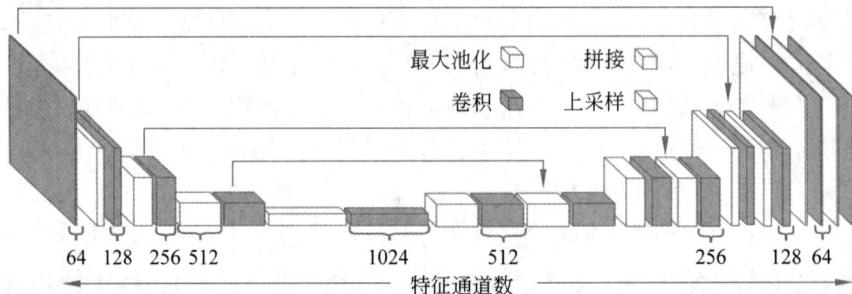

图 7-10 U-Net 网络结构

2. 提高图像质量

在声学重建中,光声图像的质量和分辨率也受到很多因素的限制,包括超声换能器的带宽限制、光和声散射的影响、检测硬件引起的噪声以及激光脉冲能量的波动。

针对超声换能器的带宽限制,使用深度学习技术从有限带宽数据中恢复出全带宽数据[134]。由于实验系统总是带限的,这很依赖于模拟数据。基于深度神经网络模型,对域边界采集的光声信号进行超分辨、去噪和带宽增强。在数值和实验情况下,与传统的和其他流行的深度学习方法相比较,该网络可以改善采集的边界数据,从而提供高质量的重建光声图像。

另外,基于深度学习的超分辨率算法在计算机视觉领域有着广泛的应用,因其可以较为容易地转换到光声成像领域,光声显微镜成像技术被用于提升图像分辨率和成像速度。高激发激光剂量、有限的成像速度和不完善的图像质量导致传统的光声显微成像在临床应用中受到限制；为解决这一问题，采用深度学习方法与一个针对应用的改进光声显微系统相结合，减少激光能量、提高成像速度并获得较高质量的图像[135]。对于超分辨率方法的训练，在理论上不受应用领域的限制，因此也可以使用来自与光声成像无关的数据。

目前已经提出了几种通过用低能量照明元件获得的图像的高信噪比来提高图像质量的方法，如基于 LED 的系统。这通常是使用神经网络改善一个重建图像[136]的方法。

为了提高图像质量，计算机视觉领域常见的深度学习任务可以相对容易地转换为光声图像，因为算法通常对训练和验证非常简单，例如超分辨成像算法。因此从与光声成像相邻领域的应用成熟的方法可以对光声成像领域产生帮助。

7.4　基于智能学习的光声光学重建

传统光声成像技术 PAI 重建的初始声压分布是吸收系数和光子密度分布共同作用的结果。生物组织的生理和病理特性主要与其内部的光学吸收系数相关，而传统 PAI 技术所获得的初始声压图像只能间接反映生物组织体内的光学吸收特性分布。此外，PAI 主要面向的是深层组织成像，如小动物全身、乳腺和甲状腺成像，光子密度在传播方向上会因组织吸收产生衰减，导致初始声压图像不能定量反映生物组织的光学特性，无法获得生物体内准确的功能参数信息。因此，亟须探究一种定量重建深度组织光学吸收系数图像的有效方法，该方法称为定量光声层析成像（quantitative photoacoustic imaging，QPAI）技术[137]。该技术不仅需要继承传统 PAI 的高对比度和高空间分辨率等优点，而且能够有效地解决光子密度分布不均匀造成的定量问题。在此基础上，将 QPAI 技术与多光谱技术结合还可以定量地探测生物组织的内源性生色团以及外源性分子标记物的浓度信息，获得与生物组织功能和代谢有关的多维度信息。

7.4.1　传统光声成像光学重建方法

Banerjee 等提出了一种从光吸收能量密度图像中重建光学吸收系数分布的非迭代方法[138]。该方法假设扩散系数只与已知的约化散射系数有关，将测量得到的光吸收能量密度代入扩散方程后可以求解出光子密度分布，由此校正深层组织中光子的不均匀衰减并重建吸收系数图像。Daniel Razansky 等提出了一种对数分解算法，结合多光谱技术可以对初始声压中的不均匀光衰减进行校正[139]。

随着多模态成像方式的兴起，国内外多个研究组尝试将 PAI 与其他成像模式相结合以探究定量重建光学吸收系数的可能性[140-143]。Lihong V. Wang 等将 DOT 系统与 PAI 系统组合使用，通过 DOT 的成像结果辅助计算光子密度分布，进而校正传统 PAI 成像中光子密度的不均匀分布。仿体实验结果显示了该混合成像模式重建光吸收系数分布图像的可能性。

目前,定量光声成像技术领域中研究和应用最广泛的是基于误差最小化的方法。Ben Cox 等通过最小二乘优化方法对比了利用扩散方程和辐射传输方程建立组织体中光子传输前向模型以解决光学逆问题的影响。研究结果表明,两种光子输运建模方法在扩散区域所获得的光吸收系数分布结果相近,但在非扩散区域利用辐射传输方程对光源项进行建模能获得更加准确的吸收系数定量结果[144,145]。

传统 QPAI 方法的局限性在近几年的研究中逐渐凸显。光学校正方法大多基于光学参数的假设近似,其结果会引入不可避免的计算误差。多模态成像方法会增加系统的复杂性、成本以及计算难度。基于误差最小化的迭代求解方法计算资源消耗大,吸收系数初始值以及优化参数的选择通常依靠一定的先验知识或经验,对重建精度有很大的影响。此外,基于近似光子输运模型的光子密度模拟结果与实际光子密度分布存在较大误差,需要引入参考仿体来校正数值模型与实验系统之间的差异。近年来,机器学习和深度学习方法因其准确性与简便性在生物医学成像领域的应用越来越广泛,一些研究学者也开始探究将深度学习方法用于解决 QPAI 问题。

7.4.2　基于智能学习模拟域光声成像光学重建

Lena Maier-Hein 小组提出了基于机器学习的定量光声成像方法,通过随机森林回归器来估计光子密度分布以实现对生色团的定量重建[146]。简单的模拟实验表明该方法可以从多光谱光声图像中估计光子密度、光吸收系数分布以及血氧饱和度。在此研究基础上,该小组使用误差估计模型提高定量光声成像中光学参数重建的准确性[147]。在简单圆形目标体的模拟实验中,通过卷积神经网络输入初始声压图像重建光学吸收系数图像,并结合误差估计模型提高重建图像的质量和精度。

Cheng Ma 等提出了一种端到端的深度学习方法,其目标是从多个波长测量获得的初始声压图像中重建 SO_2 图像[148]。该方法采用 ResU-net 网络结构,并通过数值模拟实验对其可行性进行了验证。通过简单的圆形模拟数据,对基于 ResU-net 的多光谱解混方法与传统线性解混算法求解血氧饱和度的性能进行了比较,并成功通过 ResU-net 方法计算出了吲哚菁绿的浓度。

7.4.3　基于智能学习在体组织光声成像光学重建

1. 方案设计

通常,用于生物医学图像重建或后处理的深度学习方法是有监督的,需要获得很大数量的标签数据集对神经网络进行训练;基于深度学习的 QPAI 方法在深度组织中成像时同样因缺乏真实数据而受到阻碍。本研究提出了一种基于深度学习的 QPAI-Net,它可以在缺乏标签数据集的情况下工作。

　　首先,通过将带标签的模拟数据转换到实验域来突破这一限制。受 CycleGAN 等无监督图像风格迁移方法的启发,本研究提出了一种从模拟域到实验域的数据翻译网络(simulation-to-experiment end-to-end data network,SEED-Net),该网络通过从模拟组织(如数字鼠标、数字大脑和其他组织)的大量模拟数据集进行无监督数据翻译,为实验数据集提供带标签的训练数据集。然后,提出了一种双通路网络(dual path network,DP-Net)来重建深部组织的光学吸收参数 μ_a 的高分辨率图像,该网络使用 SEED-Net 生成的大量数据标记对训练了一种新的双路径网络。设计的 DP-Net 契合光声成像的数理模型,并且分别对应初始声压分布 P_0、μ_a 和光子密度分布 Φ 之间的关系,如图 7-11 所示。

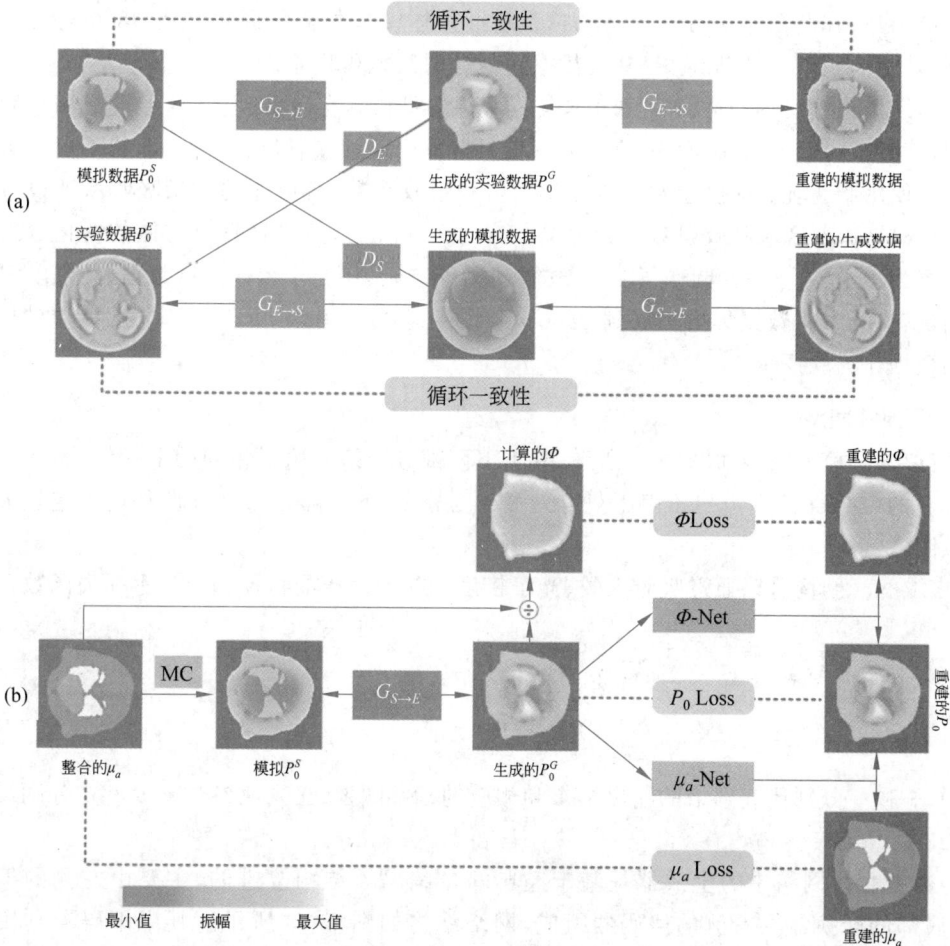

图 7-11　QPAI 实现流程方案

2. 数据来源

为了验证 DP-Net 的可行性，设计了 4 种不同的数值模拟实验。这 4 种模拟实验采用的模拟仿体包括矩形目标体、圆形目标体。数字鼠模型和数字大脑模型。根据生物组织光学吸收及散射特性，将所有形状规则模拟仿体的背景吸收系数设置为 0.01mm^{-1}，整个模拟仿体的约化散射系数设置为 1mm^{-1}，各向异性参数设置为 0.9。其中，形状规则的矩形目标体内部包含位置和尺寸不同的矩形、圆形吸收区域，其吸收系数在 $0.01\sim 0.2\text{mm}^{-1}$ 中随机取值。矩形模拟数据集包含 3800 对训练样本，将其中的 80% 用作训练集，其余数据均分为测试集和验证集。圆形目标体内部包含 $1\sim 4$ 个圆形吸收区域，其半径范围在 $1\sim 3\text{mm}$，位置是随机设置的。相比于矩形目标体，进一步扩大圆形目标体吸收系数范围，将其设置为 $0.01\sim 0.3\text{mm}^{-1}$。圆形仿体模拟数据集同样包含 3800 对训练样本，将其中的 80% 用作训练集，其余数据均分为测试集和验证集。

为了模拟真实小动物（如小鼠）体内的不同组织和器官，设计了圆柱形模具用于制作仿体，其直径为 25mm，高度为 60mm，圆柱目标体中设计嵌有位置不同、形状不同的吸收区域。使用脂肪乳和印度墨水配置光学散射和吸收系数，将仿体的背景吸收系数设置为 0.01mm^{-1}，内部区域吸收系数设置为 $0.015\sim 0.04\text{mm}^{-1}$，并且将整个仿体的约化散射系数设置为 1mm^{-1}。一共制作了 24 个仿体进行实验，其中 4 个留作测试数据，其余以 $2°$ 间隔角旋转 $360°$，将数据集量扩展到 3600 对，并将其 90% 用作 SEED-Net 的训练数据，其余的数据作为验证集。

3. 神经网络

DP-Net 模型结构如图 7-12 所示，其上下两部分网络采用了相同的平行结构，网络上半部分的 U-Net 路径由初始声压获得光子密度分布，下半部分 U-Net 路径用于重建吸收系数图像。

DP-Net 结构可以通过吸收系数、光子密度和初始声压的特征构造三重损失函数：

$$l_{\text{MSE}(\hat{y},y)} = \alpha \times \frac{1}{N}\sum_{i=1}^{N}\parallel \hat{\Phi}_i - \Phi_i \parallel^2 + \beta \times \frac{1}{N}\sum_{i=1}^{N}\parallel \hat{\mu}_{a_i} - \mu_{a_i} \parallel^2 +$$

$$\delta \times \frac{1}{N}\sum_{i=1}^{N}\parallel \hat{P}_{0_i} - P_{0_i} \parallel^2 \tag{7-21}$$

式中，$\hat{y}$ 和 y 分别代表网络的输出结果和相应的标签图像；正则化参数 α、β 和 δ 分别设置为 100、200 和 1。

数据翻译网络中的生成器是基于经典的自编码器结构改进的，主要由左侧的编码器、底部的转换器及右侧的解码器组成，网络结构如图 7-13 所示。其中编码器利用卷积神经网络从输入的图像中抽取特征并将其压缩为低维的抽象特征向量，然后由转换

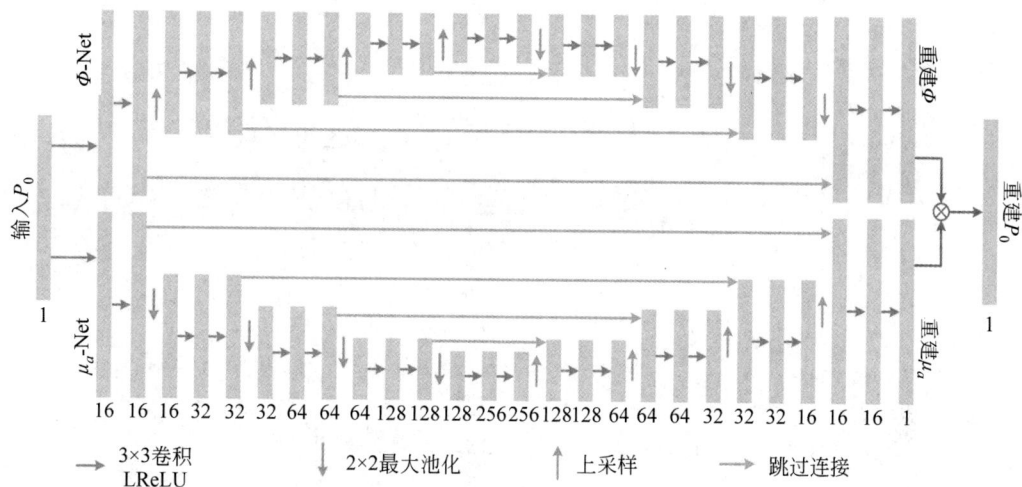

输入 P_0　1

Φ-Net

μ_a-Net

重建 Φ

重建 P_0

重建 μ_a　1

16　16　16　32　32　32　64　64　64　128　128　128　256　256　128　128　64　64　64　32　32　32　16　16　16　1

→ 3×3卷积 LReLU　　↓ 2×2最大池化　　↑ 上采样　　→ 跳过连接

图 7-12　DP-Net 模型结构示意图

器将输入图像的特征向量转换为输出目标域中的特征向量,最后解码器通过反卷积层将转换器输出的抽象特征逐步地恢复成具有不同层次细节的图像,最终将其转换到目标域。

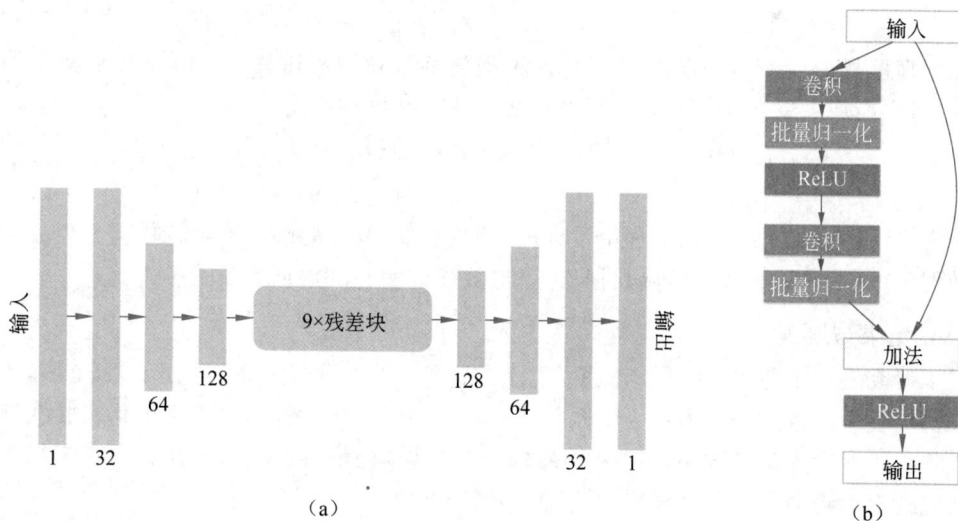

输入

9×残差块

输出

1　32　64　128　128　64　32　1

(a)

输入

卷积

批量归一化

ReLU

卷积

批量归一化

加法

ReLU

输出

(b)

图 7-13　SEED-Net 结构示意图

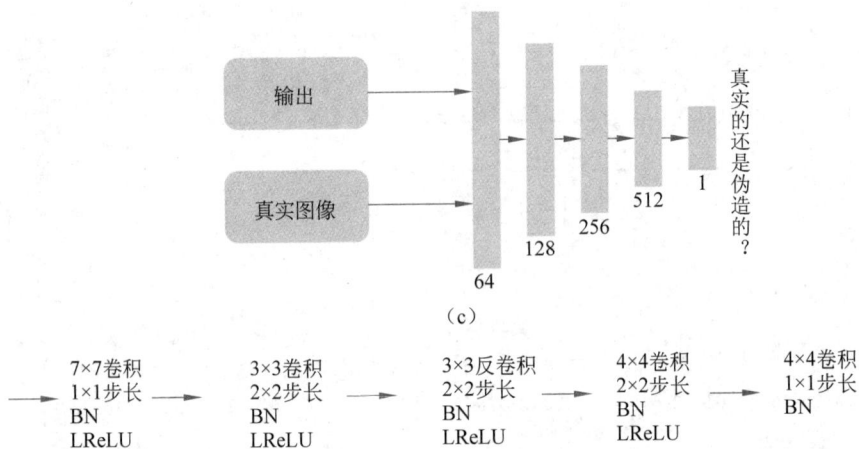

(c)

7×7卷积	3×3卷积	3×3反卷积	4×4卷积	4×4卷积
1×1步长	2×2步长	2×2步长	2×2步长	1×1步长
BN	BN	BN	BN	BN
LReLU	LReLU	LReLU	LReLU	

图 7-13　（续）

根据模拟-实验数据域转换任务要求,基于 CycleGAN 的数据翻译网络损失函数由对抗性损失、循环一致性损失和身份映射损失(identity loss)3 部分组成。为了使损失函数值在模型训练过程的下降趋势更加平稳,对抗性损失采用最小二乘损失形式:

$$L_{GAN}(G_{S\to E}, D_E, S, E) = E_{E\sim P_{data}(E)}[\log D_E(E)] +$$
$$E_{S\sim P_{data}(S)}[\log(1 - D_S(G_{S\to E}(S)))] \quad (7\text{-}22)$$

同理可得 $L_{GAN}(G_{E\to S}, D_S, E, S)$,这种损失函数在训练过程中表现出更加稳定的特性,同时也能产生更高质量的结果。另外还增加了身份映射损失:

$$L_{Identity}(G_{S\to E}, G_{E\to S}) = E_{E\sim P_{data}(E)}[\|G_{S\to E}(E) - E\|_1] +$$
$$E_{S\sim P_{data}(S)}[\|G_{E\to S}(S) - S\|_1] \quad (7\text{-}23)$$

身份映射损失是基于如下理论设计的,即生成器 $G_{S\to E}$ 能够由模拟域数据 S 生成实验域数据 E,那么向其输入实验域数据 E,也应该生成实验域数据 E。

4. 结果与展望

本研究进行了猪肉、猪肝、小鼠肝脏、小鼠肾脏的离体组织实验,验证了 QPAI-Net 方法在实际应用中重建深层组织吸收系数的有效性,如图 7-14 所示。活体小鼠实验获得了与生物组织实际光学参数相符的吸收系数分布结果,显示 QPAI-Net 方法具有应用于临床研究的发展潜力。

后续工作可以结合多波长测量技术来量化生色团的浓度,从而获得生物体中的与生理学和病理学有关的功能信息,如血红蛋白、血氧饱和度等。此外可以考虑更复杂的光学参数设置,并尝试重建其他光学参数分布,如散射系数图像;以及在其他医学成像模式中,将同样缺乏带标签实验数据集用于神经网络训练;此研究提出的风格迁移方法也可以拓展到其他基于深度学习的成像方法中，如扩散层析成像、荧光分子层析成像等。根据实际需要，将模拟数据转换到特定实验数据域，以解决不同成像领域中带标签实验数据集难以甚至无法获取的问题。

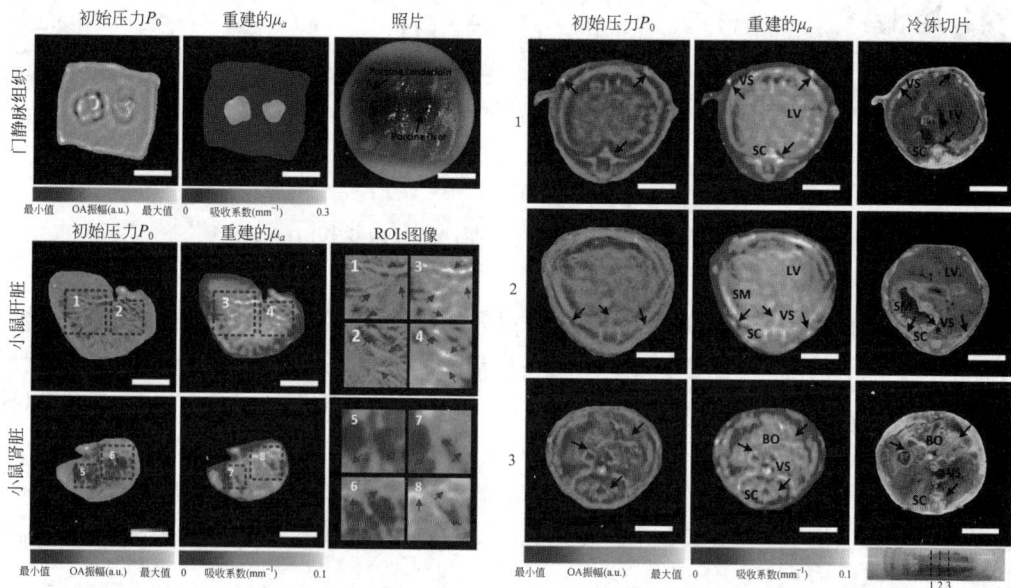

（a）猪肉、猪肝、小鼠肝脏、小鼠肾脏μ_a重建　　　　（b）在体小鼠断层μ_a重建

图 7-14　离体以及在体组织上的光学吸收系数重建

第8章 基于智能算法的光声成像临床应用

8.1 基于智能算法的光声成像模式

大数据时代的到来,计算机计算能力的提升,开源、用户友好的软件框架在机器学习方面取得了显著的进展,这些引起了工业界和学术界的极大关注。数据驱动的人工神经网络,也被称为深度学习(deep learning, DL),擅长从海量数据中发现复杂的模式,以确定参数空间中的最优解[149]。计算机显卡不断增长的计算能力使得人工神经网络可以从深度、宽度、基数等方面进行灵活扩展,进而形成众多的基石式模型,成为解决一系列问题的最先进方法。同时,深度学习在计算机视觉、自然语言处理和机器人技术方面也发挥着其神奇的力量[150-152]。

在医学成像领域,机器学习算法已经成为医学图像分析的新型主流算法模式。大量的医学应用涉及经典的深度学习任务,如疾病检测、图像分割和分类等[153-155]。光声成像(photoacoustic imaging, PAI)作为一种无创医学成像方法,将光学成像的高对比度与超声成像的高穿透深度相结合,成为了深度学习的新兴应用方向[156,157]。本文将从组织分割、疾病检测以及疾病分类 3 方面对基于智能算法的 PAI 临床应用进行总结。

8.2 基于智能算法的光声成像组织分割

8.2.1 研究背景

光声成像是根据在短脉冲激光照射下产生的超声重建的生物组织图像,但在重建过程中往往存在成像精度和成像时间冲突的问题,以及只能获取光声信号而无法完成对生物组织相应的光学参数定量评估的问题。深度学习方法作为一种基于卷积计算的高维多层感知机,不断衍生出新兴研究内容。而在普适视觉领域的研究之外,针对医学的图像处理问题,使得其在临床辅助诊断上取得长足进展[158]。

卷积计算本身可视为滤波器,在光声实验的实践中,数据采集通常会遇到断层数据的欠采样问题,从而导致不可避免的性能权衡和图像质量下降。从重建图像上来看,就是图像中存在重建伪影。使用二维卷积计算时,因为卷积核考虑感受野范围内的所有数据,在特征提取的浅层部分,针对细粒度图像特征,如颜色、边缘、纹理等小区域信息有相当高效的提取能力,这就保证了卷积在处理欠采样图像时抵抗伪影、噪声等干扰方面表现更好。

　　医学图像的重建任务,无论是前处理、后处理还是端到端等不同实现方法,都相当于是超声信号序列或声压图像面向重建声压图像或重建光学参数图像的映射,在卷积网络中通过特征提取部分获取的信息,将输入信息映射成高通道编码向量,并在特征解码部分将每个区域的编码向量映射到重建图像或对应类别的重建区域,这种映射方法在处理光声重建的各种任务时表现出相当的适应性。

8.2.2　组织分割

1. 组织边缘检测

　　目前在生物组织的光声成像中极为重要的是对组织区域的检测任务,其目标同样是完成组织边界标定,实现起来和经典实例分割任务基本一致。以光声系统重建的初始声压图像作为输出,得到的图像划分组织边缘作为标签,使用语义分割网络训练模型以完成组织边缘检测任务。多光谱光声层析成像通过在不同波长激励样品并探测光声诱导的超声波,来绘制不同光谱特征的内源和外源物质在不同生物组织中的分布[159]。

　　主动轮廓边缘检测(active contour edge detection,ACED)分割是目前医学图像分析的主要方法之一,是一种不受用户输入影响的自动方法应用。主动轮廓边缘检测分割和基于深度学习的边缘检测分割方法都属于自动分割方法,可广泛作为各种深度学习算法的参考。算法步骤以及中间输出如图 8-1[159]所示。

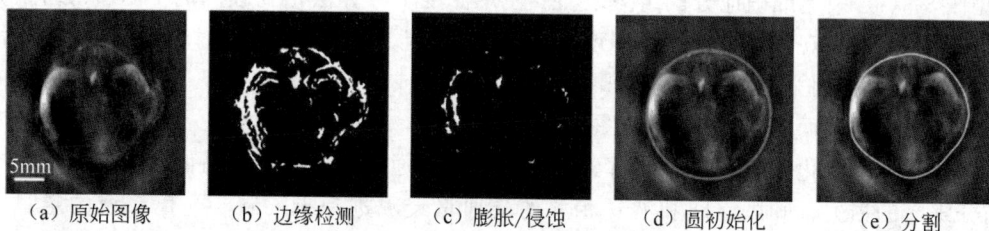

图 8-1　主动轮廓边缘检测分割方法流程

（a）原始图像　　　（b）边缘检测　　　（c）膨胀/侵蚀　　　（d）圆初始化　　　（e）分割

　　主动轮廓边缘检测分割方法首先会接收类似图 8-1(a)输入的像素正方形阵列的图像。其次,如图 8-1(b)使用核大小为 3 且 Sigma 参数为 0.5 的高斯滤波平滑图像,应用 Canny 边缘检测器并创建一张二值图像,边缘上的像素被标记为 1,背景被标记为 0。再次,图 8-1(c)应用膨胀/侵蚀的形态操作去除被错误检测为边缘的像素中的离群值和非连通分量。接着,如图 8-1(d)所示,选择具有包围所有边缘像素的所有可能最小半径的圆。

最后,如图 8-1(e)所示,使整个数据集的骰子系数最大化的最优迭代次数和步长,可变形的样条线轮廓向基于具有距离正则项的能量函数和驱动轮廓朝向期望位置误差最小化方向演变。

光声系统组件和卷积计算流程如图 8-2[159]所示。简而言之,作为输入的光声图像是使用光声扫描仪非侵入性地从活体小鼠身上获取的。从重建的图像中手动标记外部组织体边界,并将其作为训练基于 U-Net 架构的卷积神经网络的真值标签。在得到足量数据集后,通过使用 Dice 系数量化真值与经过深度学习算法 U-Net 得到的分割结果之间的差异,最终将基于卷积神经网络的深度学习算法性能与主动轮廓边缘检测方法进行对比。

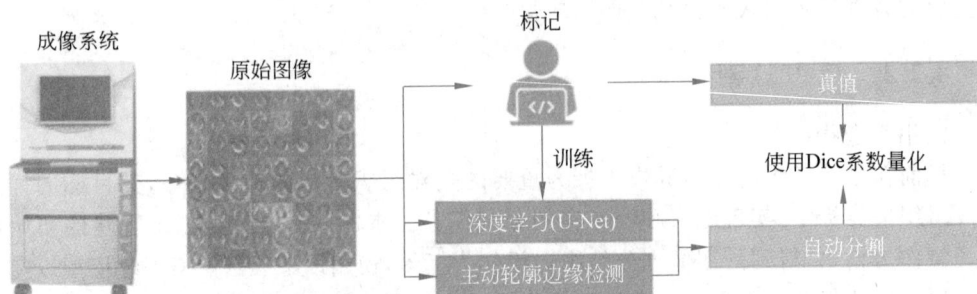

图 8-2　光声系统组件和卷积计算流程

图 8-3[159]是使用 ACED 方法和深度学习算法对组织体扫描得到的光声数据边缘检测效果对比,再针对大脑(见图 8-3(a)~(c))、肝脏(见图 8-3(d)~(f))和肾脏(见图 8-3(g)~(i))横截面的示例性测试数据集的分割性能进行分析。可以看出深度学习算法在所有代表性的解剖区域中都优于 ACED 方法。还有可能在包含模糊边界(见图 8-3(c)、(i))或非圆形图像(见图 8-3(f))中更准确地分割组织表面。使用深度学习算法得到较高的 Dice 系数,从数量上证实了这一观察结果。当高强度区域可能被错误地分类为边缘时,ACED 方法的性能较差,这可能因为轮廓初始化步骤(见图 8-1(d))或者轮廓演化步骤,受制于图像中的低对比度区域从而引起过拟合(见图 8-3(e)、(h))。

由于声音变化的速度和成像对象中的声学失配通常会导致合成图像的配准错误和空间分辨率的损失,同时,空间和波长相关的光通量衰减进一步限制了光声系统的定量能力。因此光声系统中的生物组织边界在临床前使用基于卷积神经网络的自动分割方法是有必要的。相比之下,基于活动轮廓的分割方法性能受到图像伪影、对比度变化以及鼠标偏离中心位置的严重影响。然而,医学图像分割的最终目标是在不牺牲分割精度的情况下消除对用户的依赖,在这方面,所提出的深度学习方法在应用于实验体的大脑、肝脏和肾脏区域的横截面上显示出了很大的优势,但针对临床使用还有一定差距。

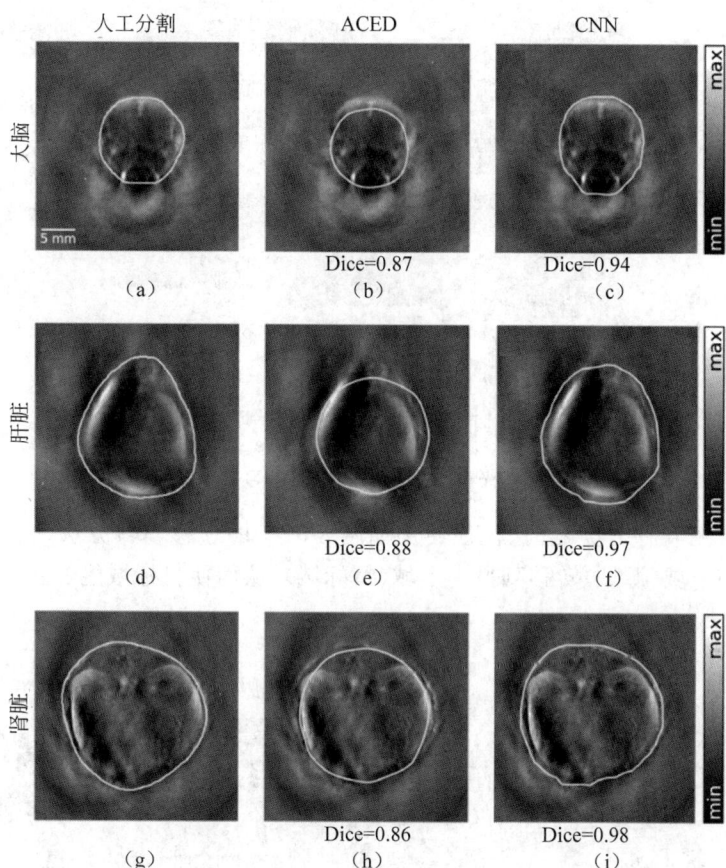

图 8-3　对组织体扫描得到的光声数据边缘检测效果对比图

2. 组织功能检测

在针对光声成像的深度学习算法中,还有一类研究集中于使用光声系统扫描图像后,对生物组织进行自主诊断,这种任务不是进一步重建更加精密的图像,而是在已有光声图像上提取特征信息,在根据不同的病变情况标定后,使用传统卷积分类器和分割模型相结合的方式,让卷积模型完成自动分类工作[154]。

对于前置分类器,一般是使用类似图 8-4[154] 所示的机器学习模型进行对比,首先对图像进行分类,随后使用聚类算法构建映射,该算法以 K 为参数,将 N 个对象分成 K 个簇,使得簇内具有较高的相似度,而簇间的相似度较低。根据 SIFT 提取的视觉词汇向量之间的距离,可以使用 K 均值(K-Means)算法对词义相近的词进行合并。这将最终确定每个样本所属的类别,以及每个类别的质心。

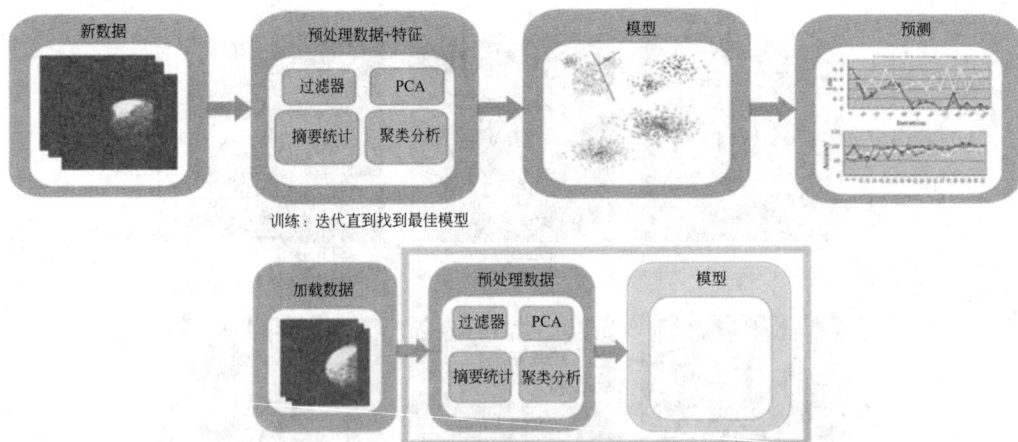

图 8-4　光声乳房图像的机器学习工作流程

而目前使用卷积分类器时，往往使用如图 8-5[154] 的迁移学习方法，它将已经获取的特征向量从一个域（源域）转移到另一个域（目标域），从而使目标域能够获得更快、更好的学习结果。

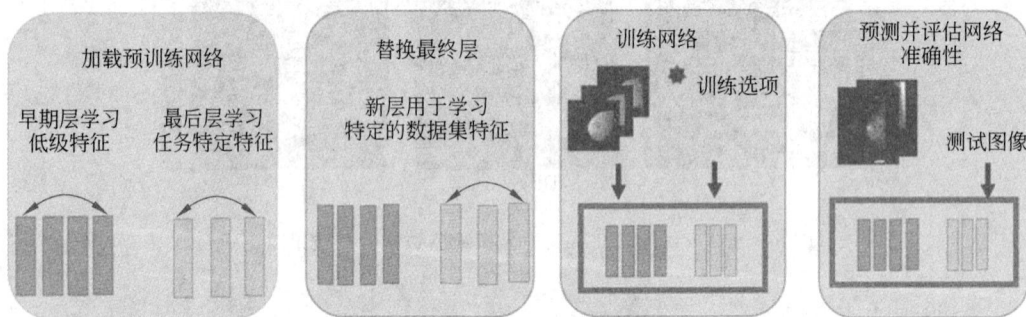

图 8-5　迁移学习工作流程

针对部分的分割和边缘检测类似，除了使用常见的深度学习方法，采用阈值分割的方法得到肿块的初始边缘，结合动态规划方法对初始边缘进行修正也是一种可行方案，该方案最终提取如图 8-6[154] 所示的更接近实际肿瘤边缘。通过手动移动交互操纵程序的滑块，原理简单，抗干扰能力强，具有较强的边缘提取能力，对于肿瘤的良恶性自动判别也具有良好的应用前景。

一般来说，针对功能性检测的病理图像在获取上都会受到极大限制，即使使用相关模拟工具让超声图像转换为光声图像，一定程度上弥补了数据不足的问题，但是依然会受限于不同功能不统一的检测任务，从而导致数据的复用性程度不高，并且各种检测任务所需

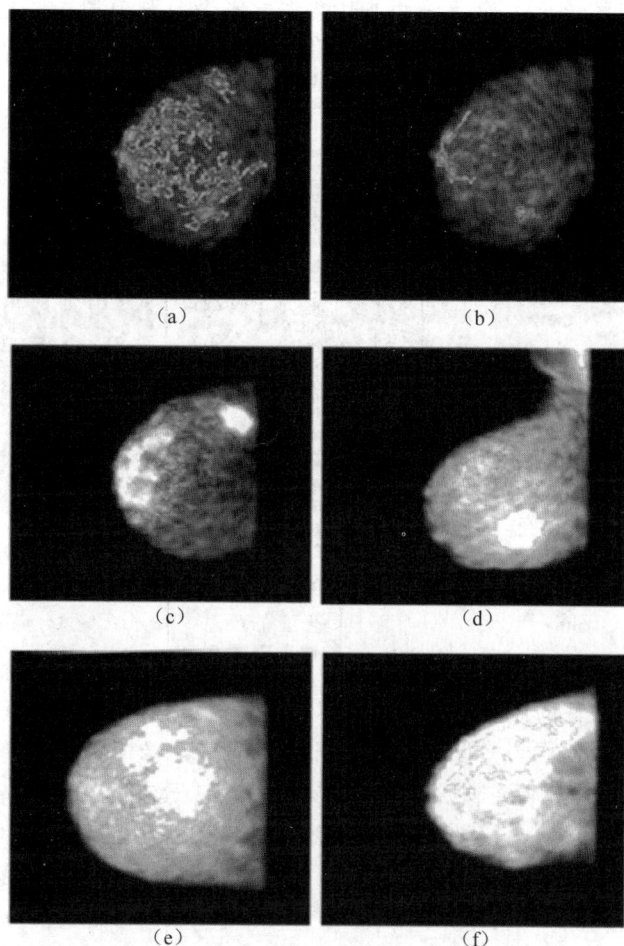

（a）　　　　　　　　　　　　　（b）

（c）　　　　　　　　　　　　　（d）

（e）　　　　　　　　　　　　　（f）

图 8-6　不同等级肿瘤边缘检测结果

要的侧重点也不一致，无法简单将一类数据应用到其他功能性检测中。

8.2.3　血管分割

1. 血管信息重建

由于氧合血红蛋白和脱氧血红蛋白相比于其他组织在光吸收上有明显差异，光声成像的另一大热门研究领域是针对血管检测，这方面的任务就更加偏向在光声检测的图像中提取血管边缘信息。

血管信息重建在实现流程上和组织边缘检测任务相似，使用深度学习算法来完成基于光声成像重建结果的边缘检测任务。得益于灵活的数据扩展，可以在很短的时间内提取有效信息并得到更好的结果,普遍将其作为医学影像分割模型。将光声血管图像作为输入,以及求证专业医师标记得到边缘作为真值标签,经过神经网络完成特征提取和特征融合,最后输出得到预测的血管边缘信息[160]。

血管信息重建示例如图 8-7[160] 所示,从左至右分别对应光声血管图像、通过标记获取的真值以及经过分割网络的检测结果。可以得出尤其对于眼底这种对比明显的血管区域,基于卷积神经网络计算的模型可以获得较为显著的血管特征。

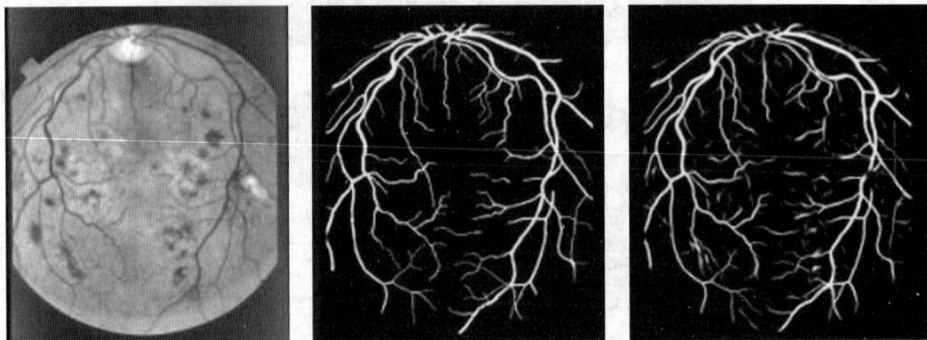

(a) 光声血管图像　　　　(b) 通过标记获取的真值　　　(c) 经过分割网络的检测结果

图 8-7　血管信息重建示例

不过目前针对眼底的血管光声重建也有较为棘手的问题,其受限于目前临床眼底血管检测的光声系统。而作为实验数据的眼部血管光声图像通常都是使用其他检测方法(如 X 光)获取初始图像,再将初始图像经过声学模拟工具获得对应的光声重建图像。而在实际的光声系统实现时,为了保证光声信号获取精度,往往需要使用水作为耦合剂来降低信号干扰,在针对眼部血管信息重建方面,光声检测依旧需要其他颠覆性技术突破这一瓶颈。

2. 血管边缘分割及多参量检测

在基于光声的深度学习方法针对血管信息的研究中,存在针对血管边缘分割的多参量检测任务,如使用深度神经网络来同时估计血管中的氧饱和度并将血管从周围的背景组织中分割出来。

由于 U-Net 结构已被证明在生物医学图像分割或其他相似的任务中是有效的,其中常见的操作是将平行排列的 U-Net 组成新的模型结构。比较经典的是一种对称网络架构 O-Net,该模型实现时会将 U-Net 模型对称拼接,并在最后的检测头部进行额外融合。神经网络的上半部分用于血管的分割,下半部分用于估计血管信息,从而完成对血管边界和血氧饱和度的同时检测。不过这种架构在同时处理分割和分类任务上显得冗余,为了减少冗余并且防止丢失从每个向量提取特征的空间信息,一种更加可行的方案是类似使用全卷积网络（fully convolutional networks，FCN）来保存空间信息，在维持模型特征的同时避免了图像的前后处理，最终组成如图 8-8[161] 所示的 Hy-Net 网络结构[161]。

图 8-8　Hy-Net 网络结构

在如图 8-9[161] 的结果对比中可以明显看出，无论超参数调整、增加的迭代次数还是增加的训练集大小，FCN 和 U-Net 都受到模型的特性限制。Hy-Net 结合 FCN 和 U-Net 的特征输出对两种模型的结果进行了优化，有效地避免了单一模型输出的唯一性问题。

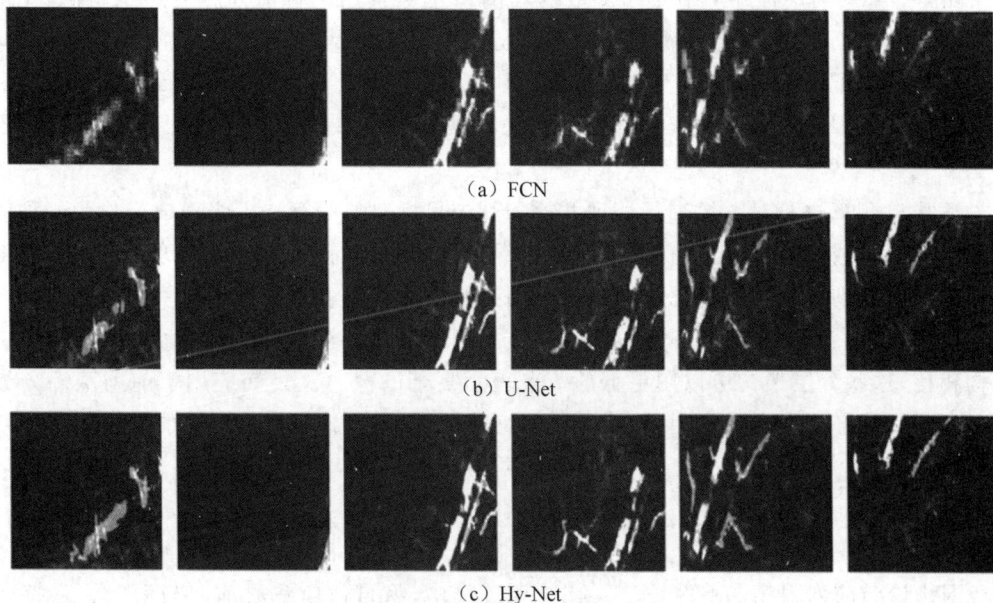

（a）FCN

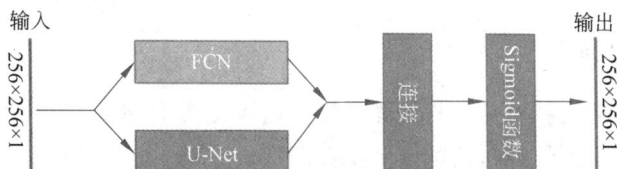

（b）U-Net

（c）Hy-Net

图 8-9　深度学习模型对比

　　虽然目前分割和血管参数检测的混合网络在准确性和健壮性上远远优于线性光谱分解方法、区域增长、最大熵等传统计算方法，以及其他基于卷积的方法，但是该方法在数据集获取上依然比较困难，需要使用光学正向模型蒙特卡罗模拟产生。为了应用于实际的光声数据，需要一些额外的数据生成并训练。虽然蒙特卡罗模拟可以很好地估计光在组织中的传播，但真实的成像系统如果光源与模拟中假设的光源不匹配，很可能会扭曲结果。总体而言，这种方法可以用来实时实施组织深处的定量血氧测定。

8.3 基于智能算法的光声成像肿瘤识别

8.3.1 研究背景

光声成像的优势之一就是能根据光学吸收特性来区分组织成分,可以体现出组织中脱氧血红蛋白和氧合血红蛋白的浓度及水和脂质的浓度,进而实现用光声成像光谱检测生物体生理病理的功能。生物组织在多个波长的光学特征能够使其在多波长成像中实现氧合血红蛋白和脱氧血红蛋白定量检测,这是检测癌变组织的一个关键特征,有助于区分癌组织和正常组织中的组织发色团。

Dogra 等采用 Logistic 回归模型检测前列腺和甲状腺中的癌组织,检测结果良好。Rajanna 等采用两层神经网络对同一数据集的每个像素点进行前列腺癌组织检测,检测结果优良。然而,这两种方法都是由专家进行了手工特征提取,通过组织病理学切片和光声图像的共同配准获得单个光声图像中的目标区域。病理切片上肿瘤组织、良性组织和正常组织的界限是由病理学家绘制的。因此,这类方法需要大量的人工工作,极其耗时且费力[162]。

图像检测算法是对图像进行处理并检测其中目标对象的算法。光声成像作为一种应用前景广泛的成像方法,已进行了一些关于深度学习在癌症检测方面的研究工作。深度学习是模式识别和计算机视觉领域最热门的话题之一。深度神经网络是一种多层次的人工神经网络,它有两个以上的隐藏层,每个较高的层次都是较低层次的抽象概括。与浅层架构相比,这些分层架构可以用更少的节点表示复杂的概念。目前应用于前列腺癌分类任务的深度神经网络成功表明,使用最佳压缩特征集,可以提高模型的性能。

8.3.2 方案设计

Arjun 等提出一种基于多光谱光声成像技术采集到大样本患者数据库,并利用深度神经网络诊断前列腺癌的检测方法。在这项工作中,将自适应贪心前向与后向去除特征选择器相结合,作为关键策略选择特征,然后与 CNN 检测/分类模型一起给出最优检测结果。这也是深度学习第一次被用于检测人体内肿瘤前列腺组织的光声成像[163]。

该方案具备更大的数据集,使用了 3 个类别的数据(恶性、良性和正常),在离体环境中,良性与正常的鉴别差异极大,有助于最终诊断。

8.3.3 数据来源

使用设备对大约 40mm×40mm 大小和 2～5mm 厚的人体前列腺组织标本切片进行

成像,标本如 8-10(a)所示。该设备使用声学透镜采集产生的超声信号。单个像素大小对应的实际尺寸为 0.7mm×0.1mm。时间信号长 2~3μs,也称 A 线信号,在每个像素位置进行数字化处理。每个标本在 5 种不同波长的激光(760nm、800nm、850nm、930nm、970nm)下成像,如图 8-10(b)、(c)所示。从样本的顶部 4μm 切片制备组织病理学切片,如图 8-10(d)所示,然后由泌尿生殖科病理学家标记 3 个类别对应的区域。通过将标记的组织病理学切片输入光声图像上,识别出属于 3 个病理类别的图像以便进一步分析。综合所有 42 个样本,用于 DNN 分类的数据集共有 807 张图像,其中 398 张为恶性肿瘤,276 张为正常,133 个为良性肿瘤。每张图片的所有 29 个不同特征都可用于分析。这些特征被进一步分为 4 个子组。

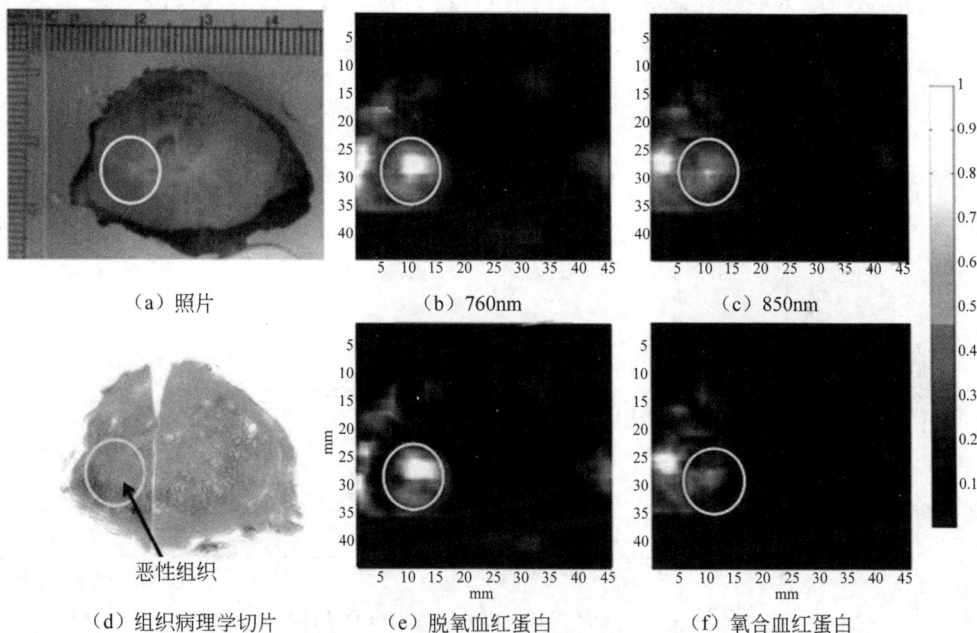

（a）照片　　　　　（b）760nm　　　　　（c）850nm

恶性组织

（d）组织病理学切片　　　（e）脱氧血红蛋白　　　（f）氧合血红蛋白

图 8-10　前列腺的多光谱光声成像[163]

第 1 组由特征 1~5 组成,表示信号在 5 个激光波长处的峰值幅值。第 2 组由特征 6~9 组成,代表 4 种主要发色团浓度(氧合血红蛋白、脱氧血红蛋白、水和脂质)。第 3 组特征源自每张图片位置的时域 A 线信号的快速傅里叶变换(fast Fourier transform,FFT)。对 5 个激光波长的 FFT 数据分别进行斜率、中波段拟合和截距 3 个参数的直线拟合。因此,该组有 3×5＝15 个特征,标记为数字 10~24。第 4 组包括在 5 个波长的 A 线信号的 FFT 中取 5 个质心频率值。在对 807 张图片位置的 29 个特征值及其类标识构成了进行分类的基本数据集。

8.3.4 神经网络

输入数据通过均值减法和标准差除法进行标准化。数学上可以表示为

$$I_{\text{norm}}(i) = \frac{X_i - \mu_i}{\sigma_i} \tag{8-1}$$

式中,X_i 是第 i 个样本,$I_{\text{norm}}(i)$ 是给定输入样本 i 处的标准化向量,μ_i 是均值,σ_i 是样本 i 处的标准差。该方案使用了两个隐藏层前馈网络,初始权值采用 Xavier 随机初始化,以克服从众效应。在实验基础上选择每层神经元的数量,以降低总代价。输入输出关系通过反向传播算法学习,其中权重 W_{ij} 近似为全局最小值。除了修改每层的节点数外,使用 3 种激活函数将输入的线性总和非线性映射到每个节点的每个输出,如图 8-11[163]。

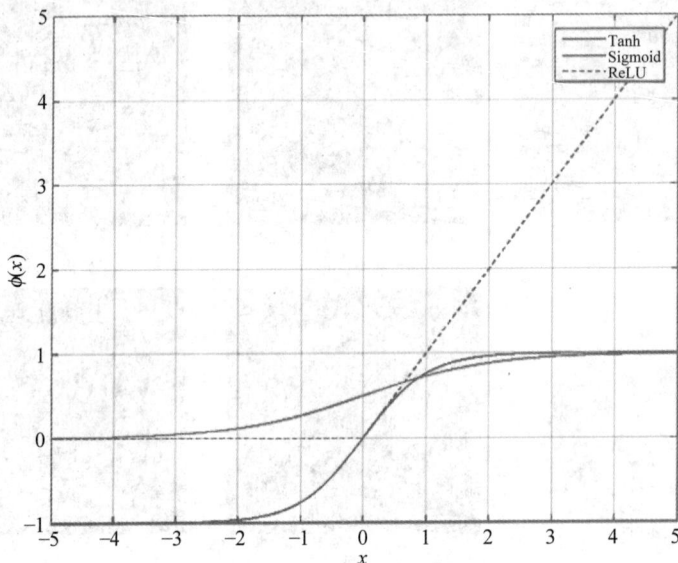

图 8-11　激活函数:Tanh、Sigmoid 及 ReLU

(1) Sigmoid 函数:将输入压缩为 0~1,是目前主流的激活函数之一。这个函数的缺点是反向传播时很容易出现梯度消失的情况。其收敛速度较慢。

$$\phi(x) = \frac{1}{1 + e^{-x}} \tag{8-2}$$

式中,$x = \sum_{i=0}^{\text{layers}} (W_i \cdot I_{\text{norm}} + b_i)$,$W_i \in \mathbf{R}^n$ 是权重,b_i 是偏差。

(2) 双曲正切(Tanh)函数:将输入压缩到 -1~$+1$ 的范围。和 Sigmoid 函数一样,导数很容易定义。因为权值不被限制为正,其收敛速度较快。

$$\phi(x) = \frac{e^{2x} - 1}{e^{2x} + 1} \tag{8-3}$$

（3）修正线性单元（ReLU）函数：ReLU 函数使得负值为 0，允许正值保持不变。由此得到的函数实现起来非常快，而正极的非饱和特性赋予了它良好的判别特性。

所使用的损失函数为

$$\text{Cost}_{\text{net}} = -\sum_i \log\left(\frac{e^x}{\sum_i e^x}\right) t_i + C\lambda \sum |w|^2 \tag{8-4}$$

式中，C 为常量，t_i 为目标输出。第一项是交叉熵，后一项是正则化权重惩罚。在学习过程中，错误的预测被交叉熵惩罚，交叉熵的误差通过网络根据权值和激活函数的偏导数反向传播。权重值在学习过程中进行调整。为了避免对测试集的过拟合以及多个最优解，通常使用 L1 正则化及 L2 正则化。

实验中采用了无约束数值优化算法 BFGS（Broyden Fletcher Goldfarb Shanno）。BFGS 算法分为两部分：寻找最大下降方向；达到凸函数全局极小值或非凸函数局部极小值所需的方向步长。实现包括使用网络的目标函数 O_f 计算的初始梯度，然后作为最陡下降方向反馈给优化算法；在得到第一个搜索方向后，再计算 BFGS 搜索方向，即逆 Hessian 矩阵乘以负梯度；最后将标量值函数和更新的梯度向量通过迭代 Wolfe 线搜索算法，计算达到全局最小值所需的步数。

8.3.5　识别结果

在各自独立的基础上，这些小组表现出了该算法在医学临床上的潜力。组 1 中每张图片的光声信号以一种缠绕的方式携带关于发色团浓度及其空间微结构的局部组织信息。第 2～4 组的特征试图通过额外的预处理来分离这种依赖于组织的信息。特征组分析（feature group analysis）能够对负责组织分化的生理因素进行分析。例如，第 2 组特征主要表现为氧合血红蛋白和脱氧血红蛋白浓度。前列腺癌的独立证据证实了这一点，恶性肿瘤区域普遍缺氧即血液中血红蛋白的含氧量低于正常区域。在这些特征组上进行网格搜索，以找到最佳架构和激活函数。表 8-1[15] 显示了不同组在网格搜索得到的最佳架构上的性能。

表 8-1　贪婪的特征选择

架　　构	激活函数	特征选择	平均准确率/%
[50,50]	Tanh	1～5	74.2

续表

架　　构	激活函数	特征选择	平均准确率/%
[50,50]	Sigmoid	6~9	81.67
[70,70]	ReLU	10~24	79.55
[50,50]	Tanh	25~29	72.46
[160,160]	ReLU	所有	95.04

用于深入了解模型性能的指标：真阳性率(true positive rate,TPR)，即样本被模型归类为癌症实际上是癌症的次数；真阴性率(true negative rate,TNR)，即样本被归类为非癌症，实际上是非癌症的次数。这些也分别称为敏感性和特异度。由图 8-12[163] 可以看出，由发色团组成的第 2 组在独立的基础上 TPR 和 TNR 最高，其次是第 3 组和第 4 组。最小值来自第 1 组，它是组 2 的子集。从图 8-13[163] 中，可以看到特征集中排名前 11 的特征。最初选择的 11 个特征的累积准确率为 93.18%。贪婪前向特征选择与后退去除算法(GFBR)选取的前 11 个特征的累积准确率为 85.76%，表明 GFBR 选取的前 11 个特征对模型的分类能力有较大影响。表 8-1 显示了 95.04% 的准确率，这是结合所有特征时达到的最高值，这意味着其余 18 个特征仅贡献了 1.5%~2% 的差异。

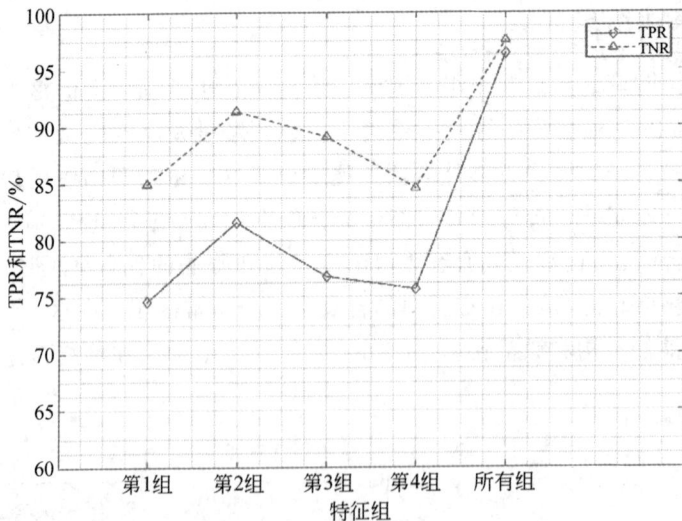

图 8-12　特征组的 TPR,TNR

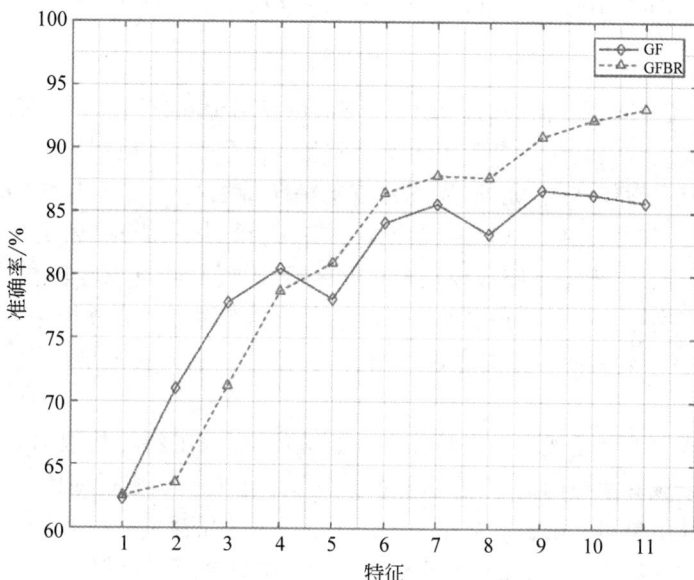

图 8-13　贪婪的特征选择的 11 个特征

8.4　基于智能算法的光声成像肿瘤分级

8.4.1　乳腺癌分类分级

1. 研究背景

如今,乳腺癌日益威胁着人类,尤其是女性的健康。然而,乳腺癌仍然很难在早期阶段被发现,而且诊断过程还需要耗费大量的资源。在医疗技术不断进步的今天,乳腺癌仍然是最具威胁性的癌症之一,世界上每 26s 就会有一名新的乳腺癌患者确诊。中国乳腺癌的增长速度是全球平均增长速度的两倍,位居世界第一。事实上,如果及时发现和治疗,乳腺癌的危害是可以控制或避免的。然而,由于乳腺癌早期几乎没有迹象或症状,许多患者错过了最佳治疗时间。因此,乳腺癌的早期诊断无疑是当务之急。此外,乳腺癌的诊断主要依靠经验丰富的专家,而且过程很冗长。然而,自动化诊断方法具有在短时间内准确检测乳腺癌的巨大潜力,这将进一步提高乳腺癌的筛查效率,从而降低死亡率[164,165]。

目前,乳腺癌的诊断主要采用 X 射线或 CT 检查以及 MRI 检查。一方面,X 射线和 CT 的放射性对人体有危害,不适合频繁筛查;另一方面,磁共振成像(magnetic resonance imaging,MRI)的消耗时间太长(约 45min),同时成本相当昂贵。超声检测虽然是非侵入性和低成本的,但由于其图像质量低,需要高度依赖医生的经验[166,167]。

2. 方案设计

首先,新兴光声断层扫描中的深度学习算法可以用于乳腺癌诊断。FEI GAO 组使用了一种预处理算法来提高输入乳腺癌图像的质量和一致性,并使用了一种迁移学习方法来获得更好的分类性能[154]。此外,通过比较支持向量机与 AlexNet 和 GoogLeNet 的曲线下面积、灵敏度和特异度,可以得出结论:在临床诊断中深度学习和光声成像的结合具有极大的潜力。最后,根据乳腺影像报告和数据系统级别,将乳腺癌图像分为 6 个等级,并设计了用于识别这 6 个等级的乳腺癌分割软件。接着基于巴西圣卡洛斯大学工程学院 LAPIMO 实验室的乳腺图像数据库进行测试,验证了分割方法的准确性,取得了令人满意的结果。

大多数医学图像都是通过人工特征提取处理的,而人工特征提取的方法需要研究人员在相关专业领域有很强的洞察力,这样的人工识别会耗费大量的时间,并且这样做所获得的效果可能并不是最好的。所以 FEI GAO 组提出使用深度学习和迁移学习相结合的方法[154],新颖之处在于,可以在基于迁移学习的有限数据集下获得更好的健壮性。

3. 数据来源

FEI GAO 组共使用了 217 张乳腺癌图像,其中正常人 123 张,乳腺癌患者 94 张。输入图像是 GIF 格式的 X 射线乳腺癌图像。数据预处理包括 4 个主要步骤:转换为 RGB 图像数据再转换为灰度图像,重新设置图像方向,去除图像中原有的红色圆圈,最后输出高分辨率乳腺癌灰度图。预处理前后的图像对比如图 8-14[154] 所示。

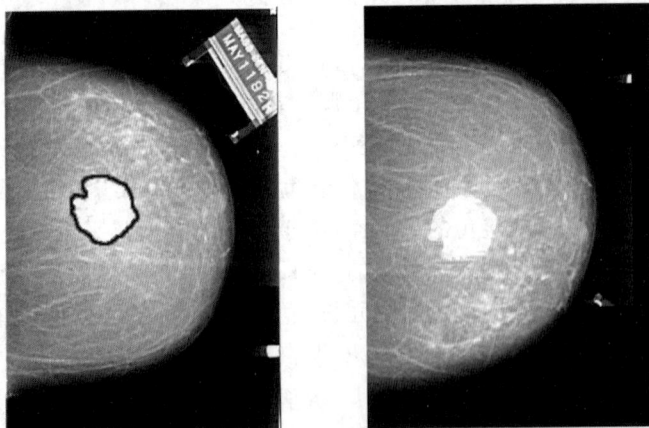

　(a)原始X射线乳腺癌图像　　(b)去除不必要标签的预处理X射线乳腺癌图像
图 8-14　预处理前后的图像对比

大量的高质量数据是训练机器学习模型的关键,但机器学习模型并不总是可用的,尤其是对于新兴的医学成像模式,如光声成像。解决数据不足的一种方法是扩充数据集。通常,使用更好的训练集,模型会更健壮。在这项研究中,主要使用了两种方法:添加噪声和多角度旋转。此外,旋转角度和切削比也是经过多次实验和反复调整得到的最佳组合。

4. 神经网络

迁移学习是一种机器学习方法(见图 8-15[154]),它将信息从源域迁移到目标域,从而能够获得大量的带标签的目标域数据[168-169]。通常,源域中的数据量是足够的,而目标域中的数据量很小。光声图像分类的场景由于缺乏数据集,非常适合迁移学习。在这种情况下,如果使用适当的迁移学习方法,可以解决神经网络训练所需样本数据不足的问题。通过引入预训练的 AlexNet,修改其全连接层,可以满足对正常组织和恶性肿瘤分辨的要求。

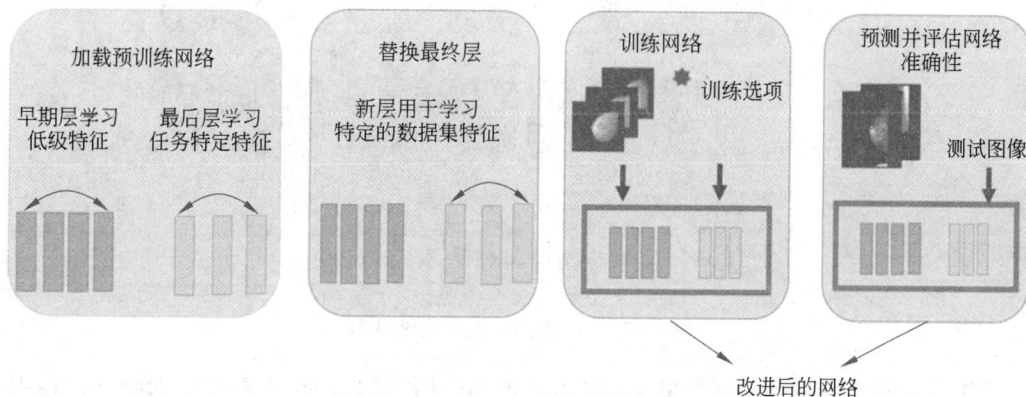

图 8-15　使用改进的神经网络进行迁移学习

经过测试,基于 AlexNet 的迁移学习的准确率较传统的支持向量机方法有所提高。详细来说,它分为 8 层:5 个卷积层和 3 个连接层,如图 8-16[154]所示。每个卷积层包含局部响应归一化(LRN),其可以提高训练准确性,然后进行下采样(池化处理)。此外,ReLU 层可以提高训练速度,池化处理可以加快训练进度。

然后使用基于 GoogLeNet 的迁移学习进行光声乳腺癌分类。GoogLeNet 中这种不同大小的卷积核可以提取不同大小的特征,因此增强了单层的特征提取能力,同时也增强了提取乳腺癌信息的能力,如图 8-17[154]所示。此外,传统的神经网络使用卷积-下采样-卷积。虽然这样可以提取不同大小的信息,但由于进行了下采样处理,信息不可避免地会丢失。

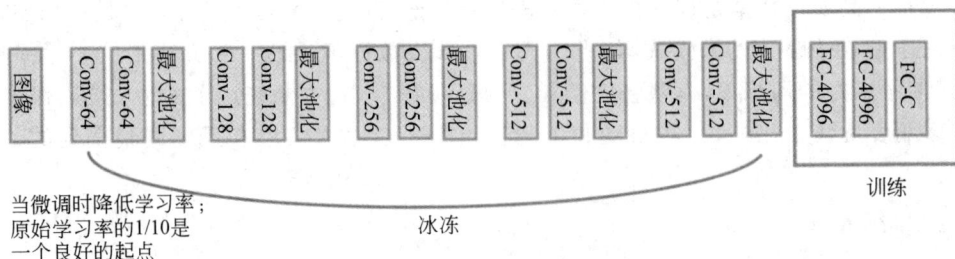

图 8-16　AlexNet 迁移网络结构

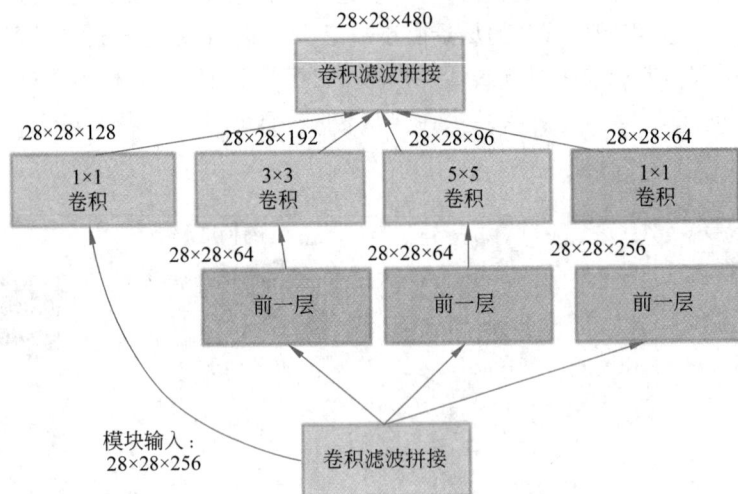

图 8-17　GoogLeNet 分类网络结构

使用不同大小的卷积核意味着不同大小的感受野,最终融合不同尺度的特征。卷积核的大小之所以为 1、3、5,主要是为了对齐方便。卷积步长设置为 stride＝1 后,只要分别设置 pad＝0、1、2 的值,卷积后就可以得到相同维度的特征,然后这些特征就可以直接连接在一起。所以当嵌入初始模块时,池化可以非常有效。网络越深,特征越抽象,每个特征所涉及的感受野越大。所以随着层数的增加,卷积核的大小也应该增加。

5. 结果与展望

纯粹基于模型的方法似乎更适合于"精确数据",而利用深度学习增强后的基于模型的方法在噪声数据上优于纯粹基于模型的方法。这使得深度学习技术的应用对于典型的噪声和伪干扰的实验数据更有前景。然而,目前使用的深度学习模型似乎不能很好地从模拟数据推广到实验数据,只有部分文献在实验数据上测试了他们的方法,但在理想情况下,该算法必须在实验数据上进行训练。

为了验证分割实验的准确性,使用了 LAPIMO EESC/USP 的乳腺图像数据库进行了测试。数据库中的所有 X 射线照片都已经标记了它们的 BI-RADS(breast imaging reporting and data system)级别,也就是乳腺超声诊断的分级评价标准。从每个级别中提取了 50 张图像,并通过分割算法计算了 BI-RADS 等级。对比来看,最终准确率分别为 85%、83%、96%、93%。这也进一步证明了使用算法可以预测乳腺癌的不同阶段。因此,在临床上可以做出及时的诊断。

通过 k-Wave 工具箱进行模拟,使用 SVM 算法对获得的光声成像乳腺癌图像进行分类。首先通过 SIFT 进行特征提取,然后对得到的特征进行 K 均值算法聚类,形成特征字典,发现准确率为 82.14%。最后,使用深度学习算法对乳腺癌图像进行分类。AlexNet 和 GoogLeNet 分别达到了 87.69% 和 91.18% 的准确率。

首先,虽然医学数据稀缺,但由于经过图像预处理和数据增强,极大地优化了输入图像数据,防止了过拟合问题。其次,使用了 k-Wave 算法将原始 X 射线图像转换为光声图像。第一个新颖之处是将分解引入卷积中,将一个大的二维卷积拆分为两个较小的一维卷积,节省了许多参数,加快了运算速度并减少了过拟合风险,还增加了非线性扩展模型的表达能力。此外,通过拆分这种非对称卷积结构,结果比对称拆分成几个相同的小卷积核更明显,可以处理更多的空间特征,增加特征多样性。最后,在提取乳腺肿块边缘的过程中,采用了阈值分割法给出乳腺肿瘤的初始边缘,然后结合动态规划法对初始边缘进行修正,从而最终提取出更接近实际肿瘤的边缘。通过手动移动交互式操控程序的滑块,原理简单,抗干扰能力强,对乳腺肿瘤边缘提取能力强。对乳腺肿瘤的良恶性自动分辨也有很好的应用前景。

8.4.2　早期子宫内膜癌分类分级

1. 研究背景

子宫内膜癌(endometrial carcinoma,EEC)是最常见的女性盆腔恶性肿瘤,2018 年在美国诊断出 63 230 例病例,预计将有 11 350 例死亡[170],而且在中国的中老年妇女中发病率也逐年上升。采用国际妇产科联盟(International Federation of Gynecology and Obstetrics,FIGO)的分期标准,子宫内膜癌分为 4 个阶段[171]。女性 EEC 患者在 5 年内总生存率为:Ⅰ期患者 80%～90%,Ⅱ期患者 60%～80%,Ⅲ期患者差异很大(30%～80%),这是因为分期为 FIGO Ⅲ期的肿瘤的病理状态的跨度大[172]。

Ⅰ期细分为ⅠA 期(侵袭不到一半的子宫肌层)和ⅠB 期(侵袭至少一半的子宫肌层)。大多数临床医生一致认为,EEC 完全治疗的机会是在预期ⅠA 期的女性。因此,早期发现和正确诊断对于提高生存率极为重要[173]。

为了正确检测和诊断ⅠA 期和ⅠB 期的 EEC,放射科医生每天必须查看大量 EEC 患者的配准光声(PA)和超声(US)双模态图像,这种图像难以阅读,无法给医生提供高效直接的信息。因此,计算机辅助检测和诊断至关重要,它可以向医生提供第二意见,帮助医生做出诊断[174]。近年来,深度人工神经网络在模式识别和机器学习方面取得了众多成果[175]。同时,CNN 作为最著名的深度学习方法之一,也是目前成功进行 X 射线和 CT 的肺结节识别医学图像分类的主要技术[176,177]。

2. 设计方案

目前,联合配准 PA 和 US 成像系统将成为筛查早期 EEC 的广泛使用的诊断工具。为了利用 PA 和 US 联合配准系统正确地检测和诊断 FIGO 分类中的ⅠA 期和ⅠB 期的 EEC,Zhifang Li组提出了一种用于 PA 和 US 联合配准 CNN 分类器[173]。在 CNN 分类器中使用了激活函数 ReLU 和丢弃技术。实验结果表明,该算法的特征曲线下面积为 0.9998,灵敏度为 98.75%,特异度为 98.75%。CNN 分类器可用于联合成像的 PA 和 US 影像系统的早期 EEC 的计算机辅助诊断。

3. 数据来源

目前,用于光声成像的内部系统很多,但在激光器、换能器、图像获取能力和显示能力方面差异很大。由于大多数光声成像系统仍处于初始阶段,很难获得标准化的光声和超声(co-registered photoacoustic and ultrasonic,CRPU)图像。但在科学家和临床医生将目前的临床应用标准化之后,它的性能开始逐渐提升。因此,他们首先使用蒙特卡罗模拟方法模拟重建了 CRPU 图像。创建了包含不同肿瘤大小和位置的 960 个输入 CRPU 图像,并使用最新发布的分子光学模拟环境(MOSE 2.3)来实现[178]。模拟 FIGO ⅠA 和ⅠB 阶段 EEC CRPU 图像如图 8-18[173] 所示。图像中灰色结构由超声信号贡献,彩色部分为光声信号贡献。光声信号显示了肿瘤的大小,而超声信号显示了子宫的结构。这些图像被随机分为训练集(60%)、验证集(15%)和测试集(25%)。

4. 神经网络

典型的 CNN 框架由几个卷积和次采样层组成,然后是一个完全连接的传统多层感知器。由于 CRPU 图像是 RGB 颜色空间图像,为了简化计算,将每张图像从 RGB 转换为灰度图像。由于图像是二维图像,因此将输入卷积层的维度设置为 2,以捕捉感兴趣的局部空间图像。然后,使用汇聚函数对特征空间进行降维。为了跨越多个平行的特征图像,在输入的卷积层之后设置了另两个卷积层和另一个池化层。接着用全连接层来获得高层特征之间的复杂关系。汇聚层是将全连接层的输出混合成特征向量的全连接层的输入。最终的分类层是一个全连接层,两个类别都被 softmax 分类器激活,softmax 分类器是基于 Logistic 的回归模型。CEE 分类器的 CNN 结构如图 8-19[173] 所示。激活函数使用更容易优化和收敛更快的 ReLU[179,180]。此外,还进行了舍弃操作以减少神经网络运行中的过拟合现象[181]。

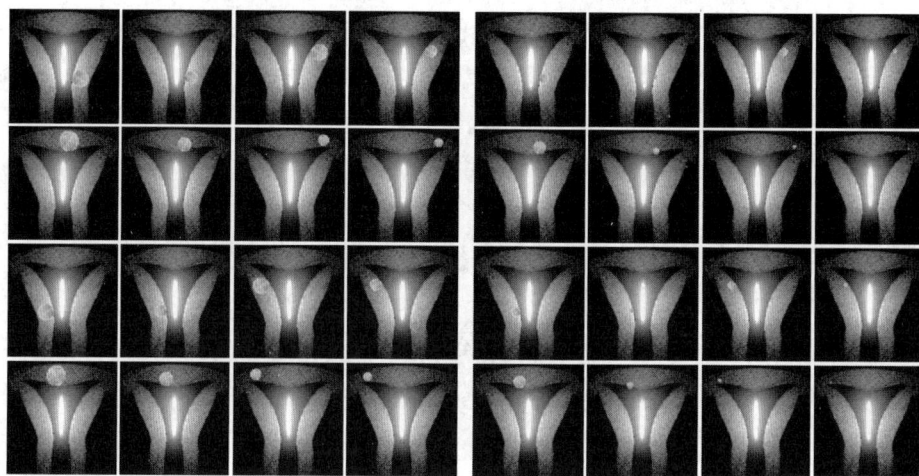

（a）ⅠA阶段　　　　　　　　　（b）ⅠB阶段

图 8-18　FIGO EEC 图像模拟

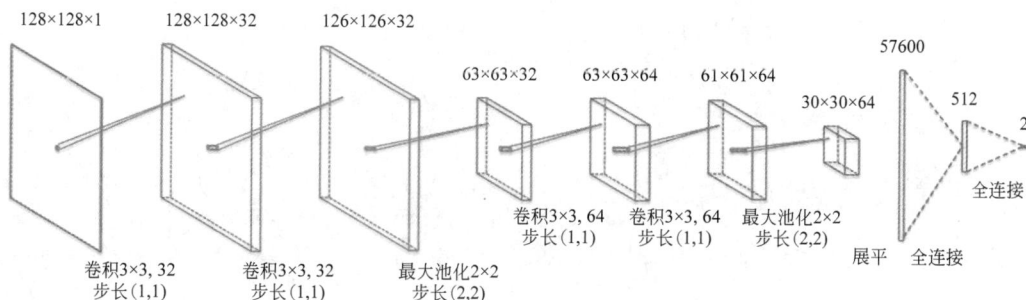

图 8-19　EEC 分类器的 CNN 架构

5. 结果与展望

图 8-20[173]中的曲线称为 ROC 曲线。ROC 曲线是常用的检测系统的衡量标准,因为它会在 TPR 和 FPR 之间进行权衡。同时,其 AUC 也被用于分类评估。AUC 和 ROC 表示分类器的性能。其中 AUC 值接近 1.0 表示高准确率,而 AUC 值接近 0.5 表示性能不可靠[182]。

性能评估结果表明,他们提出的 EEC 神经网络分类器效果良好,CRPU 图像的 AUC 值为 0.9998。该分类器的灵敏度为 98.75%,特异度为 98.75%。因此,EEC 的 CNN 分类器在子宫异常的自动检测中具有很大的应用潜力。

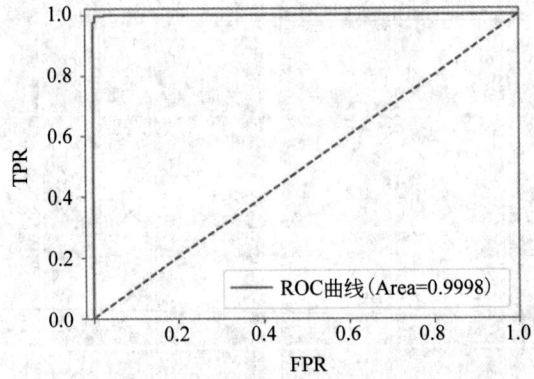

图 8-20　EEC 分类器的 ROC 曲线

第9章 基于影像组学的医学大数据分析

2012 年，荷兰学者 Lambin 提出了影像组学(radiomics)的概念[183]，是指从 CT、MRI 或 PET 等医学图像中高通量地提取并分析大量高级的、定量的特征，形成一个庞大的数据库，通过对特征数据库进行深层次的挖掘分析，揭示医学影像与医学结果之间的关联。Lambin 认为"影像组学高通量地提取医学图像的大量定量特性，是医学图像分析的最后一类创新。通过自动或半自动软件对医学图像进行定量分析，医学影像就可以以非侵入性的方式提供肿瘤内异质性信息"。

在影像组学提出之前，通常医学图像在临床上仅被认为是用于视觉解释的图片。影像组学可认为是计算机辅助诊断(computer-aided diagnosis, CAD)系统的自然延伸，但它与计算机辅助诊断与检测系统又有着显著的不同。CAD 通常是独立的系统，用于疾病检测或诊断，旨在提供单一答案(即存在病变或癌症)。而影像组学是从数字图像中提取大量定量特征，例如，形状特征、一阶统计量特征和纹理特征等。这些数据构成数据库，通过数据挖掘开发决策支持工具。同时影像组学数据还可以与临床数据相结合，以提高决策支持模型的能力。

9.1 影像组学的基本步骤

在影像组学的实践中涉及以下步骤：图像获取及感兴趣区域勾画、影像组学特征提取、特征筛选、模型建立与分析，如图 9-1 所示。

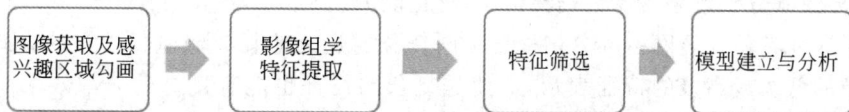

图 9-1 影像组学的基本步骤

9.1.1 图像获取及感兴趣区域勾画

影像组学实践从获取大量的高质量医学图像开始，如 X 线、CT、MRI、超声、PET 图像。感兴趣区域(region of interest，ROI)是根据研究任务,勾画出图像内需要关注并分析的区域。在"基于对比增强乳腺 X 线图像的影像组学预测乳腺癌非前哨淋巴结转移"任务中,需要根据乳腺癌肿块的特征完成预测,因此该任务中勾画的感兴趣区域为乳腺癌病灶区域,如图 9-2 所示。由于影像组学的分析和研究都是在感兴趣区域内进行,因此确定感兴趣区域是影像组学实践中最关键的部分。在医学图像中,许多感兴趣区域的边界是模糊的,如肿块,获取其准确的感兴趣区域是困难的。从目前临床的应用上来看,人工标注的感兴趣区域具有高精度,被视为金标准。然而,人工标注感兴趣区域,受标注者的主观经验和知识等影响,并且标注过程费时费力,标注结果难以重现。利用图像分割技术对感兴趣区域进行全自动标注具有高效、实用的优点,已经成为医学图像分析领域的研究热点。

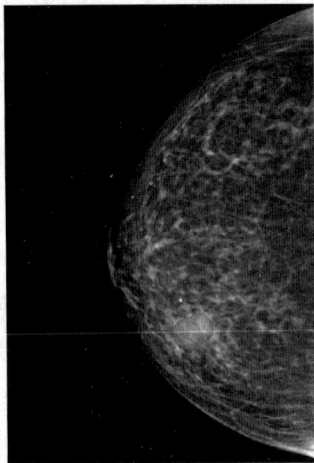

图 9-2　对比增强乳腺 X 线图像中乳腺肿瘤感兴趣区域勾画结果

　　一般来说,图像分割技术可分为基于传统方法的分割和基于深度神经网络的分割。

　　基于传统方法的分割依赖手动特征进行,例如基于阈值的分割、基于边缘检测的分割和基于聚类的分割等。基于阈值的分割是通过设定不同的灰度阈值将图像分割为若干类,实现方法简单,适用于感兴趣区域与背景的灰度值有较大差异的图像。基于阈值的分割有全局阈值分割、自适应阈值分割等。该方法具有一定的局限性,对于灰度差异小的图像,分割效果差。基于边缘检测的分割其基本思路是确定图像中的边缘像素后连接这些像素点就构成所需的区域边界。边缘检测常用的算子有 Sobel 算子、Laplacian 算子和 Canny 算子等。基于聚类的分割是基于相似度准则,将图像中具有相似特征的像素点聚集划分到一起从而实现分割,如 K 均值聚类等。由于传统的分割方法受人工设置的特征的影响,导致其分割效果易受数据集影响,泛化能力差。

　　基于深度卷积神经网络的分割根据不同任务通过有监督或弱监督学习的方式,自动学习图像的低级或高级的特征表示,即使是复杂的任务也能有良好的分割效果。U-Net是目前医学图像分割技术中应用最广泛的深度神经网络框架之一。U-Net 是经典的编码器-解码器网络结构,网络结构中的跳跃连接使低级特征和高级特征相融合,提高了图像的分割精度,在小规模的数据集下也能实现准确分割。

9.1.2　影像组学特征提取

影像组学的核心是提取感兴趣区域内图像高维特征数据。这些特征从不同方面定量描述了感兴趣区域的属性。基于图像生物标志物标准化倡议（image biomarker standardisation initiative，IBSI）[184]，影像组学特征可分为形状特征、一阶统计量特征和纹理特征。以下仅介绍各类影像组学特征中部分特征的定义。

1. 形状特征

形状特征量化了感兴趣区域的几何形状。根据勾画的感兴趣区域的维度划分，形状特征分为 2D 形状特征和 3D 形状特征。常用的形状特征如下：

（1）周长：对于 2D 的感兴趣区域，其周长 P 表示所有像素中每条线的长度的总和。

$$P = \sum_{i=1}^{N_f} P_i \tag{9-1}$$

式中，P_i 表示第 i 个像素中每条线的长度，N_f 表示感兴趣区域中包含的像素数。

（2）表面积：感兴趣区域的表面积 A 表示感兴趣区域内所有像素或体素的面积总和。

$$A = \sum_{i=1}^{N_v} A_i \tag{9-2}$$

式中，A_i 表示第 i 个像素或体素的面积，N_v 表示感兴趣区域中包含的像素或体素数。

（3）体积：对于 3D 的感兴趣区域，感兴趣区域的体积 V 表示感兴趣区域内所有体素的体积总和。

$$V = \sum_{i=1}^{N_v} V_i \tag{9-3}$$

式中，V_i 表示第 i 个体素的体积，N_v 表示感兴趣区域中包含的体素数。

（4）球形度（sphericity）：对于 2D 的感兴趣区域，球形度指感兴趣区域的周长与感兴趣区域相同表面积的圆的周长的比例，无量纲。

$$F_{\text{sphericity}} = \frac{2\pi R}{P} = \frac{2\sqrt{\pi A}}{P} \tag{9-4}$$

$$P = R\sqrt{\frac{A}{\pi}} \tag{9-5}$$

式中，A 表示感兴趣区域的表面积，P 表示感兴趣区域的周长。

对于 3D 的感兴趣区域，球形度是感兴趣区域形状与球体的相似度的度量。

$$F_{\text{sphericity}} = \frac{\sqrt[3]{36\pi V^2}}{A} \tag{9-6}$$

式中，A 表示感兴趣区域的表面积，V 表示感兴趣区域的体积。

$$0 < F_{sphericity} \leqslant 1 \tag{9-7}$$

当 $F_{sphericity} = 1$ 时，表示感兴趣区域为完美的圆或球体。

2. 一阶统计量特征

一阶统计量特征描述了感兴趣区域内像素或体素的强度，即灰度值的分布，通常是基于直方图的方法。常用的一阶统计量特征如下：

最大强度、最小强度：最大强度（maximum intensity）和最小强度（minimum intensity）分别指感兴趣区域内灰度值的最大值和最小值。

$$F_{max} = \max(X) \tag{9-8}$$

$$F_{min} = \min(X) \tag{9-9}$$

式中，X 表示感兴趣区域内的灰度值。

（1）平均强度：平均强度 F_{mean} 是指感兴趣区域内灰度的平均值。

$$F_{mean} = \frac{\sum_{i=1}^{N_v} X_i}{N_v} \tag{9-10}$$

式中，X_i 表示第 i 个体素的灰度值，N_v 表示感兴趣区域内体素的个数。

（2）强度方差：强度方差（intensity variance）是指感兴趣区域内体素强度与平均强度的偏离程度，强调了感兴趣区域内灰度的变化程度。

$$F_{var} = \frac{\sum_{i=1}^{N_v} (X_i - F_{mean})^2}{N_v} \tag{9-11}$$

（3）强度四分位距：强度四分位距（intensity interquartile range，IQR）指感兴趣区域内第 75% 位数与第 25% 位数的强度差值。

$$F_{IQR} = P_{75} - P_{25} \tag{9-12}$$

式中，P_{25} 和 P_{75} 分别指感兴趣区域内灰度值由小到大排列后第 25% 和 75% 的数值。

（4）强度偏度：强度偏度（intensity skewness）指感兴趣区域内体素强度分布的偏斜方向和程度。

$$F_{skewness} = \frac{\mu_3}{\sigma^3} = \frac{\frac{1}{N_v} \sum_{i=1}^{N_v} (X_i - F_{mean})^3}{\left(\sqrt{\frac{1}{N_v} \sum_{i=1}^{N_v} (X_i - F_{mean})^2} \right)^3} \tag{9-13}$$

式中，μ_3 表示 3 阶中心距，σ 表示标准差。

3. 纹理特征(一般指二阶统计量特征)

纹理特征借助不同矩阵表现出感兴趣区域内灰度值变化规律及其空间关系,量化了感兴趣区域内灰度值变化的特征。在影像组学中,纹理特征能有效提供肿瘤内异质性的信息。常用的纹理特征如下。

(1) 灰度共生矩阵:灰度共生矩阵(gray level co-occurrence matrix,GLCM)通过研究感兴趣区域内灰度的空间相关特性来描述纹理特征。

灰度共生矩阵的计算过程如图 9-3 所示,水平方向不存在相邻灰度值均为 1 的像素,因此图 9-3 的灰度共生矩阵(1,1)为 0;而感兴趣区域内存在 1 个水平方向相邻的灰度值分别为 1 和 4 的像素,则灰度共生矩阵(1,4)和(4,1)的值均为 1。

1	4	7
3	5	3
2	6	1

(a) 感兴趣区域的灰度矩阵

	1	2	3	4	5	6	7
1	0	0	0	1	0	1	0
2	0	0	0	0	0	1	0
3	0	0	0	0	2	0	0
4	1	0	0	0	0	0	1
5	0	0	2	0	0	0	0
6	1	1	0	0	0	0	0
7	0	0	0	1	0	0	0

(b) 像素间距离为1像素且水平方向的灰度共生矩阵

图 9-3　灰度共生矩阵的计算过程

灰度共生矩阵特征依赖灰度共生矩阵元素的概率分布,常用的基于灰度共生矩阵特征如下:

① 联合平均:联合平均(joint average)是指联合概率的灰度加权和。

$$F_{\text{joint average}} = \sum_{i=1}^{N_g} \sum_{j=1}^{N_g} i p_{ij} \tag{9-14}$$

$$p_{ij} = \frac{P_{ij}}{\sum P_{ij}} \tag{9-15}$$

式中,P_{ij} 表示灰度共生矩阵(i,j)的值。

② 对比度:对比度(contrast)是指感兴趣区域内局部强度的变化。对比度的值越大,表示相邻体素间强度值的差异越大。

$$F_{\text{contrast}} = \sum_{i=1}^{N_g} \sum_{j=1}^{N_g} (i-j)^2 p_{ij} \qquad (9\text{-}16)$$

③ 角二阶矩：角二阶矩(joint energy)是灰度共生矩阵中均匀图案的度量。角二阶矩的值越大，表示感兴趣区域内存在更多以高频相邻的灰度值对。

$$F_{\text{joint energy}} = \sum_{i=1}^{N_g} \sum_{j=1}^{N_g} {p_{ij}}^2 \qquad (9\text{-}17)$$

(2) 灰度尺寸区域矩阵：灰度尺寸区域矩阵(gray level size zone matrix，GLSZM)统计了感兴趣区域内相同灰度值连通的体素的数量。对于 2D 感兴趣区域，体素的连通方式为 8 连通。灰度尺寸区域矩阵的元素能够表示灰度值和该灰度值连接区域的大小与频率。

灰度尺寸区域矩阵的计算过程如图 9-4 所示。图 9-4 中，像素值 1 存在 1 个大小为 2 的连通域，因此灰度尺寸区域矩阵(1,2)为 1；像素值 5 存在 1 个大小为 4 的连通域，因此灰度尺寸区域矩阵(5,4)为 1。

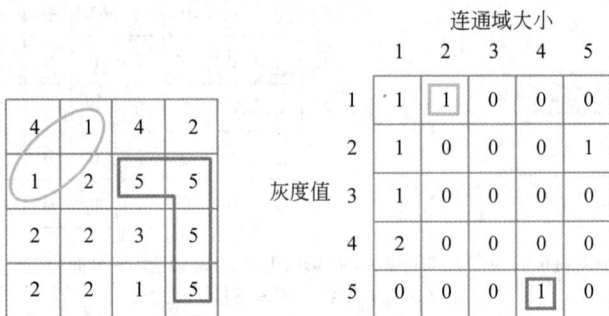

(a) 感兴趣区域的灰度矩阵　　　　(b) 灰度尺寸区域矩阵

图 9-4　灰度尺寸区域矩阵的计算过程

灰度尺寸区域矩阵特征依赖灰度尺寸区域矩阵元素的概率分布，常用的灰度尺寸区域矩阵特征如下。

① 小区域强调：小区域强调(small zone emphasis，SZE)量化了感兴趣区域内小的连通区域的分布。小区域强调的值越大，表示感兴趣区域中存在越多精细的纹理。

$$F_{\text{SZE}} = \frac{1}{\sum_{i=1}^{N_g} \sum_{j=1}^{N_z} P_{ij}} \sum_{i=1}^{N_g} \sum_{j=1}^{N_z} \frac{P_{ij}}{j^2} \qquad (9\text{-}18)$$

式中，N_g 表示感兴趣区域内离散的灰度值的数量，N_z 表示离散连接区域大小的数量，P_{ij} 表示灰度尺寸区域矩阵(i,j)的值。

② 灰度不均匀性：灰度不均匀性(gray level non-uniformity，GLN)量化感兴趣区域

内灰度值的变化性。灰度不均匀性的值越大,表示感兴趣区域内灰度值的均匀性越高。

$$F_{\mathrm{GLN}} = \frac{1}{\displaystyle\sum_{i=1}^{N_g}\sum_{j=1}^{N_z} P_{ij}} \sum_{i=1}^{N_g} \left(\sum_{j=1}^{N_z} P_{ij} \right)^2 \tag{9-19}$$

③ 区域尺寸不均匀性:区域尺寸不均匀性(zone size non-uniformity,ZSN)量化感兴趣区域内区域尺寸的变化性。区域尺寸不均匀性的值越大,表示区域尺寸越均匀。

$$F_{\mathrm{ZSN}} = \frac{1}{\displaystyle\sum_{i=1}^{N_g}\sum_{j=1}^{N_z} P_{ij}} \sum_{i=1}^{N_s} \left(\sum_{j=1}^{N_g} P_{ij} \right)^2 \tag{9-20}$$

更多影像组学特性的定义详见 IBSI[183]。

9.1.3　特征筛选

由于影像组学提取的大量特征增加了数据的复杂性,直接使用大量且复杂的数据建立分类模型大大提高了模型过拟合的可能性,因此必须降低特征数量,去掉冗余特征。常用的特征筛选方法如下。

1. 方差分析

方差分析(analysis of variance,ANOVA),又称 F 检验,用于两个及两个以上样本均值差别的显著性检验,研究分析某个变量是否对结果产生了显著性影响。方差分析能够根据其统计量的大小进行特征筛选。

2. 相关性分析

相关性分析衡量了特征之间的相关程度。相关系数 γ 介于 -1 和 1 之间,$\gamma > 0$ 为正相关,$\gamma < 0$ 为负相关,$\gamma = 0$ 表示不相关。γ 的绝对值越接近 1,表明特征间的相关程度越高。相关性分析可以去除相关性较强的特征,避免模型产生共线性问题。

3. 方差选择法

方差选择法的理论依据是如果某个特征的值差异不大,意味着该特征对于区分样本的贡献不大,那么就可以去掉该特征。该方法首先计算了各个特征的方差,然后根据设置的方差阈值选择方差大于阈值的特征。

4. 最小绝对值收缩和选择算子

最小绝对值收缩和选择算子(least absolute shrinkage and selection operator,LASSO)是基于 L1 范数的惩罚项对特征进行选择,通过对特征的系数进行压缩,不显著的特征的系数可以直接压缩为 0,保留系数非 0 的特征进而实现特征筛选。

9.1.4 模型建立

机器学习领域的分类算法能够充分利用影像组学特征建立良好的疾病诊断、预测模型。同时,额外的临床数据、基因组图谱等信息也可以与影像组学特征结合共同建立模型。

作为最常用的分类算法,逻辑回归(logistic regression)这种广义的线性回归模型,多用于二分类问题。

$$y = \boldsymbol{w}^{\mathrm{T}}\boldsymbol{x} + b \tag{9-21}$$

$$g(y) = \mathrm{sigmoid}(y) = \frac{1}{1 + \mathrm{e}^{-y}} \tag{9-22}$$

式中,$g(y)$ 为二分类结果,其取值范围为 $[0,1]$;$\boldsymbol{x} = [x_1, x_2, \cdots, x_n]^{\mathrm{T}}$ 为模型输入特征组成的列向量;$\boldsymbol{w}$ 为逻辑回归的模型参数。建立逻辑回归模型的过程即为利用训练集数据估计逻辑回归模型线性模型参数的过程。通常可以采用极大似然估计算法来估计模型的参数。

列线图(nomogram)可以将逻辑回归模型可视化。图 9-5 展示了列线图的解读方法,age、stage 和 sex 是该模型的 3 个变量。age 为 50 对应的 Points 为 50,stage 为 3 对应的 Points 为 75,sex 为 0 对应的 Points 为 0。将 3 个变量对应的 Points 相加得到 Total Points 为 125,其对应的 Risk of Death 为 0.64。列线图可以根据模型的各个影响因素的水平大小快速计算预测的概率值,这种将模型可视化的方式便于模型的临床应用。

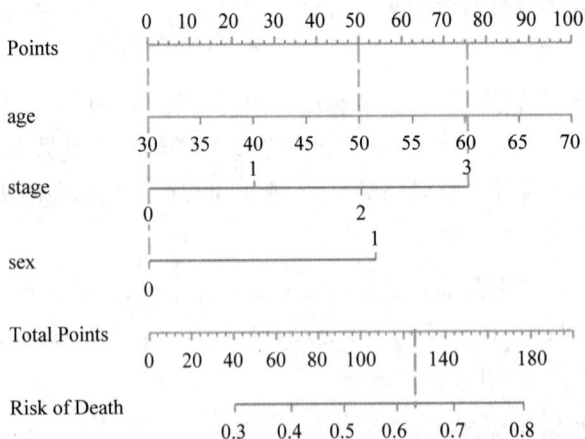

图 9-5 列线图

另外,随机森林、支持向量机(support vector machine,SVM)等常用的分类模型也可以用于建立影像组学模型,具体算法流程可参考相关书籍。

9.1.5　模型评估指标

利用影像组学特征建立的模型需要在独立的测试集中分析模型的性能、验证模型是否过拟合。常用的模型评估指标如下。

1. 混淆矩阵

二分类的混淆矩阵如图 9-6 所示。主要记录 4 种指标：真阳性（TP），样本真实值为阳性，被预测为阳性；假阴性（FN），样本真实值为阳性，被预测为阴性；真阴性（TN），样本真实值为阴性，被预测为阴性；假阳性（FP），样本真实值为阴性，被预测为阳性。

2. ROC 曲线及 AUC 值

ROC 曲线的横坐标为假阳性率（FPR）或者"1-特异度"，纵坐标为真阳性率（TPR）或者灵敏度，如图 9-7 所示。ROC 曲线为对角线时表示模型为随机猜测，ROC 曲线越靠近左上角的点（0,1）表示其诊断性能越好。

预测值	真实值	
	阳	阴
阳	真阳	假阳
阴	假阴	真阴

图 9-6　二分类的混淆矩阵

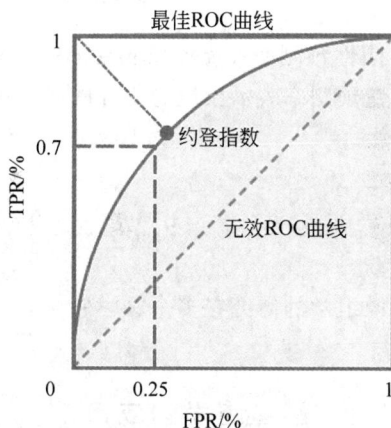

图 9-7　ROC 曲线

约登指数（Youden index）是假定假阴性与假阳性的危害性有同等意义时用于判断模型真实性的常用的方法。

$$约登指数 = 灵敏度 + 特异度 - 1 \tag{9-23}$$

ROC 曲线最靠近左上方的点所对应的临界值，即最大约登指数，为模型的最佳诊断临界值，此时该临界值对应的特异度与灵敏度都较好。

AUC 值是 ROC 曲线与坐标轴围成的面积。模型 AUC 值越大，表示模型的分类效果越好。

3. 准确率

准确率是模型预测正确的样本数与总样本数之比。

$$准确率 = (TP + TN)/(TP + FP + TN + FN) \tag{9-24}$$

4. 灵敏度

灵敏度也称召回率,表示在阳性样本中,被预测为阳性的概率。

$$灵敏度 = 召回率 = TP/(TP + FN) \tag{9-25}$$

5. 特异度

特异度表示在阴性样本中,被预测为阴性的概率。

$$特异度 = TN/(TN + FP) \tag{9-26}$$

6. 阳性预测率(positive predictive value,PPV)

阳性预测率也称精确率,表示预测为阳性的样本中,被正确预测为阳性的概率。

$$阳性预测率 = 精确率 = TP/(TP + FP) \tag{9-27}$$

7. 阴性预测率(negative predictive value,NPV)

阴性预测率表示预测为阴性的样本中,被正确预测为阴性的概率。

$$阴性预测率 = TN/(TN + FN) \tag{9-28}$$

9.2 影像组学的应用及实例

影像组学的研究在多个医学领域有广泛且深入的研究,如疾病诊断、分级分期、疗效评估等。

9.2.1 影像组学的应用

在疾病的鉴别诊断方面,影像组学可为临床提供决策支持、提高诊断效率。Beig[185]利用肺部 CT 图像上结节周围和结节内部的影像组学特征区分腺癌和肉芽肿,仅用结节内部的影像组学特征建立的支持向量机分类器的 AUC 值为 0.75,当结合结节周围的影像组学特征时,模型 AUC 值提高到 0.80,提高了分类器区分腺癌和肉芽肿的能力。齐金博等[186]分析了 176 例腮腺肿瘤患者的对比增强 T1 加权图像、T2 脂肪抑制序列图像和 ADC 图像的影像组学特征,MRI 多序列联合的影像组学模型在鉴别腮腺良恶性肿瘤时 AUC 值为 0.878,诊断性能优于单一序列和双序列的模型。He 等[187]在鉴别前列腺良恶性病变时,也发现多参数 MRI 图像的影像组学模型在鉴别中表现良好。

精准确定疾病的临床分期对于指导临床制定适合的治疗策略是很重要的。Wang

等[188]研究了 CT 图像的影像组学特征在术前预测胃癌 T2 与 T3/4 分期方面的价值,基于术前动脉期和门脉期的影像组学模型在测试集上的 AUC 值分别为 0.825 和 0.818,表明术前动脉期的特征和术前门脉期的特征在鉴别分期方面具有很大潜力。梁江涛等[189]结合 PET/MR 影像组学和 PET 代谢参数对鼻咽癌的分期诊断进行了研究,结果显示 T2 和 PET 特征在评价鼻咽癌 T 分期分别具有中等和较高的诊断价值,3 个 PET 代谢参数与鼻咽癌 T 分期和临床分期均呈正相关。

无创地对肿瘤转移情况进行预测对于临床工作者来说具有一定的挑战性。基于影像组学特征的转移预测模型被证明在提高预测准确性方面具有较大潜力和较好的临床应用前景。Zhao 等[190]研究了来自多个机构的 184 例肾透明细胞癌患者的 CT 图像,发现 9 个与远处转移有相关的影像组学特征,建立了影像组学评分模型,AUC 值为 0.861,可以用于预测患者术后发生远处转移的可能性。该研究还提出影像组学-基因组学-转移的联合分析的方法,确定了与影像组学评分相关的基因,揭示了影像组学预测术后转移的生物学基础。

在预测乳腺癌腋窝淋巴结转移方面,Tang 等[191]回顾性收集了 398 例乳腺癌患者的增强 CT 图像,建立了结合 326 个影像组学特征和临床因素的机器学习模型,模型 AUC 值达 0.9305,能较好地预测淋巴结转移情况。Zheng 等[192]也分析了乳腺癌常规超声和剪切波弹性成像的深度学习影像组学特征,结合临床因素的联合模型 AUC 值为 0.902,在预测淋巴结转移方面具有良好的性能;在预测腋窝淋巴结转移高低负荷时,联合模型的 AUC 值也能达 0.905。

越来越多的研究表明影像组学能够反映肿瘤内体素强度的潜在空间变化和异质性,使得影像组学在评估治疗方式对患者的效果方面也具有一定价值。Horvat 等[193]利用影像组学分析了 T2 加权图像的特征、DWI 图像的特征,并结合二者的特征,建立三种模型预测晚期直肠癌患者新辅助放化疗后的效果,实验结果表明基于 T2 加权图像的影像组学特征具有较高的预测性能。Li 等[194]研究分析 63 例非小细胞肺癌患者 CT 图像的影像组学特征,预测了经过靶向治疗的 Ⅳ 期非小细胞肺癌患者预后情况。训练集和测试集中均显示出影像组学特征与预后的相关性,具有预测潜力。

9.2.2　基于影像组的乳腺癌非前哨淋巴结转移预测实例

文献[195]利用影像组学方法对乳腺癌患者的对比增强光谱钼靶图像(contrast-enhanced spectral mammography, CESM)进行分析,进而实现无创乳腺癌非前哨淋巴结转移预测。该研究有助于辅助临床进行乳腺癌分期,避免无效的乳腺癌腋窝淋巴结清扫。本节基于该研究介绍如何利用 Python 语言实现基于影像组学的乳腺癌非前哨淋巴结转移预测。图 9-8 是实现该任务的具体流程图。

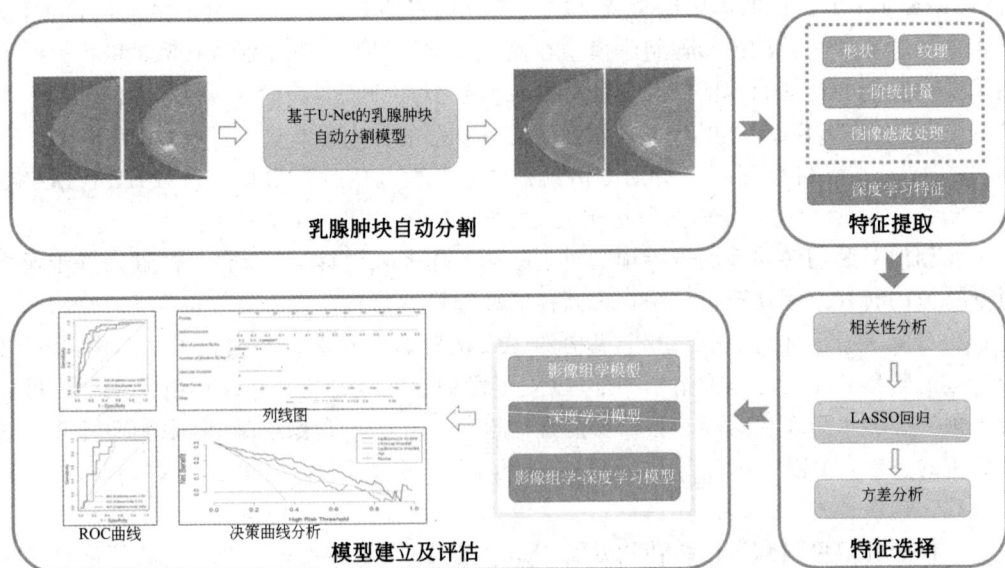

图 9-8　建立影像组学预测模型流程图

根据 9.1 中介绍的影像组学的基本步骤,影像组学的第一步是获取医学图像数据。文献[195]的研究中共纳入了 151 例乳腺癌患者,这些患者都接受过腋窝淋巴结清扫手术以及前哨淋巴结活检,且所有乳腺癌患者术前均行 CESM 检查。研究中,作者获取每位患者的 CESM 图像及非前哨淋巴结转移情况,并由经验丰富的影像科医生在 CESM 图像中手动勾画出肿瘤区域。对所有患者数据随机分组,可以建立训练集和测试集。其中,训练集用于建立模型,测试集用于对所建立模型的性能进行评估。该研究还利用 U-Net 深度神经网络方法实现了乳腺肿瘤的自动分割。图 9-9 展示了一个患者 CESM 图像的肿瘤区域人工勾画和自动分割结果。

可使用 Pyradiomics 库提取 CESM 图像中肿瘤区域的影像组学特征。Pyradiomics 库是常用的提取医学图像影像组学特征的开源 Python 包[196]。以下介绍如何利用该 Python 包提取 CESM 图像的影像组学特征。

1. 安装 Pyradiomics 库

在 Pyradiomics 官方文档中介绍了 3 种安装方式。

(1) 通过 pip 安装:确保计算机上安装 Python 3.5、3.6、3.7 或更高版本。安装 Pyradiomics:

```
python -m pip install pyradiomics
```

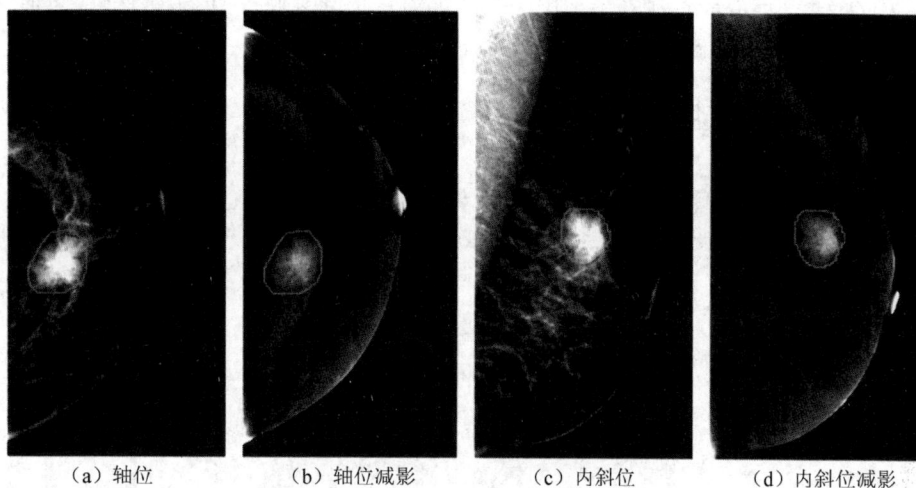

(a) 轴位　　　　(b) 轴位减影　　　　(c) 内斜位　　　　(d) 内斜位减影

图 9-9　人工勾画(红)与自动分割(绿)结果

彩图

(2) 通过 conda 安装:

```
conda install -c radiomics pyradiomics
```

(3) 通过源代码安装:

```
git clone git://github.com/Radiomics/pyradiomics
```

2. 导入 Pyradiomics 库

```
import radiomics
from radiomics import featureextractor
```

3. 分别输入对比增强乳腺 X 线图像的路径和图像对应的感兴趣区域图像的路径

```
image_path='image.dcm'
ROI_path = 'ROI.dcm'
```

4. 准备 yaml 参数文件

yaml 参数文件内定义提取的特征种类、图像类型等参数,如图 9-10 所示。imageType 表示提取原始图像的影像组学特征。

```
imageType:
  Original: {}
  Wavelet: {}
  Gradient: {}
  Exponential: {}
  SquareRoot: {}
  Square: {}
  Logarithm: {}

featureClass:
  shape2D:
  firstorder:
  glcm:
  glrlm:
  glszm:
  gldm:
  ngtdm:

setting:
  binWidth: 25
  interpolator: 'sitkBSpline'
  normalizeScale: 1
  force2D: true
  force2Ddimension: 0
  label: 1
```

图 9-10　yaml 参数文件

featureClass 表示提取的特征种类。因为使用的对比增强乳腺 X 线图像为 2D 图像,因此形状特征为 shape2D。

5. 提取影像组学特征

```
extractor = featureextractor.RadiomicsFeatureExtractor(read_file
('pyradiomics_para.yaml'))
extractor.execute(image_path, ROI_path)
```

综上,提取影像组学特征完整代码如下:

```
import radiomics
from radiomics import featureextractor
import pandas as pd
import yaml
#读取 yaml 参数文件
def read_file(file_path):
    with open(file_path, 'rb') as f:
        data = yaml.load(f, Loader=yaml.FullLoader)
        return data
#读取 yaml 参数文件、图像类型和感兴趣区域
yaml_path = 'pyradiomics_para.yaml'
image_path = 'image.dcm'
ROI_path = 'ROI.dcm'
#提取并保存影像组学特征
results = list()
extractor = featureextractor.RadiomicsFeatureExtractor(
read_file('pyradiomics_para.yaml'))
results.append(extractor.execute(image_path, ROI_path))
df = pd.DataFrame(results)
save_df_path = 'radiomics_feature.csv'
df.to_csv(save_df_path)
```

利用以上影像组学特征提取方法,每例乳腺癌患者可提取 3738 个影像组学特征。由于并不是所有影像组学特征都与淋巴结转移相关,因此需要通过特征选择排除冗余特征,仅保留与淋巴结转移相关的特征。文献[195]中采用了 3 种特征选择方法,依次是相关性分析、LASSO 回归和方差分析,最终选出 5 个与淋巴结转移相关的影像组学特征。之后,利用训练集数据,采用逻辑回归方法,建立影像组学前哨淋巴结转移预测模型。

文献[195]中还建立了基于临床影响因素的前哨淋巴结转移预测模型,以及联合影像组学特征与临床影响因素的联合预测模型。图 9-11 展示了列线图形式的可视化的联合

预测模型。在测试集上用 AUC、准确率、灵敏度、特异度等指标评价 3 种模型的预测性能,得到的 ROC 曲线如图 9-12 所示,准确率、灵敏度和特异度等如表 9-1 所示。由评估结果可以看出,结合影像组学特征和临床影响因素的联合预测模型的预测性优于另两种预测模型。

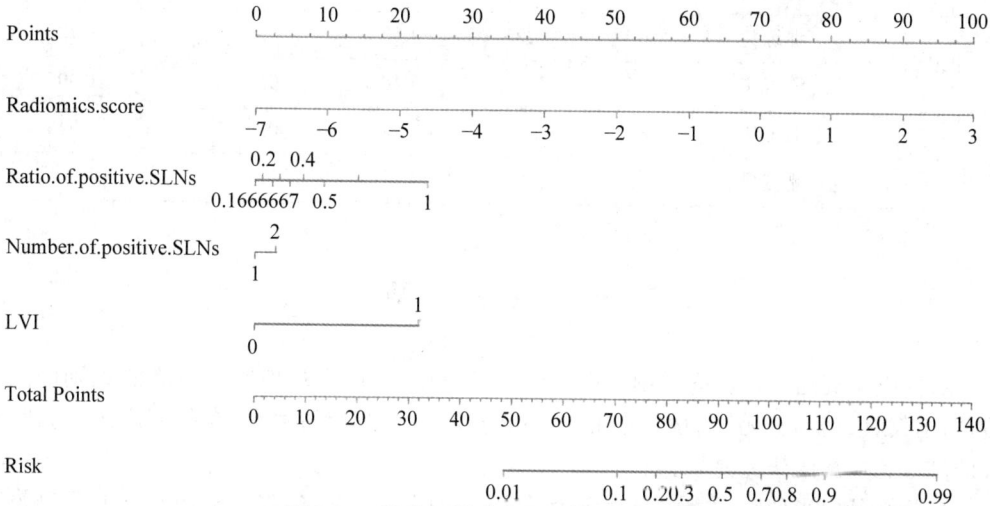

图 9-11　影像组学联合预测模型的列线图

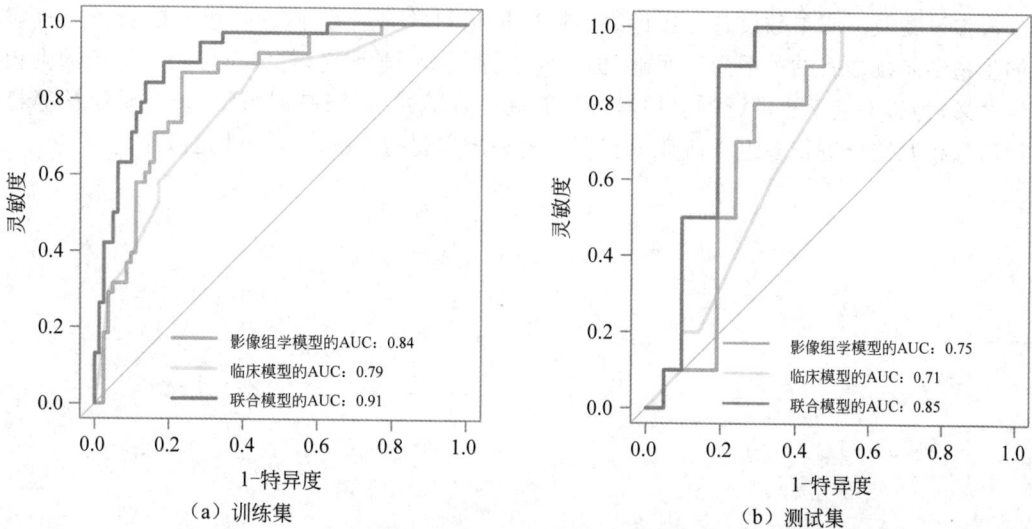

（a）训练集　　　　　　　　　　　　　　　（b）测试集

图 9-12　3 种模型分别的 ROC 曲线

表 9-1 3 种模型的预测性能

模　　　型		准确率	灵敏度	特异度	阳性预测率	阴性预测率
影像组学模型	训练集	0.78	0.87	0.73	0.60	0.92
	测试集	0.68	1.00	0.52	0.50	1.00
临床模型	训练集	0.67	0.90	0.56	0.49	0.92
	测试集	0.65	1.00	0.48	0.48	1.00
联合模型	训练集	0.85	0.89	0.83	0.71	0.94
	测试集	0.81	1.00	0.71	0.63	1.00

9.3　总　　结

　　影像组学高通量地从医学图像中提取定量特征,能够发现肉眼可能无法识别的疾病特征,不仅具有安全、无创、方便的优点,还能推动精准医疗的发展,在临床应用上具有很大的潜力和广阔的研究前景。

　　目前文献中影像组学相关研究多为单中心的回顾性研究,单一机构建立的预测模型常常不适用于另一机构的数据,缺乏泛化性。未来仍需要进行多中心、大样本的实验,消除成像设备及不同参数设置对影像组学特征量化的影响。另外,影像组学的特征与疾病的生物学基础之间的关系尚不明确,仍需要进行基础医学研究,探究影像组学特征的生物学意义,为影像组学更广泛的应用提供可能性。将影像组学、基因组学、蛋白质组学等特征信息相互结合进行多组学研究也有利于进一步实现精准医疗和个性化诊疗。

第 10 章　基于肿瘤患者基因测序或 RNA 测序的数据进行生存分析

自 1970 年后的 50 多年计算机技术表现出了惊人的发展速度,而随着计算机技术的蓬勃发展,基因测序与 RNA 测序已经逐步从实验室走向临床应用,人们可以通过对基因的分析从而实现对某些疾病的预防与治疗。得益于计算机技术的发展,大数据分析成为可能,通过对大量数据的分析使人们可以更加容易地总结客观规律,探索未知的领域。本章对基因测序与 RNA 测序进行简单的介绍,同时介绍生存分析的方法,最后会以肿瘤患者 RNA 测序的数据为例利用 R 语言实现生存分析。

10.1　基因测序与 RNA 测序

本节对基因测序和 RNA 测序的基本概念、技术原理以及目前主流的测序方法进行简单介绍,希望可以让读者对于基因测序和 RNA 测序有一定的了解。

10.1.1　基因测序

1. 基本概念

基因(遗传因子)是合成多肽链或功能 RNA 所需的全部核苷酸序列。基因支持着生命的基本构造和性能,存储着生命的种族、生长、发育、凋亡等过程的全部信息。存储基因信息的 DNA 双链模型如图 10-1 所示。

基因测序是一种新型基因检测技术,能够从血液或唾液等生物样本中分析测定全基因序列,预测罹患多种疾病的可能性、个体的行为特征及行为合理性。基因测序技术能确定个人病变基因,提前预防和治疗。

2. 传统方法

传统的测序方式是利用光学测序技术。用不同颜色的荧

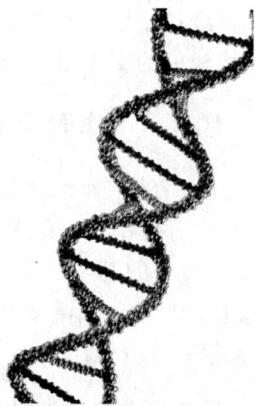

图 10-1　存储基因信息的
DNA 双链模型

光标记 4 种不同的碱基,然后用激光光源捕捉荧光信号,从而获得待测基因的序列信息。虽然这种方法检测可靠,但是价格不菲,一台仪器的价格一般为 50 万~75 万美元,而检测一次的费用也为 0.5 万~1 万美元。

3. 最新进展

最新的基因测序仪中,芯片代替了传统激光镜头、荧光染色剂等,芯片就是测序仪。通过半导体感应器,仪器对 DNA 复制时产生的离子流直接进行检测。当试剂通过集成的流体通路进入芯片中,密布于芯片上的反应孔立即成为上百万个微反应体系。这种技术组合,使研究人员能够在短短 2h 内获取基因信息,而使用传统的光学测序技术需等待数周乃至数月后才能得到结果。同时,检测一次的费用也降到了最低 1000 美元。

10.1.2　RNA 测序

1. 基本概念

RNA-seq(RNA sequencing)即转录组测序技术,就是把 mRNA、small RNA 和 non-coding RNA 等或者其中一些,用高通量测序技术进行测序分析,其结果可以反映表达水平。

2. 技术原理

样品提取总 RNA 后,对于真核生物,用带有 Oligo(dT)的磁珠富集 mRNA。对于原核生物,用试剂盒去除 rRNA,向得到的 mRNA 中加入 Fragmentation Buffer,使其片段成为短片段,再以片段后的 mRNA 为模板,用六碱基随机引物(random hexamers)合成 cDNA 第一链;并加入缓冲液、dNTPs、RNase H 和 DNA polymerase I 合成 cDNA 第二链;经过 QiaQuick PCR 试剂盒纯化并加 EB 缓冲液洗脱经末端修复、加碱基 A、加测序接头,再经琼脂糖凝胶电泳回收目的大小片段,并进行 PCR 扩增,从而完成整个文库制备工作,构建好的文库用 Illumina HiSeq2000 进行测序。

10.1.3　生存分析

生存分析是研究生存现象和响应时间数据及其统计规律的一门学科。该学科在生物学、医学、保险学、可靠性工程学、人口学、社会学、经济学等方面都有重要应用。这一部分会对生存分析的基本概念、研究内容,以及 KM 生存分析(Kaplan-Meier survival estimate)和 Cox 比例风险回归模型进行介绍。希望可以使读者对生存分析有一定了解,以便于后续使用 R 语言进行生存分析。

1. 生存分析基本概念

(1) 生存分析(survival analysis):研究影响因素与生存时间和结局关系的方法。简单的说就是既要分析影响因素是否与结局相关,还要分析影响因素与结局出现时间的关系。

（2）起始事件（initial event）：反映生存时间起始特征的事件，如疾病确诊、某种疾病治疗开始等。

（3）失效事件（failure event）：在生存分析随访研究过程中，一部分研究对象可观察到死亡，可以得到准确的生存时间，它提供的信息是完全的，这种事件称为失效事件，也称死亡事件、终点事件。

（4）生存时间（survival time）：从某起点事件开始到被观测对象出现终点事件所经历的时间，如从疾病确诊到死亡的时间。生存时间有两种类型：

① 完全数据（complete data）：被观测对象从观察起点到出现终点事件所经历的时间；

② 截尾数据（censored data）：截尾数据的产生主要有三个原因，失访（loss-of follow-up）、退出和终止。失访和退出都是在试验还未结束时，研究者就已经追踪不到数据了，而终止是研究已经结束但仍未观察到患者结局。截尾数据过多会影响生存分析的效果。

2. 生存分析的研究内容

（1）生存曲线（survival curve）：以观察时间为横轴，生存率为纵轴，将各个时间点所对应的生存率连接在一起的曲线图。

（2）死亡概率（mortality probability）：从某起点事件开始到观测结束期间，终点事件发生的概率。

$$F(t)=P(T\leqslant t)$$

（3）生存概率（survival probability）：也称生存方程 $S(t)$，表示某终点事件发生时间 T 不小于给定时间 t 的概率。

$$S(t)=P(T>t)$$

（4）死亡密度函数：观察对象在 t 时刻发生终点事件的概率。

$$f(t)=\lim_{\Delta t \to 0}\frac{P(t<T\leqslant t+\Delta t)}{\Delta t}=F'(t)$$

（5）风险概率（hazard probability）：在时间 t 之前还没有发生任何事件的情况下，在时间 t 发生终点事件的概率。

$$h(t)=\lim_{\Delta t \to 0}\frac{\Pr(t<T\leqslant t+\Delta t\,|\,T\geqslant t)}{\Delta t}$$

（6）累积风险（cumulative hazard）：在针对单因子进行生存分析时，根据生存方程 $S(t)$，可以得到累积风险 $H(t)$ 为

$$H(t)=-\log(S(t))$$

3. KM 生存分析方法

KM 生存分析是一种无参数（non-parametric）方法，从观察的生存时间来估计生存概

率。对于研究中的第 n 个时间点 t_n，生存概率为

$$S(t_n) = S(t_{n-1})\left(1 - \frac{d_n}{r_n}\right)$$

其中，$S(t_{n-1})$ 指的是在 t_{n-1} 时间点的生存概率；d_n 指的是在时间点 t_n 发生的终止事件数；r_n 指的是在 t_n 前仍然生存的个体数；$t_0 = 0$，$S(0) = 1$。

在 KM 生存分析中有 3 种检验方法：Log-Rank、Breslow、Tarone-Ware。总的来说，这 3 种假设检验的方法都属于卡方检验的方法，都需要计算各个观察时间的实际死亡数和预计死亡数，并套用卡方统计量计算的公式。其计算所得统计量同样符合"自由度＝组数－1"的卡方分布，但每种方法的统计量具体算法不同。KM 生存分析方法会根据观察时点（每个个体对应随访时间）顺序，把生存资料从小到大排列进行分析，根据时间顺序计算实际死亡数和预计死亡数。

Log-Rank 检验各时点的权重均为 1，不考虑各个观察时点开始时存活的人数对统计模型的影响，即每个时点死亡情况的变化对整个模型的贡献是一样的。

Breslow 检验则在 Log-Rank 检验的基础上增加了权重，并设置权重为各时点开始时存活的人数。也就是说，开始存活人数多的时点死亡情况的变化对整个模型的贡献较大，而开始存活人数较少的时点死亡情况的变化对整个模型的贡献较小。

Tarone-Ware 检验是权重的取值介于以上两种方法之间，设置权重为各时点开始时存活的人数的平方根。同样，开始存活人数多的时点死亡情况的变化对整个模型的贡献较大，而开始存活人数较少的时点死亡情况的变化对整个模型的贡献较小。只是开始存活人数多的时点对整个模型的贡献不如 Breslow 检验大。

因此，相对而言，Breslow 检验相对 Log-Rank 检验和 Tarone-Ware 检验，研究开始时（开始存活人数多）组间差异对卡方值的影响更大；而 Log-Rank 检验相对 Breslow 检验和 Tarone-Ware 检验，研究后期组间差异对卡方值影响更大。也就是说，一开始黏在一起随时间推移越来越开的生存曲线 Log-Rank 检验要比 Breslow 检验更容易得到差异有统计学意义的结果；而开始相差较大，随着时间推移越来越接近的生存曲线则是 Breslow 检验比 Log-Rank 检验更容易得到差异有统计学意义的结果。

4. Cox 比例风险回归模型

生存分析的主要目的在于研究变量 X 与观察结果即生存函数（累积生存率）$S(t)$ 之间的关系。当 $S(t)$ 受到多种因素的影响，即 $\boldsymbol{X} = (X_1, X_2, \cdots, X_n)$ 为向量时，传统的方法是考虑回归方程——多变量 X_i 对 $S(t)$ 的影响。但由于生存分析研究中的数据包含删失数据。且时间变量 t 通常不满足正态分布和方差齐性的要求，这就造成了用一般的回归方法研究上述关系的困难。

Cox 比例风险回归模型是由英国统计学家 D. R. Cox（1972 年）提出的一种半参数回

归模型。该模型以生存结局和生存时间为因变量,可同时分析众多因素对生存期的影响,能分析带有截尾生存时间的资料,且不要求估计资料的生存分布类型。它不是直接考察 $S(t)$ 与 $\boldsymbol{X}$ 的关系,而是用 $h(t,\boldsymbol{X})$ 作为因变量,模型的基本形式为

$$h(t,\boldsymbol{X})=h_0(t)\exp(\beta_1 X_1+\beta_2 X_2+\cdots+\beta_m X_m)$$

其中,β 为自变量的偏回归系数,它是从样本数据做出估计的参数;$h_0(t)$ 是当向量 $\boldsymbol{X}$ 为 $\boldsymbol{0}$ 时的基准危险率,它是有待于从样本数据做出估计的量。

一方面,由于 Cox 比例风险回归模型对 $h_0(t)$ 未做任何假定,因此 Cox 比例风险回归模型在处理问题时具有较大的灵活性;另一方面,在许多情况下只需估计出参数 β(如因素分析等),即使在 $h_0(t)$ 未知的情况下,仍可估计出参数 β。也就是说,Cox 比例风险回归模型由于含 $h_0(t)$,因此它不是完全的参数模型,但仍可做出参数 β 的估计,故 Cox 比例风险回归模型属于半参数模型。

1) Cox 比例风险回归模型的假定

(1) 比例风险假定:各危险因素的作用不随时间的变化而变化,即 $h(t,\boldsymbol{X})/h_0(t)$ 不随时间的变化而变化。因此,Cox 比例风险回归模型又称为比例风险率模型(PH model)。这一假定是建立 Cox 比例风险回归模型的前提条件。

(2) 对数线性假定:模型中的协变量应与对数风险比呈线性关系。

2) Cox 比例风险回归模型中偏回归系数的意义

若 X_j 是非暴露组观察对象的各因素取值,X_i 是暴露组观察对象的各因素取值,容易求出暴露组对非暴露组的相对危险度 RR。

$$\mathrm{RR}=\frac{h(t,X_i)}{h(t,X_j)}=\frac{h_0(t)\exp(\beta X_i)}{h_0(t)\exp(\beta X_j)}=\exp[\beta(X_i-X_j)],\quad i,j=1,2,\cdots,m$$

在模型中,$\beta=(\beta_1,\beta_2,\cdots,\beta_m)$ 是偏回归系数向量。其中,β_j 表示在其他协变量保持不变的条件下,协变量 X_j 每增加一个单位,风险比的对数增加 β_j,风险比本身增加 $\exp(\beta_j)$ 倍,即

$$\mathrm{RR}_j=\exp[\beta_j(X_j-X_j^*)]$$

式中,X_j,X_j^* 分别表示在不同情况下的取值。当协变量 X_j,X_j^* 分别取 1 和 0 时,其对应的 RR_j 为

$$\mathrm{RR}_j=\exp(\beta_j)$$

从上述公式中可以得到如下关系:

若 $\beta_j>0$,则 $\mathrm{RR}_j>1$ 各 X_j 取值越大时,$h(t,\boldsymbol{X})$ 的值越大,即 X_j 为危险因素。

若 $\beta_j=0$,则 $\mathrm{RR}_j=1$ 各 X_j 的取值对 $h(t,\boldsymbol{X})$ 的值没有影响,即 X_j 为无关因素。

若 $\beta_j<0$,则 $\mathrm{RR}_j<1$ 各 X_j 取值越大时,$h(t,\boldsymbol{X})$ 的值越小,即 X_j 为保护因素。

检验方法:

Cox 比例风险回归模型中的偏回归系数可以通过建立偏似然函数,利用 Newton-Raphson 迭代法求得。其他自变量不变的情况下,变量 X_j 每增加一个单位,相对危险度 RR_j 的 $(1-\alpha)$ 可信区间为

$$\exp(\beta_j \pm Z_{\frac{\alpha}{2}} S_{\beta_j})$$

式中,S_{β_j} 为 β_j 的标准差。

对于回归模型的假设检验通常采用似然比检验、Wald 检验和记分检验,其检验统计量均服从某种特定的概率分布,其自由度为模型中待检验的自变量个数。一般说来,Cox 比例风险回归系数的估计和模型的假设检验计算量较大,通常需利用计算机来完成相应的计算。

似然比检验顾名思义是依据似然比这一统计量进行判断,似然比检验的原假设 H_0 是 $\theta=\theta_0$,备选假设 H_1 是 $\theta=\theta_1$,其中 θ_0 是 θ_1 的子集,似然比 λ 公式如下:

$$\lambda = \frac{L(\theta_1 | x)}{L(\theta_0 | x)}$$

其中,L 为似然函数。

似然比表示 θ 取不同值对应的似然函数的比值。如果 λ 很大,说明参数 $\theta=\theta_1$ 时对应的似然性要比 $\theta=\theta_0$ 时对应的似然性大。此时,更倾向于拒绝 H_0 假设;反之,若此值较小,说明参数 $\theta=\theta_0$ 时对应的似然性要比 $\theta=\theta_1$ 时对应的似然性大,更倾向于接受 H_0 假设。λ 的大小需要 λ_0 作为临界值,由于当样本足够多时 λ 服从卡方分布,因此可以通过显著性水平 α 进行计算。

Wald 检验是一种在统计模型中测试特定解释变量的重要性的方法。在逻辑回归中,有一个二元结果变量和一个或多个解释变量。对于模型中的每个解释变量,将存在关联参数。Polit(1996) 和 Agresti(1990) 描述的 Wald 检验是测试与一组解释变量相关的参数是否为零的多种方法之一。

对于 Wald 统计量先对无约束模型得到参数的估计值,再代入约束条件检查约束条件是否成立,如果约束是有效的,那么在没有约束情况下估计出来的估计量应该渐进地满足约束条件,因为 MLE 是一致的。以无约束估计量为基础可以构造一个 Wald 统计量,这个统计量也服从卡方分布。

10.2　R 语言实现基于肿瘤患者 RNA 测序数据的生存分析

本节会以肿瘤患者的 RNA 测序数据为例,利用 R 语言实现生存分析。

10.2.1　TCGA 数据库

肿瘤数据库非常多,如肿瘤基因组图谱(the cancer genome atlas,TCGA)数据库、

GeneBank 的 GEO 数据库等。本书以 TCGA 数据库中的 TCGA-LIHC 肝癌为例进行讲解。

1. 寻找数据库

本书推荐使用 TCGA 数据库。TCGA 计划由美国国家癌症和肿瘤研究所和国家人类基因组研究所于 2006 年联合启动,目前包括 20 多种组织类型的 33 种癌症 11 000 多个肿瘤患者的临床与基因信息,且该数据库是免费公开的。TCGA 官网首页如图 10-2 所示。

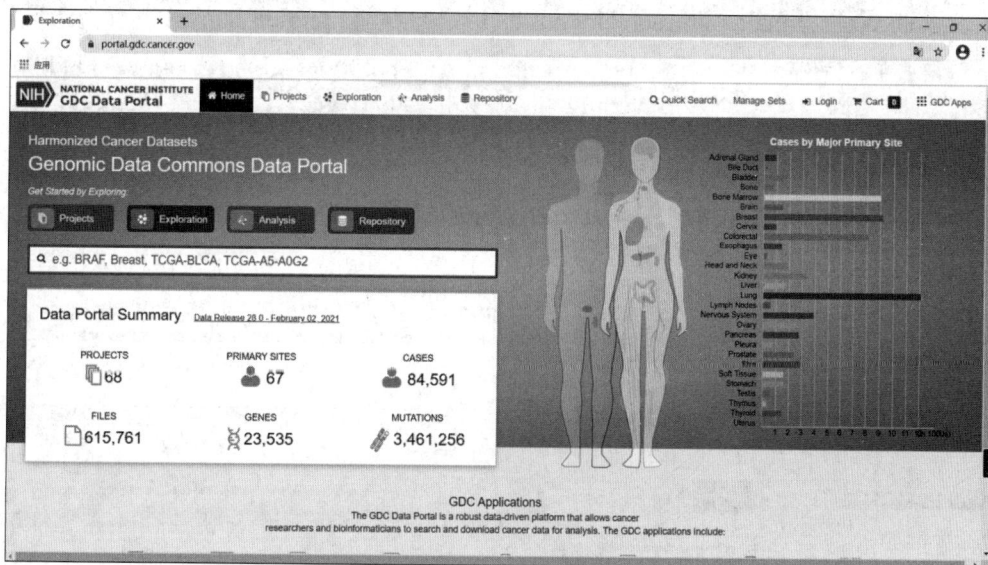

图 10-2　TCGA 官网首页

TCGA 存储的数据包括 SNV、转录组分析、生物样本信息、原始测序数据、CNV、DNA 甲基化、临床信息等。这些数据可分为 3 个级别:

Level 1:原始的测序数据(fasta、fastq 等);

Level 2:比对好的 bam 文件;

Level 3:经过处理及标准化的数据。

2. 检索 Project

方法一:单击图 10-3(a)中的 Projects 会列出所有 Project(见图 10-3(b)),从中选择自己需要的 ProjectID。

方法二:单击图 10-4(a)中的 Exploration 会列出所有的 Case(见图 10-4(b)),从中选择需要的条件进行筛选,然后选择 ProjectID。

方法三:直接在搜索框中输入 ProjectID,如图 10-5 所示。

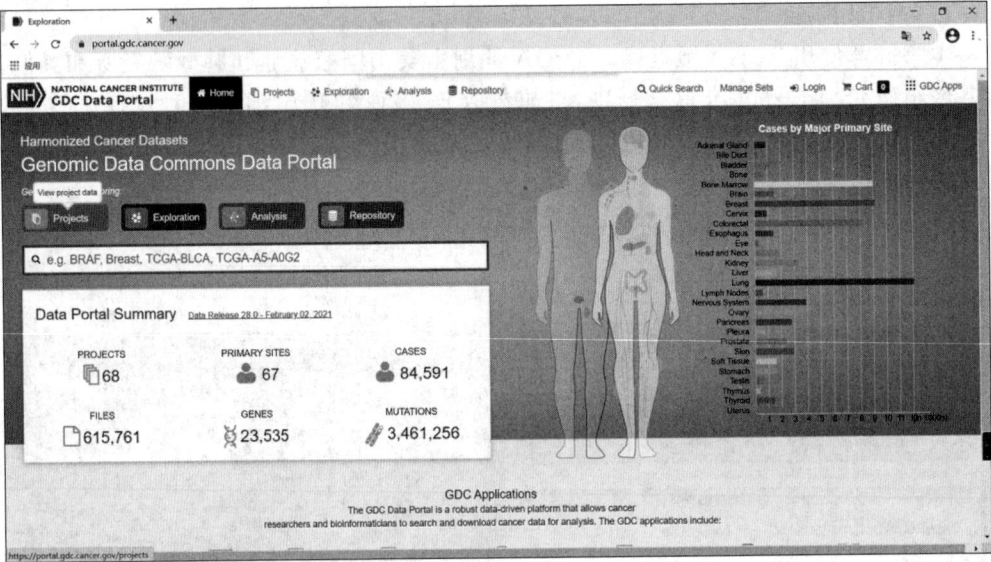

（a）

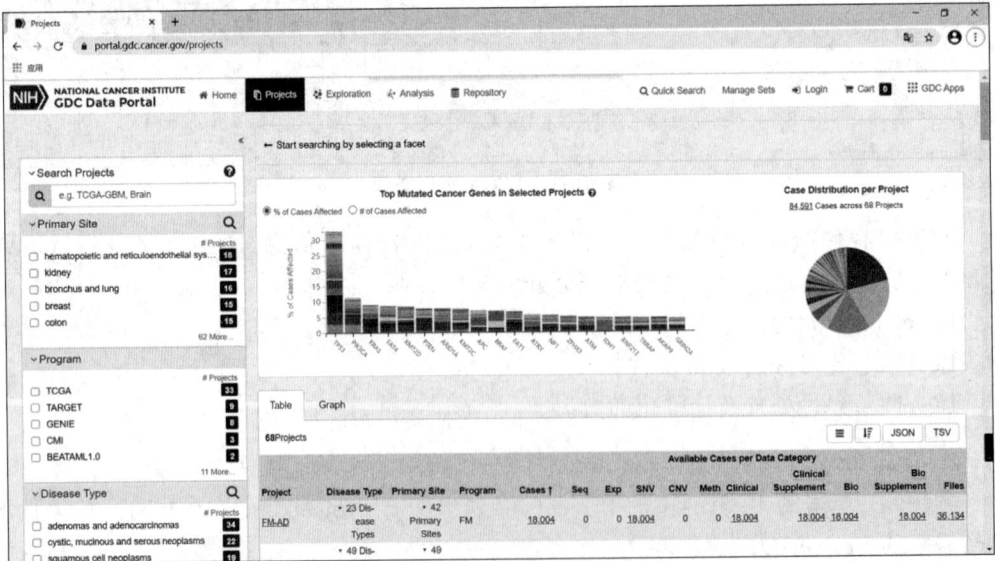

（b）

图 10-3　检索 Project 方法一

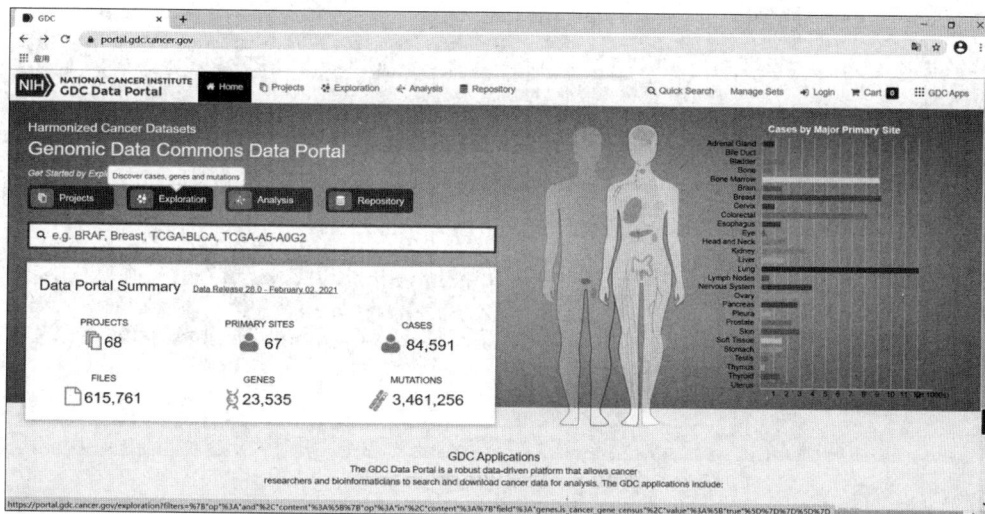

（a）

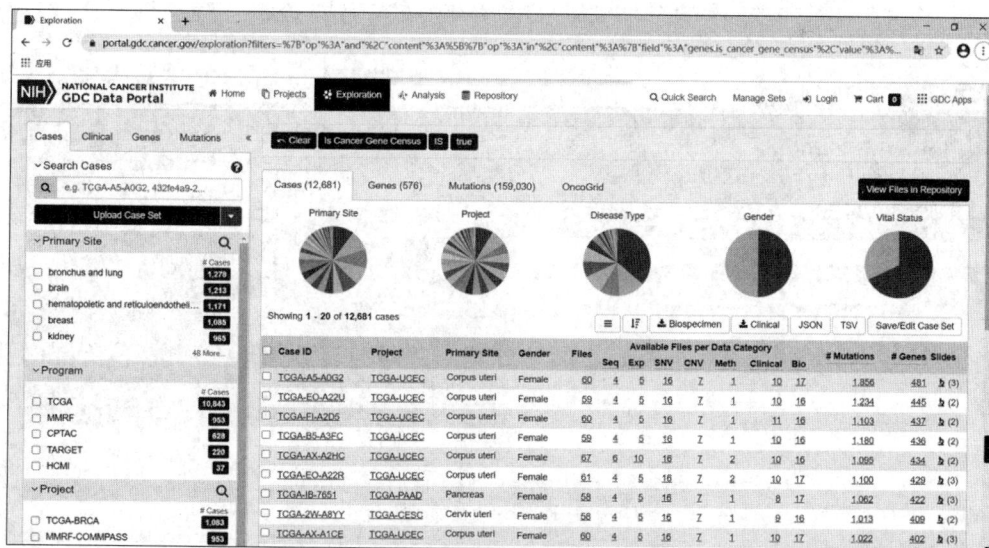

（b）

图 10-4 检索 Project 方法二

大数据挖掘技术理论与实践——以生物医学案例为例

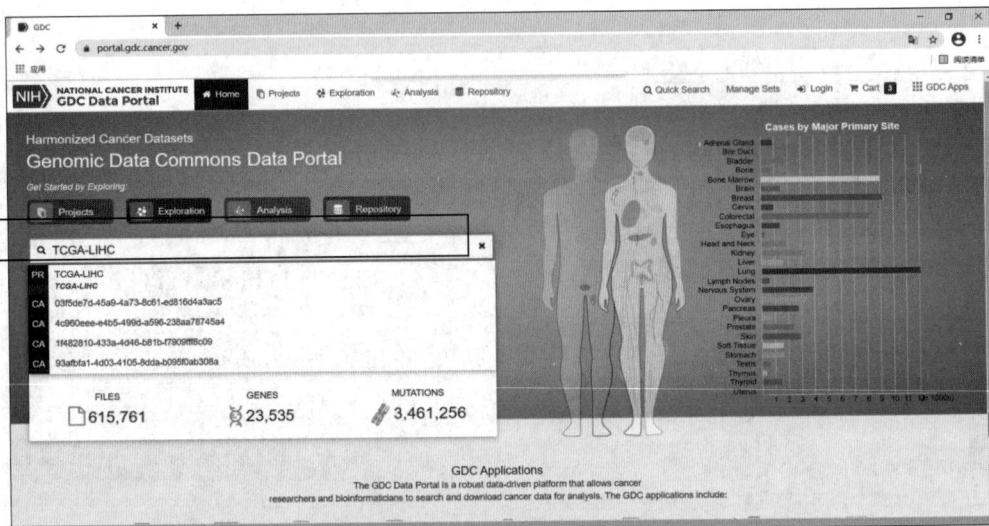

图 10-5　检索 Project 方法三

方法四：图 10-6 中间有两幅人体图像，从中选择需要的部位筛选自己想要的数据。

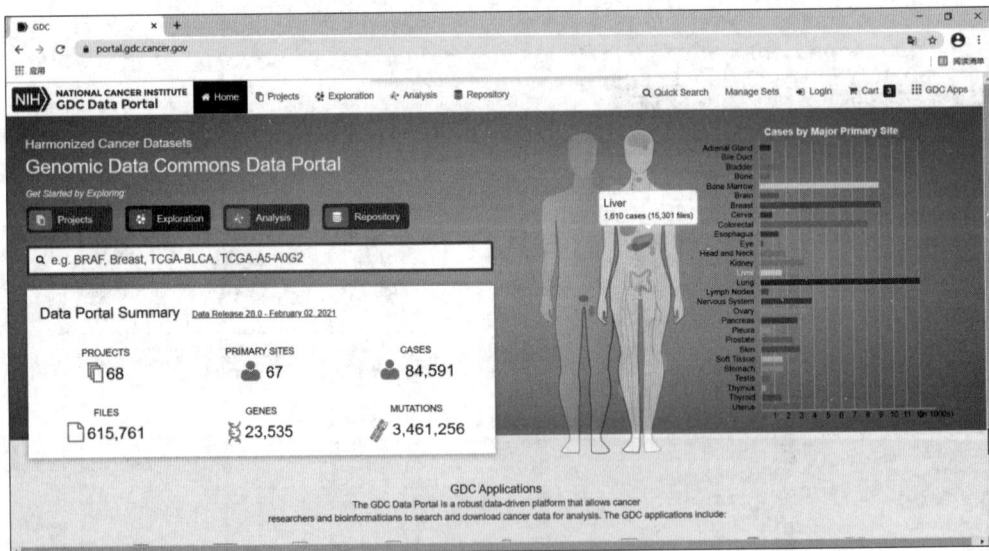

图 10-6　检索 Project 方法四

方法五：在图 10-7 右侧的柱状图中选择需要的部位筛选自己想要的数据。

186

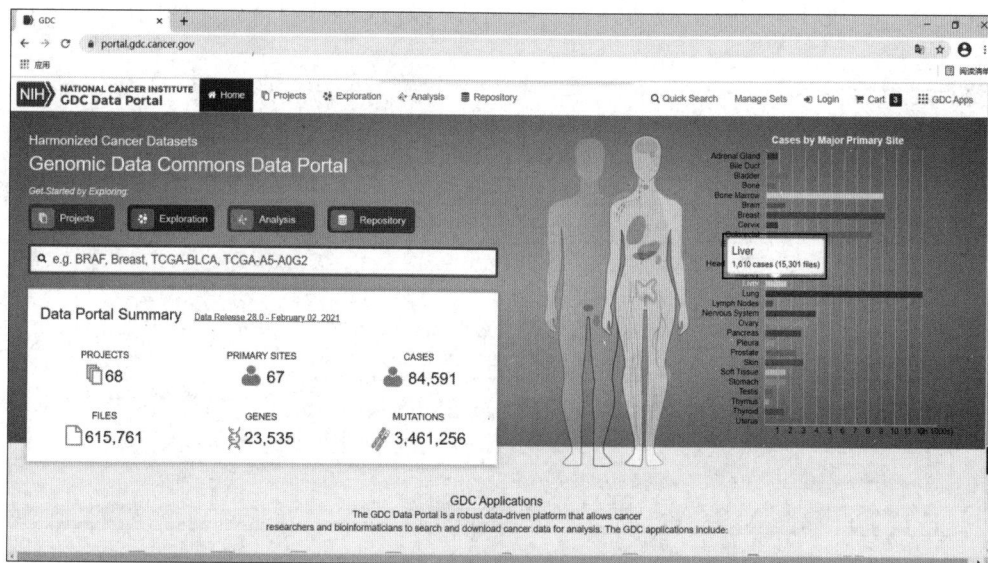

图 10-7　检索 Project 方法五

3. 下载 Project

通过上述方法可以找到需要的 Project，然后就要下载这些 Project。

（1）打开 Project，如图 10-8 所示。

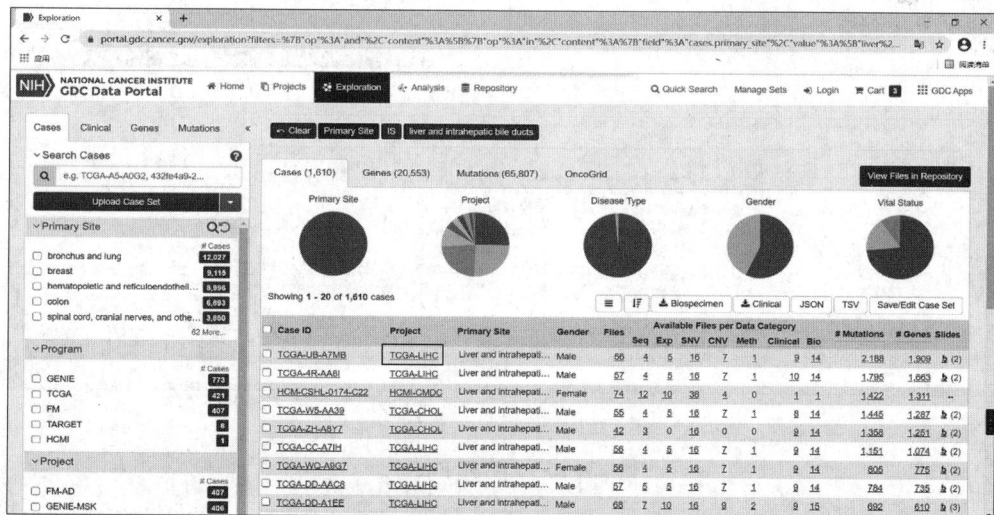

（a）

图 10-8　打开 Project

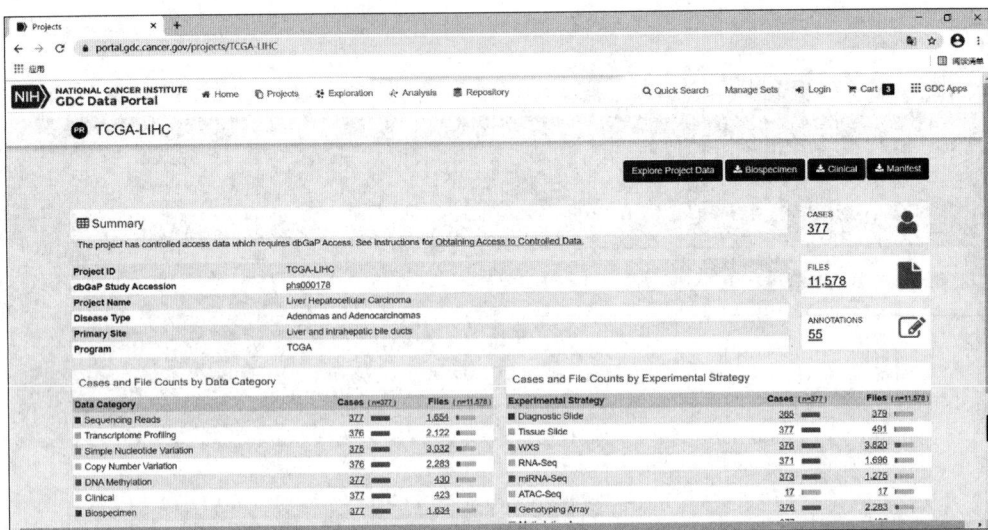

(b)

图 10-8 （续）

(2) 打开 Files，如图 10-9 所示。

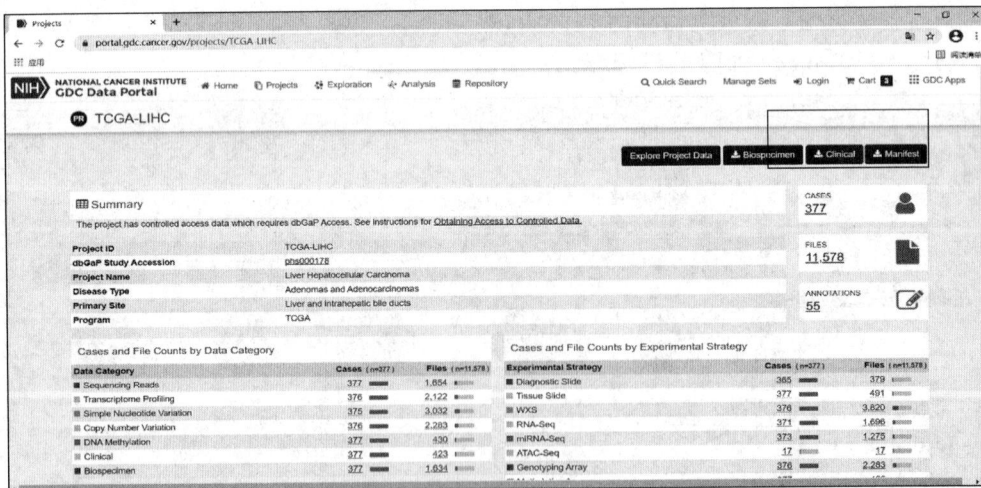

(a)

图 10-9 打开 Files

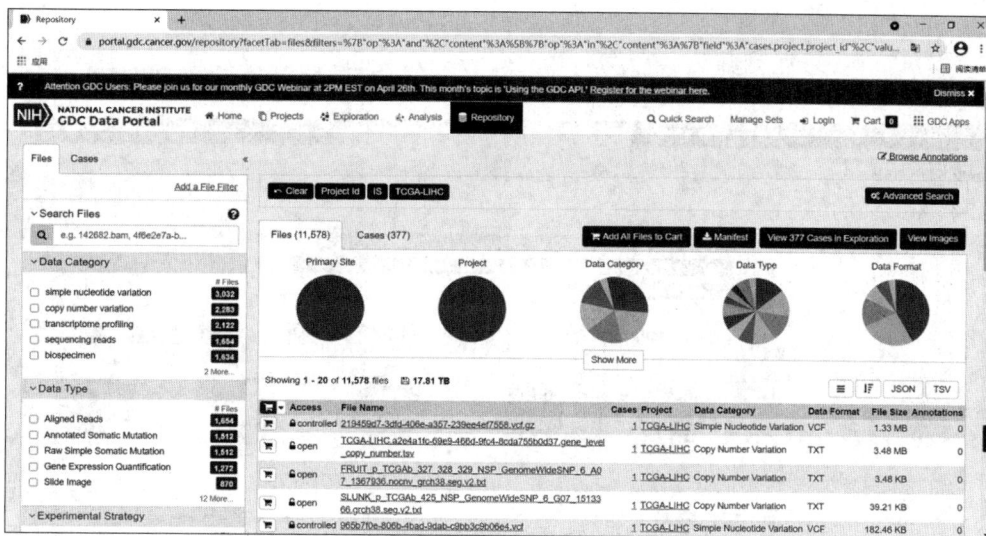

（b）

图 10-9 （续）

（3）在左侧边栏中筛选需要的文件，如图 10-10 所示。

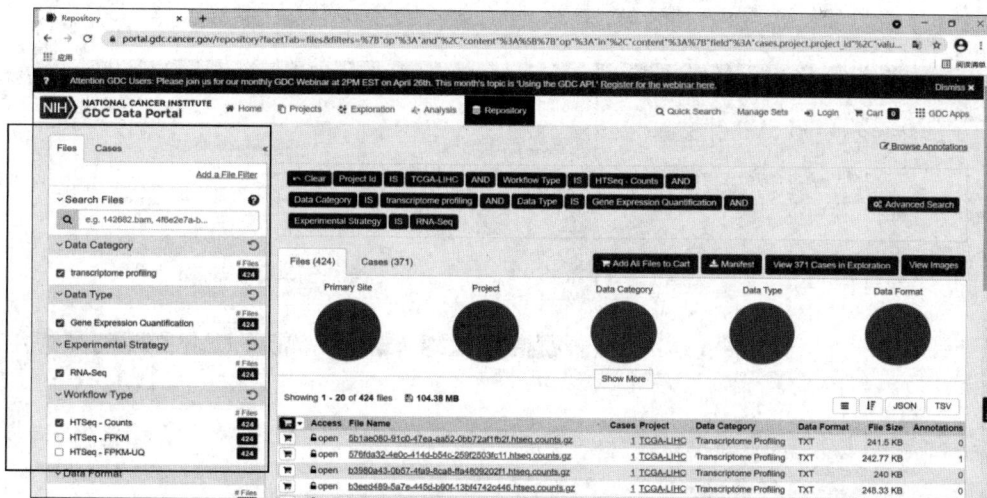

图 10-10　筛选

（4）将需要的文件加入购物车并下载，如图 10-11 所示。

至此已经完成了从官网下载 TCGA 肿瘤数据。

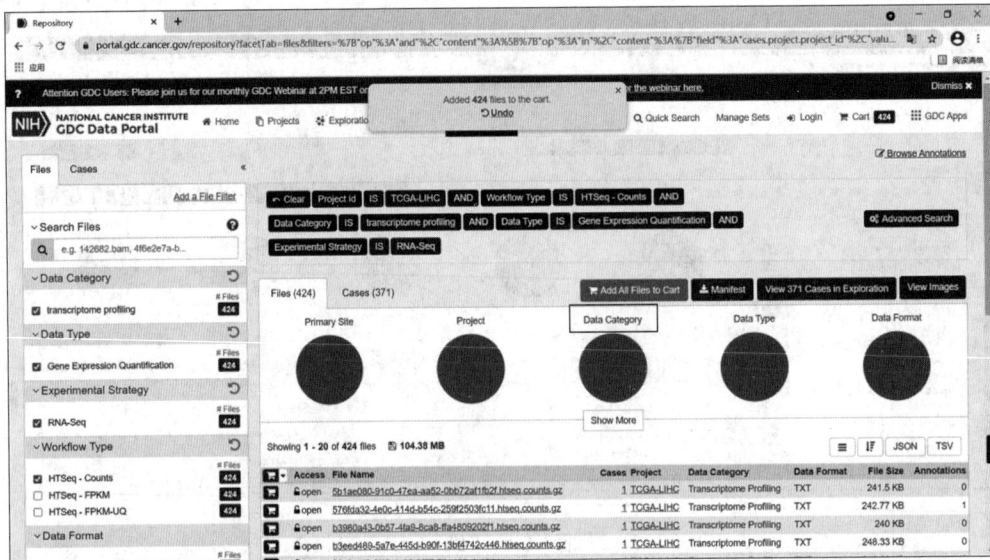

（a）

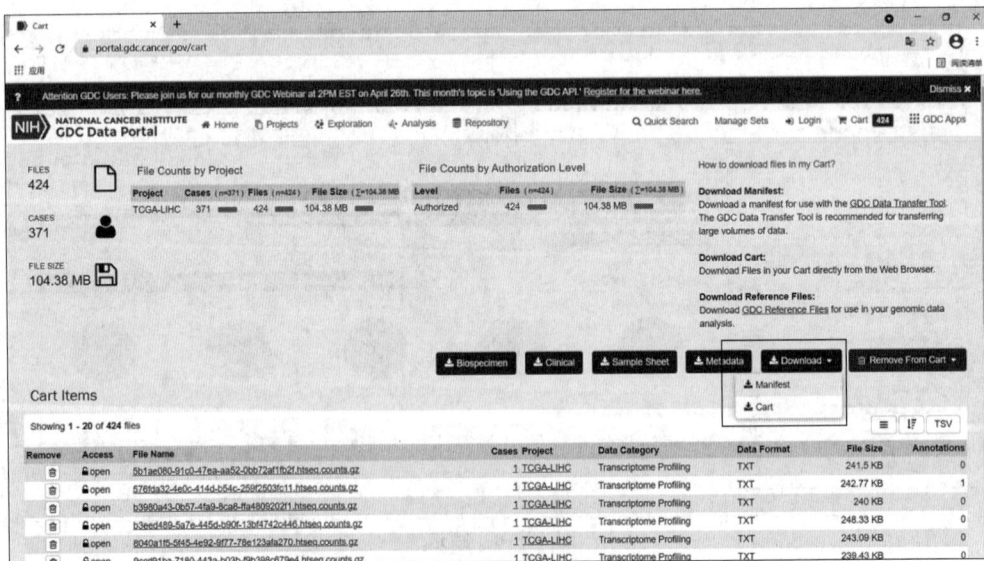

（b）

图 10-11　下载数据

10.2.2　R 语言环境

RStudio 版本号：1.4.1103.0。

10.2.3　安装需要的包

安装 TCGAbiolinks 包：10.2.2 节介绍 TCGA 数据库时提到的下载数据的方法相对复杂，如果已知需要数据的具体属性可以使用 TCGAbiolinks 直接下载，TCGAbiolinks 是 GDC 官方推荐的一款第三方工具，通过 GDC 官方 API 下载数据，保证数据的及时性和准确性，同时也提供数据整理、聚类分析、差异分析、富集分析等功能。通过图 10-12 所示代码根据提示安装 TCGAbiolinks 包。

```
> if(!requireNamespace("BiocManager", quietly = TRUE))
      install.packages("BiocManager")
  BiocManager::install("TCGAbiolinks")
```

图 10-12　安装 TCGAbiolinks 包

安装 tidyverse 包：tidyverse 出自 Hadley Wickham 之手，他是 RStudio 首席科学家，也是 ggplot2 的作者。tidyverse 就是他将自己所写的包整理成了一整套数据处理的方法，包括 ggplot2、dplyr、tidyr、readr、purrr、tibble、stringr、forcats。同时他也出了 *R for Data Science* 这本书，里面详细介绍了 tidyverse 的使用方法。通过图 10-13 所示代码根据提示安装 tidyverse 包。

```
> if(!requireNamespace("BiocManager", quietly = TRUE))
      install.packages("BiocManager")
  BiocManager::install("tidyverse")
```

图 10-13　安装 tidyverse 包

安装 survival 和 survminer 包：survival 和 survminer 包用于进行生存分析与可视化。通过图 10-14 所示代码根据提示安装 survival 和 survminer 包。

安装完这些功能包后需要加载后使用，按照图 10-15 中的方式加载需要的包。

10.2.4　载入数据

加载完需要的包后就可以开始载入数据，在介绍 TCGA 数据库时首先介绍了数据选

```
Console  Terminal ×  Jobs ×
~/ 
> if(!requireNamespace("BiocManager", quietly = TRUE))
    install.packages("BiocManager")
BiocManager::install("survival")
BiocManager::install("survminer")
```

图 10-14　安装 survival 和 survminer 包

```
1  library("TCGAbiolinks")
2  library("tidyverse")
3  library('SummarizedExperiment')
4  library('survival')
5  library('survminer')
```

图 10-15　加载需要的包

择时的参数,本文选择的数据为 TCGA-LIHC 肝癌细胞 RNA 测序(RNA-seq)的转录组分析(transcriptome profiling)以及基因表达定量(gene expression quantification)数据。按照图 10-16 所示代码选择数据参数。

```
7   # 选择数据参数
8   cancer_type = "TCGA-LIHC"
9   experimental = "RNA-Seq"
10  category = "Transcriptome Profiling"
11  datatype = "Gene Expression Quantification"
12  workflowtype = "HTSeq - Counts"
13  gene = "ENSG00000167578"
14
15  dataset = GDCquery(project = cancer_type, # 癌症类型
16                     legacy = FALSE,
17                     # legacy代表hg19版本。这里使用hg38用FALSE
18                     experimental.strategy = experimental, # RNA测序
19                     data.category = category, # 数据类别
20                     data.type = datatype, # 数据类型
21                     workflow.type = workflowtype # 工作流程类型
22                     )
```

图 10-16　选择数据参数

接下来就要按照选定的属性下载数据,TCGAbiolinks 中下载数据的方法非常简单,直接使用 GDCdownload()函数即可将数据下载到当前目录的 GDCdata 文件夹。按照图 10-17 所示代码下载选定数据。

```
23  # 下载到当前目录下的GDCdata文件夹
24  GDCdownload(dataset)
```

图 10-17　下载选定数据

除了基因数据之外还需要下载患者的临床数据,TCGAbiolinks 中的 GDCquery_clinic()函数可以实现该操作。按照图 10-18 中所示代码下载临床数据。

```
25  # 下载该癌症的临床数据
26  clinical = GDCquery_clinic(project = cancer_type, type = "clinical")
```

图 10-18 下载临床数据

然后载入下载的基因表达数据,并将其转化成矩阵形式,便于后续分析处理。按照图 10-19 所示代码载入基因表达数据并将其转化成矩阵形式。

```
27  # 载入下载的基因表达数据
28  RNA_seq = GDCprepare(dataset)
29  # 将基因表达数据转换为矩阵,每行是一个基因,每列是一个样本
30  express = assay(RNA_seq)
```

图 10-19 载入基因表达数据并将其转化成矩阵形式

运行上述程序,如图 10-20 所示,可以在 Environment 中的 Data 里看到名为 express 的矩阵,单击 express 即可看到每一行为一个基因,每一列为一个样本,如图 10-21 所示。

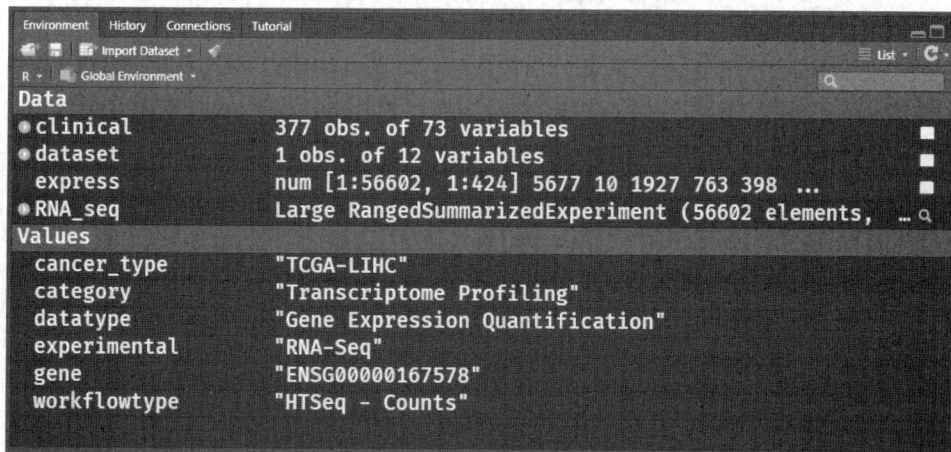

图 10-20 Environment 选项卡

至此所有需要的数据已经完成载入,接下来要对这些数据进行处理。

10.2.5 数据处理

数据载入后并不能直接进行分析,首先将其转换成需要的形式。肿瘤样本与正常样本分开,使用 TCGAquery_SampleType()函数按照 typesample 即可将其分开,TP 为肿瘤样本,NT 为正常样本。通过图 10-22 所示代码即可将其分为肿瘤样本(sample_c)和正常样本(sample_n)。

样本分开后要从肿瘤样本中取某一个基因的基因表达数据,这里的基因以 ENSG00000167578 为例。为了使这一基因的基因表达数据可以与患者临床信息相对应,

RStudio Source Editor

express

Filter Cols: 0 - 50

	TCGA-BC-A10Z-01A-11R-A131-07	TCGA-DD-AAEK-01A-11R-A41C-07	TCGA-G3-A3CK-01A-11R-A213-07	TCGA-DD-A1EJ-01A-11R-A155-07	TCGA-DD-AACU-01A-11R-A41C-07	TCGA-ZS-A9CE-01A-11R-A37K-07	TCGA-DD-A11A-11A-11R-A131-07	TCGA-2Y-A9H2-01A-12R-A38B-07
ENSG00000000003	5677	2407	3920	8909	7863	6615	5710	8636
ENSG00000000005	10	1	13	1	0	0	3	0
ENSG00000000419	1927	863	2116	2590	1300	1648	1044	1104
ENSG00000000457	763	413	854	759	790	1033	724	1072

图 10-21　查看数据

```
# 将基因数据分为正常样本和肿瘤样本，使用 TCGAquery_SampleType()函数
    # 按照 typesample 即可将其分开，TP为肿瘤样本，NT为正常样本
sample_c = TCGAquery_SampleTypes(barcode = colnames(express), typesample = c
('TP'))
sample_n = TCGAquery_SampleTypes(barcode = colnames(express), typesample = c
('NT'))
```

图 10-22　区分肿瘤样本和正常样本

要将患者的编号进行调整，根据 TCGA 的编号规则，编号以“-”分段，前三段为患者编号，因此只需要保留前三段即可。代码与运行结果如图 10-23 和图 10-24 所示。

```
# 选择要分析的基因，并将其提取出来
gexp = express[c(gene), sample_c]
# 为了与临床数据中的患者编号对应，我们要将患者的编号进行调整，跟据TCGA的编号规
# 则，编号以“-”分段，前三段为患者编号，因此只需要保留前三段即可。将肿瘤样本的
编号只保留前三列
names(gexp) =  sapply(strsplit(names(gexp),'-'),function(x) paste0(x[1:3]
,collapse="-"))
```

图 10-23　代码

```
gene          "ENSG00000167578"
gexp          Named num [1:371] 564 154 389 593 335 404 512 346 45…
sample_c      chr [1:371] "TCGA-BC-A10Z-01A-11R-A131-07" "TCGA-DD-…
sample_n      chr [1:50] "TCGA-DD-A11A-11A-11R-A131-07" "TCGA-DD-A…
```

图 10-24　运行结果

接下来要将这一基因表达数据与患者的临床数据相结合，然后从中选出需要分析的内容，这里需要的数据为患者编号、最终状态、死亡时间、基因表达、性别。但是由于部分

患者没有基因表达数据，因此还要将这一部分也删除。代码与运行结果如图 10-25 和图 10-26 所示。

```
40  # 在临床数据中创建一行用来存放选定基因的表达数据
41  clinical$gene = gexp[clinical$submitter_id]
42  # 从临床数据中选出患者编号、最终状态、死亡时间、基因表达、性别这些数据
43  data_choose = subset(clinical,select =c(submitter_id,vital_status,days_to_death
    , gene, gender))
44  # 将不存在基因表达数据的患者删除
45  data_choose =   data_choose[!is.na(data_choose$gene), ]
```

图 10-25　代码

	submitter_id	vital_status	days_to_death	gene	gender
1	TCGA-DD-AAD2	Alive	NA	225	male
2	TCGA-4R-AA8I	Dead	262	371	male
3	TCGA-FV-A4ZP	Dead	2486	1019	male
4	TCGA-DD-AAE9	Alive	NA	256	male
5	TCGA-G3-A25X	Alive	NA	1186	male
6	TCGA-CC-5261	Dead	97	346	male
7	TCGA-ZY-A9H8	Dead	633	515	female
8	TCGA-DD-AAD1	Alive	NA	357	female

图 10-26　运行结果

为了判断基因表达数据是否对死亡时间有影响，并依据其分类画出生存曲线，要将基因表达数据分类，以平均值为分界线，大于平均值记为 H，小于平均值记为 L，并将其存放到选定的数据组中。代码与运行结果如图 10-27 和图 10-28 所示。

```
47  # 在筛选后的数据中创建一行来存放基因表达值与基因表达平均值的关系
48  data_choose$exp = ''
49  # 大于平均值记为 H
50  data_choose[data_choose$gene ≥ mean(data_choose$gene), ]$exp = H
51  # 小于平均值的记为 L
52  data_choose[data_choose$gene ≤ mean(data_choose$gene), ]$exp = L
```

图 10-27　代码

为了便于计算机分析，将数据中的最终状态转换为数字，死亡的记为 1，删失的记为 0。代码与运行结果如图 10-29 和图 10-30 所示。

至此为生存分析所做的准备工作已经全部完成，接下来就可以开始进行生存分析。

图 10-28　运行结果

```
54  # 为了便于计算机分析，将数据中的最终状态转换为数字，死亡的记为1，删失的记为0
55  data_choose[data_choose$vital_status ≠ 'Dead', ]$vital_status = 0
56  data_choose[data_choose$vital_status == 'Dead', ]$vital_status = 1
57  data_choose$vital_status = as.numeric(data_choose$vital_status)
```

图 10-29　代码

图 10-30　运行结果

10.2.6　生存分析

进行生存分析使用的是 survival 包中的 survfit() 函数，分别根据基因表达情况和性别进行建模，然后绘制生存曲线。代码与运行结果如图 10-31 和图 10-32 所示。

做生存分析并不只是绘制生存曲线，接下来分别对基因表达和性别因素进行单因素分析，这里使用的是 survdiff() 函数。代码与运行结果如图 10-33 和图 10-34 所示。

通过观察生存曲线和单因素分析结果，可以很明显看出 ENSG00000167578 基因对生存时间没有显著影响，而性别因素对生存时间造成了显著影响。

最后同时对这两个因素做多因素分析，使用到 coxph() 函数。代码与运行结果如

```
59  # 根据基因表达建模
60  fit_exp = survfit(formula = Surv(days_to_death, vital_status)~exp, data =
    data_choose)
61  # 绘制生存曲线
62  ggsurvplot(fit_exp, # 创建的拟合对象
63             data = data_choose, # 数据来源
64             conf.int = T, # 显示置信区间
65             pval = T, # 添加P值
66             surv.median.line = 'hv', # 中位生存时间线
67             risk.table = T, # 风险表
68             xlab = 'Follow up time(d)', # 横坐标标签
69             legend = c(0.8, 0.75), # 图例位置
70             legend.title = '', # 图例标题
71             break.x.by = 100 # 横坐标刻度间距
72             )
73
74  # 根据性别因素建模
75  fit_gender = survfit(formula = Surv(days_to_death, vital_status)~gender, data =
    data_choose)
76  # 绘制生存曲线
77  ggsurvplot(fit_gender,
78             data = data_choose,
79             conf.int = T,
80             pval = T,
81             surv.median.line = 'hv',
82             risk.table = T,
83             xlab = 'Follow up time(d)',
84             legend = c(0.8, 0.75),
85             legend.title = '',
86             break.x.by = 100
87             )
```

图 10-31　代码

图 10-35 和图 10-36 所示。

首先查看 likehood ration test、wald test、logrank test 三种检验方法的 p 值，p 值接近 0.05，这个回归方程边缘显著。说明在这些自变量中包含了对生存时间具有影响的因素。

然后查看每个自变量的 p 值，可以看到 gender 变量的 p 值小于 0.05，而 exp 的 p 值大于 0.05，说明 gender 变量对生存时间的影响更加显著。

最后查看自变量的 coef 等指标，coef 就是偏回归系数，exp(coef) 就是 HR。gender 的 HR 值大于 1，HR 表示的是数值大的风险/数值小的风险，在这里就是 male/female，说明 male 死亡的概率相对较高。HR 的值为 1.55391，说明 female 的死亡风险只占了 male 的 64.35%，相比 male，female 的死亡风险降低了 35.65%。而 ENSG00000167578 基因的 HR 值约等于 1 同样说明该基因对生存时间没有显著影响。

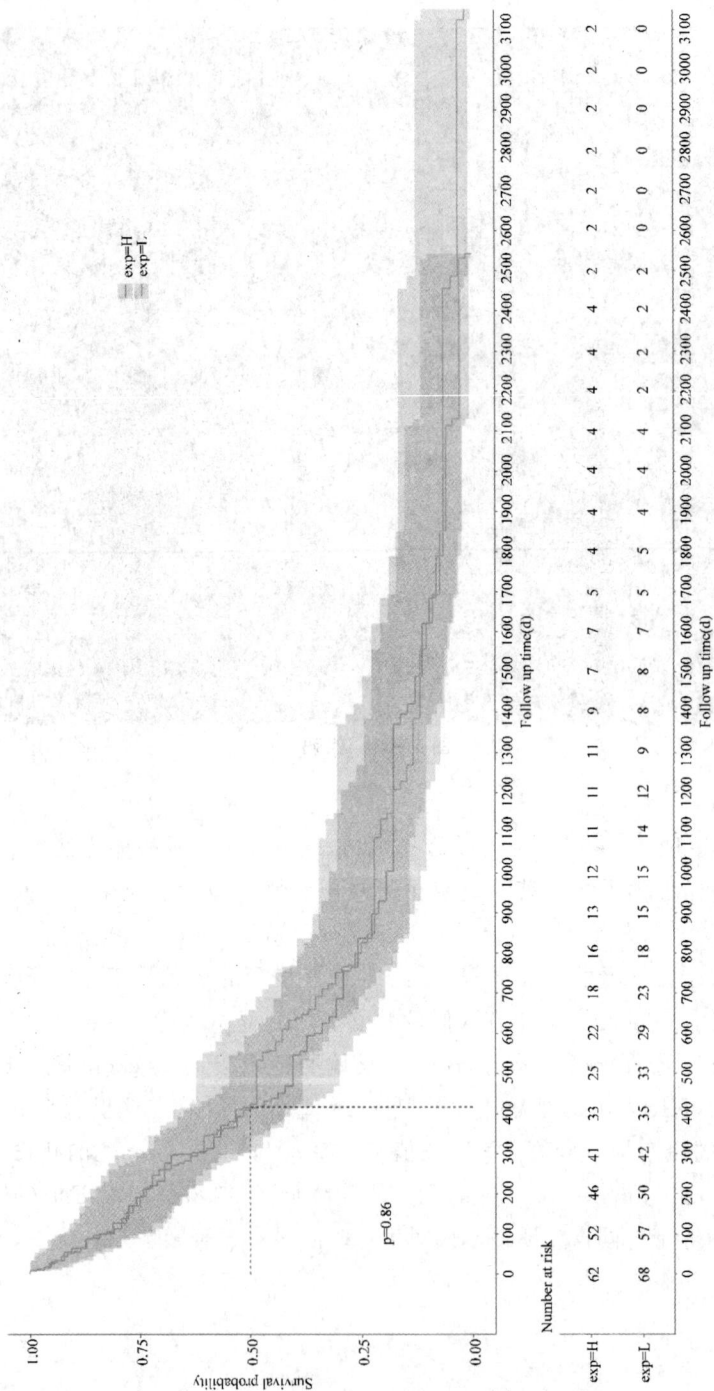

图 10-32　生存分析运行结果

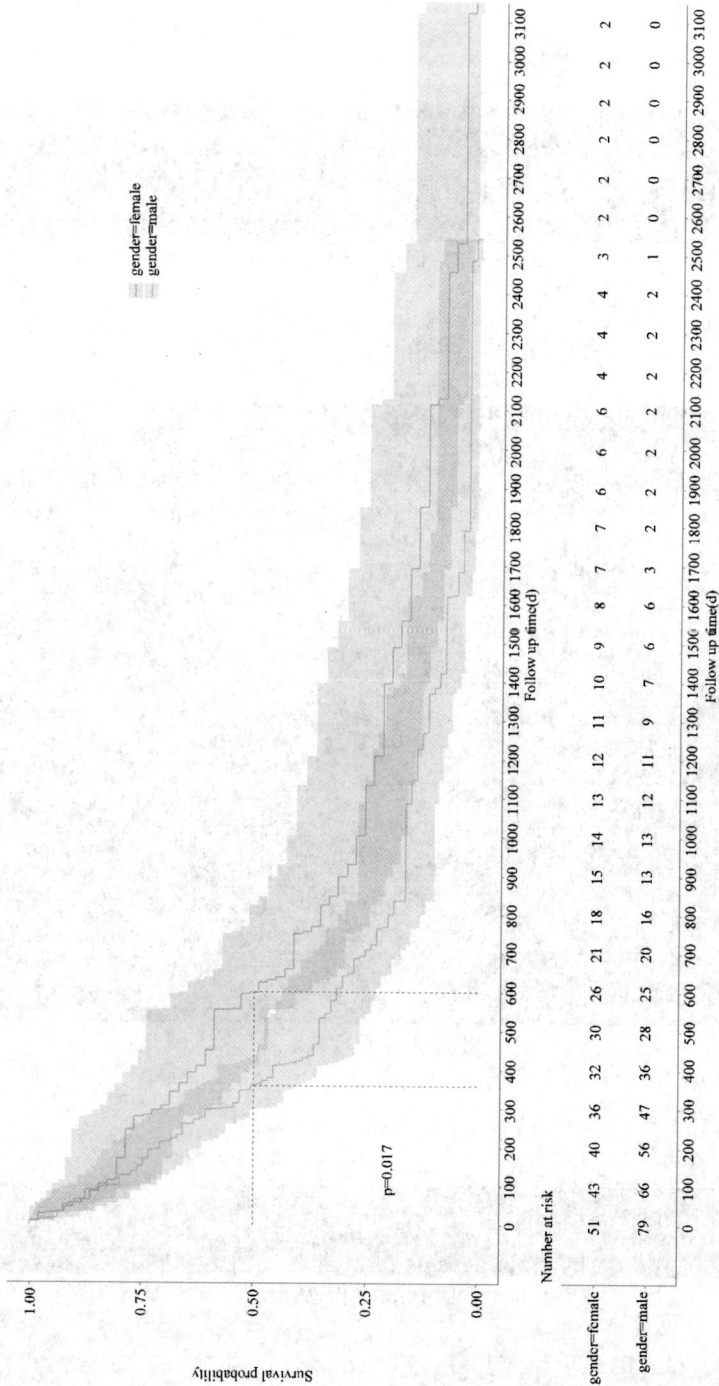

图 10-32（续）

```
89  # 单因素分析
90  # 基因表达因素分析
91  survdiff(formula = Surv(days_to_death, vital_status)~exp, data = data_choose)
92  # 性别因素分析
93  survdiff(formula = Surv(days_to_death, vital_status)~gender, data = data_choose
    )
```

图 10-33 代码

```
Console  Terminal  Jobs
E:/University/213/Bigdata_book/R/
> # 单因素分析
> # 基因表达因素分析
> survdiff(formula = Surv(days_to_death, vital_status)~exp, data = data_choose)
Call:
survdiff(formula = Surv(days_to_death, vital_status) ~ exp, data = data_choose)

n=130, 241 observations deleted due to missingness.

          N Observed Expected (O-E)^2/E (O-E)^2/V
exp=H 62       62       63    0.0157     0.0313
exp=L 68       68       67    0.0148     0.0313

 Chisq= 0  on 1 degrees of freedom, p= 0.9
> # 性别因素分析
> survdiff(formula = Surv(days_to_death, vital_status)~gender, data = data_choose)
Call:
survdiff(formula = Surv(days_to_death, vital_status) ~ gender,
    data = data_choose)

n=130, 241 observations deleted due to missingness.

                 N Observed Expected (O-E)^2/E (O-E)^2/V
gender=female 51       51     64.2      2.73      5.66
gender=male   79       79     65.8      2.66      5.66

 Chisq= 5.7  on 1 degrees of freedom, p= 0.02
```

图 10-34 运行结果

```
95  # 多因素cox比例风险回归分析
96  cox_exp_gender = coxph(formula = Surv(days_to_death, vital_status) ~ exp +
    gender, data = data_choose)
97  summary(cox_exp_gender)
```

图 10-35 代码

```
Console  Terminal  Jobs
E:/University/213/Bigdata_book/R/
> # 多因素cox比例风险回归分析
> cox_exp_gender = coxph(formula = Surv(days_to_death, vital_status) ~ exp + gender,
data = data_choose)
> summary(cox_exp_gender)
Call:
coxph(formula = Surv(days_to_death, vital_status) ~ exp + gender,
    data = data_choose)

  n= 130, number of events= 130
  (241 observations deleted due to missingness)

               coef exp(coef) se(coef)      z Pr(>|z|)
expL        0.05808   1.05980  0.17789  0.327   0.7440
gendermale  0.44078   1.55391  0.18512  2.381   0.0173 *

Signif. codes:  0 '***' 0.001 '**' 0.01 '*' 0.05 '.' 0.1 ' ' 1

            exp(coef) exp(-coef) lower .95 upper .95
expL            1.060     0.9436    0.7478     1.502
gendermale      1.554     0.6435    1.0811     2.234

Concordance= 0.554  (se = 0.03 )
Likelihood ratio test= 5.85  on 2 df,   p=0.05
Wald test            = 5.7  on 2 df,    p=0.06
Score (logrank) test = 5.78  on 2 df,   p=0.06
```

图 10-36　运行结果

10.3　总结与展望

本章对基因测序与 RNA 测序做了简单的介绍,同时介绍生存分析的方法,最后以肝癌患者的 RNA 测序的数据为例利用 R 语言实现了生存分析。

通过本章的学习,读者应该了解什么是基因测序、RNA 测序;明白生存分析的基本概念,以及具体的分析方法;最后还应该具备基于 R 语言实现生存分析的能力。

学习完本章节后,读者还要自行练习,彻底掌握基于 R 语言实现生存分析的方法,为以后的科研工作奠定基础。

第 11 章 机器学习与生物医学大数据

　　机器学习(machine learning)是利用计算机技术,对于获取到的数据进行计算分析,并采取变化的计算方法,来使特定的系统的准确性达到期望的值。特定的系统称为算法,机器学习是将数据输入算法中,特定的系统也就是算法根据输入的数据生成一种特定的模型。用另一组测试数据输入计算模型,得到此模型的判断结果,这就是机器学习所完成的任务。

11.1　机器学习简介

　　机器学习的发展主要分为 3 个时期,分别是推理期、知识期和学习期。第一个阶段为推理期,推理期中科学家的活动还只限在逻辑推理上,但只要有足够的逻辑推理能力,机器学习在一定程度上就可以具备智能。第二个阶段为知识期,大约在 20 世纪 70 年代,机器学习及人工智能的发展进入了知识期,知识期就是将人总结出来的知识教给计算机。在知识期,许多领域中机器学习都能崭露头角,但随着知识系统的发展,人们发现由人工总结经验再交给计算机变得越来越困难。于是,经过一段时间的发展,人工智能进入了新的时期:学习期。早在 1950 年,图灵在关于图灵测试的文章中就出现了机器学习。随后在 1980 年,一个新的独立的学科出现了,就是机器学习,各种机器学习算法百花齐放。

　　在本质上,机器学习是利用数据进行学习,解决多个场景下的问题。机器学习可以使用多种语言来进行,Python、C++、R 都可以用来编写机器学习算法,本章利用 R 语言实现一些机器学习的例子,下面会对 R 语言进行简要的介绍。

11.2　R 语言简介

　　在过去的几十年里,R 语言作为科学计算任务的一种工具诞生了,并且一直是实现分析数据的统计方法的一贯领导者。R 语言最初是由新西兰奥克兰大学统计系的 Ross Ihaka 和 Robert Gentleman 写的,于 1993 年首次亮相。R 语言对数据科学的有用性源于庞大、活跃且不断增长的第三方软件包生态系统：用于常见数据分析活动的 tidyverse；用于快速和可扩展的机器学习的 h2o、ranger、xgboost 等；机器学习可解释性的 iml、pdp、vip 等。

　　R 语言的核心是解释计算机语言，允许进行分支和循环以及函数的模块化编程，并且 R 语言还可以与 C、C++、.NET、Python 等语言结合来提高程序的效率。

　　R 语言具有如下的特点：

　　(1) 作为一种开发良好、简单有效的编程语言，R 语言支持条件、循环、用户自定义的递归函数等。

　　(2) R 语言具有非常有效的数据处理和存储设施。

　　(3) 对于数组、列表、向量和矩阵计算，R 语言提供了一系列的运算符。

　　(4) 对于数据分析，R 语言提供了大型的、一致的和集成的工具集合。

　　(5) 在计算机上，R 语言可以提供直接在上面打印的图形设施，用于数据分析和显示。

　　总的来说，R 语言对于数据分析和机器学习非常友好，下面利用 R 语言来编写几个机器学习的小例子。

11.3　K 近邻算法

　　K 近邻(K-nearest neighbor，KNN)算法是一种非常简单的算法，每个观测结果都是根据其与其他观测结果的相似性来预测的。与其他机器学习方法不同的是，KNN 是一个基于内存的算法，不能用一个封闭的模型来表述。这意味着在运行时需要训练样本，并直接根据样本之间的关系进行预测。因此，KNN 也被称为懒惰学习算法，计算效率低。但是，KNN 算法已经成功地解决了大量的业务问题(例如，参见 Jiang 等(2012)、Mccord 和 Chuah(2011))，并且在预处理方面也很有用。

　　下面利用 R 语言实现一个简单的 KNN 算法，首先如图 11-1 所示导入所需要的包。

　　如果出现了错误，提示缺少某个安装包，可以在 R console 中输入 install.packages("xx")来安装"xx"这个指定的安装包。

```
library(class)
library(kknn)
library(e1071)
library(kernlab)
library(caret)
library(MASS)
library(reshape2)
library(ggplot2)
library(pROC)
```

图 11-1　导入所需要的包

　　然后导入用于训练模型的数据，所使用的数据来自美国国家糖尿病消化病肾病研究所，这个数据集包括 532 组观测人员、8 个输入特征值及 1 个二值结果变量(Yes/No)。这项研究中的患者来自美国亚利桑那州中南部，是皮玛族印第安人的后裔。选择皮玛印第安人进行这项研究是因为半数成年皮玛印第安人患有糖尿病。而这些患有糖尿病的人中，有 95% 超重。研究仅限于成年女性，病情则按照世界卫生组织的标准进行诊断为 2 型糖尿病。这种糖尿病的患者胰腺功能并未完全丧失,还可以产生胰岛素,因此又称"非胰岛素依赖型"糖尿病。主要任务是研究这些糖尿病患者,并对这个人群中可能导致糖尿病的风险因素进行预测。

数据集包含了 532 位女性患者的信息,存储在两个数据框中。数据集中有如下 8 种特征:

(1) npreg:怀孕次数。

(2) glu:血糖浓度,由口服葡萄糖耐量测试给出。

(3) bp:舒张压(单位为 mmHg)。

(4) skin:三头肌皮褶厚度(单位为 mm)。

(5) bmi:身体质量指数。

(6) ped:糖尿病家族影响因素。

(7) age:年龄。

(8) type:是否患有糖尿病(是/否)。

数据集包含在 MASS 这个 R 包中,一个数据框是 Pima.tr,另一个数据框是 Pima.te。它们不作为训练集和测试集,而是将其合在一起,然后建立自己的训练集和测试集,目的是学习如何使用 R 语言完成这样的任务。

在这里利用 rbind()函数将两个数据框合并,利用 str()函数可以查看数据的结构,如图 11-2 所示。

在 RStudio 中 Data 一栏,单击方框,如图 11-3 所示,可以查看数据的结构(见图 11-4)。

```
data(Pima.tr)
str(Pima.tr)
data(Pima.te)
str(Pima.te)
pima <- rbind(Pima.tr, Pima.te)
str(pima)
```

图 11-2　合并数据框并查看结构

pima	532 obs. of 8 variables	
Pima.te	332 obs. of 8 variables	
Pima.tr	200 obs. of 8 variables	

图 11-3　RStudio 中 Data 一栏

	npreg	glu	bp	skin	bmi	ped	age	type
1	5	86	68	28	30.2	0.364	24	No
2	7	195	70	33	25.1	0.163	55	Yes
3	5	77	82	41	35.8	0.156	35	No
4	0	165	76	43	47.9	0.259	26	No
5	0	107	60	25	26.4	0.133	23	No
6	5	97	76	27	35.6	0.378	52	Yes
7	3	83	58	31	34.3	0.336	25	No
8	1	193	50	16	25.9	0.655	24	No
9	3	142	80	15	32.4	0.200	63	No
10	2	128	78	37	43.3	1.224	31	Yes
11	0	137	40	35	43.1	2.288	33	Yes
12	9	154	78	30	30.9	0.164	45	No

图 11-4　部分数据的结构

接下来可以利用箱线图对数据进行探索性分析，melt()函数可以融合数据并准备好用于生成箱线图的数据框，将新的数据框命名为 pima.melt，然后标准化数据，绘制箱线图，划分训练集和验证集，如图 11-5 所示。

```
pima.melt <- melt(pima, id.var = "type")
ggplot(data = pima.melt, aes(x = type, y = value)) +
    geom_boxplot() + facet_wrap(~ variable, ncol = 2)
```

（a）代码

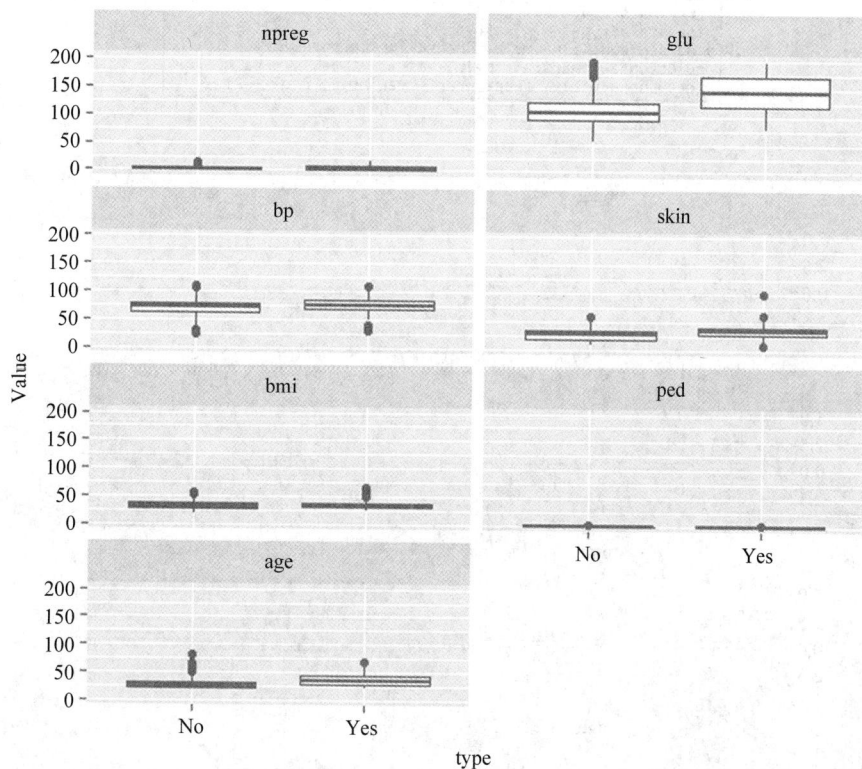

（b）运行结果

图 11-5　箱线图的绘制及箱线图

图 11-5 中的箱线图意义不大，因为很难从其中发现任何明显的区别，除了血糖浓度（glu）。正如所预想的那样，如果患者的血糖浓度快速升高，那么一般可以确诊为糖尿病。但图 11-5 最大的问题是不同统计图的单位不同，但却用同一个 y 轴。对数据进行标准化处理并重新作图，可以解决这个问题，生成更有意义的统计图。

利用 R 中的 scale()函数，可以将数据转换为均值为 0、标准差为 1 的标准形式，把经过标准化处理后的数据放到 pima.scale 新数据框，要对所有特征进行转换，只留下响应变量 type。在运行 KNN 算法时,使所有的特征具有同样的测量标准是很重要的。也就是说,要对数据进行标准化处理,使其均值为 0、标准差为 1。如果不进行标准化,那么对最近邻的距离计算就会出现错误。例如,如果一个特征的测量标准是 1~100,那么和另一个测量标准为 1~10 的特征相比,肯定会对结果有更大的影响。代码和更新后的运行结果如图 11-6 所示。

```
pima.scale <- data.frame(scale(pima[, -8]))

str(pima.scale)
pima.scale$type <- pima$type
pima.scale.melt <- melt(pima.scale, id.var = "type")
ggplot(data=pima.scale.melt, aes(x = type, y = value)) +
  geom_boxplot() + facet_wrap(~ variable, ncol = 2)
```

(a) 代码

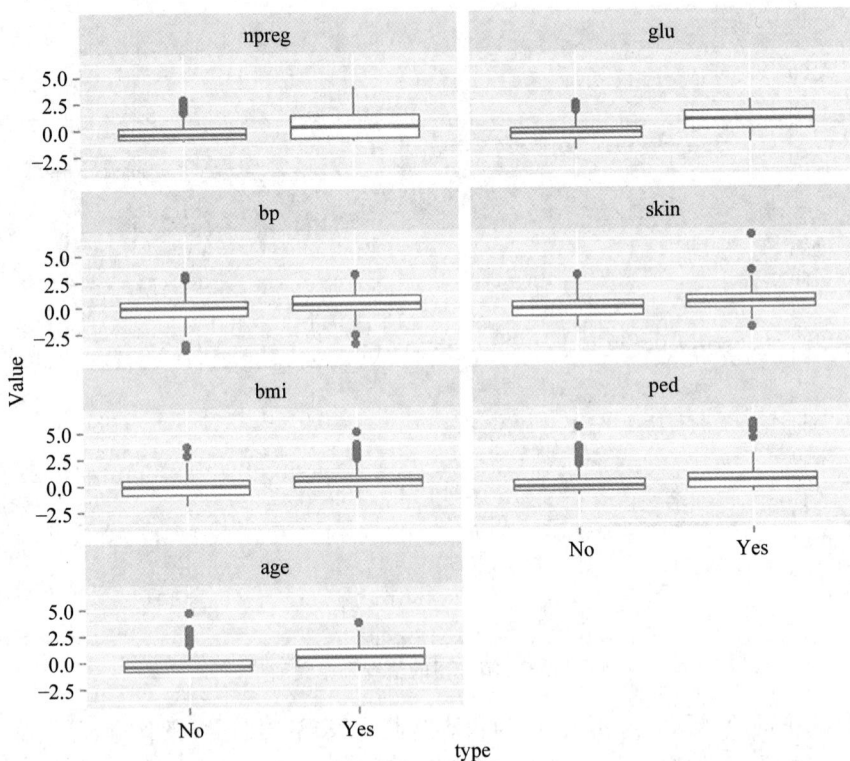

(b) 运行结果

图 11-6　数据标准化后的箱线图

从图 11-6 中可以看出除了血糖浓度之外,其他特征也随着 type 发生变化,尤其是 age。将数据分为训练集和测试集之前,使用 R 语言中的 cor() 函数查看各个特征之间的相关性。这个函数不会生成皮尔逊相关统计图,而是生成一个矩阵,如图 11-7 所示。

```
                    cor(pima.scale[-8])


> cor(pima.scale[-8])
             npreg        glu          bp        skin         bmi         ped
npreg 1.000000000 0.1253296 0.204663421 0.09508511 0.008576282 0.007435104
glu   0.125329647 1.0000000 0.219177950 0.22659042 0.247079294 0.165817411
bp    0.204663421 0.2191779 1.000000000 0.22607244 0.307356904 0.008047249
skin  0.095085114 0.2265904 0.226072440 1.00000000 0.647422386 0.118635569
bmi   0.008576282 0.2470793 0.307356904 0.64742239 1.000000000 0.151107136
ped   0.007435104 0.1658174 0.008047249 0.11863557 0.151107136 1.000000000
age   0.640746866 0.2789071 0.346938723 0.16133614 0.073438257 0.071654133
              age
npreg 0.64074687
glu   0.27890711
bp    0.34693872
skin  0.16133614
bmi   0.07343826
ped   0.07165413
age   1.00000000
```

图 11-7　每种特征之间的相关性

从图 11-7 中可以看出,有两种特征之间具有相关性:npreg/age 和 skin/bmi。如果能够正确地训练模型,并能调整好超参数,那么多重共线性对于这些方法通常都不是问题。这时已经做好了建立训练集和测试集的准备,但是一定要先检查响应变量中 Yes 和 No 的比例,如图 11-8 所示。

```
table(pima.scale$type)

> table(pima.scale$type)

No Yes
355 177
```

图 11-8　数据中 type 类型
Yes 和 No 的比例

确保数据集划分平衡是非常重要的,如果某个结果过于稀疏,就会导致训练过程中出现问题,可能会引起分类器在优势类和劣势类之间发生偏离。对于不平衡的判定没有一个固定的规则。一个比较好的经验法则是,结果中的比例至少为 2∶1。

经过 R 语言中的 sample() 函数将整个数据集按照 7∶3 的比例划分为训练集和测试集,由 str(train) 和 str(test) 可以得到训练集和测试集的数据框结构,如图 11-9 所示。

这里是一个随机种子,是考虑算法的复现,即每次划分的训练集和测试集都具有相同的成员。

数据集划分好之后,接下来就是 KNN 的建模,在建模中最关键的一点就是选择最合适的参数 K,KNN 算法的性能对 K 的选择非常敏感。小的 K 值通常过拟合,大的 K 值通常不足拟合。在极端情况下,当 $K=1$ 时,将预测建立在具有最近距离测量的单一观测上。相比之下,当 $K=n$ 时,简单地使用所有训练样本的平均值或最常见的类作为预

```
set.seed(502)
ind <- sample(2, nrow(pima.scale), replace = TRUE, prob = c(0.7, 0.3))
train <- pima.scale[ind == 1, ]
test <- pima.scale[ind == 2, ]
str(train)
str(test)

'data.frame':   385 obs. of  8 variables:
 $ npreg: num  0.448 0.448 -0.156 -0.76 -0.156 ...
 $ glu  : num  -1.42 -0.775 -1.227 2.322 0.676 ...
 $ bp   : num  0.852 0.365 -1.097 -1.747 0.69 ...
 $ skin : num  1.123 -0.207 0.173 -1.253 -1.348 ...
 $ bmi  : num  0.4229 0.3938 0.2049 -1.0159 -0.0712 ...
 $ ped  : num  -1.007 -0.363 -0.485 0.441 -0.879 ...
 $ age  : num  0.315 1.894 -0.615 -0.708 2.916 ...
 $ type : Factor w/ 2 levels "No","Yes": 1 2 1 1 1 2 2 1 1 1 ...

'data.frame':   147 obs. of  8 variables:
 $ npreg: num  0.448 1.052 -1.062 -1.062 -0.458 ...
 $ glu  : num  -1.13 2.386 1.418 -0.453 0.225 ...
 $ bp   : num  -0.285 -0.122 0.365 -0.935 0.528 ...
 $ skin : num  -0.112 0.363 1.313 -0.397 0.743 ...
 $ bmi  : num  -0.391 -1.132 2.181 -0.943 1.513 ...
 $ ped  : num  -0.403 -0.987 -0.708 -1.074 2.093 ...
 $ age  : num  -0.7076 2.173 -0.5217 -0.8005 -0.0571 ...
 $ type : Factor w/ 2 levels "No","Yes": 1 2 1 1 2 1 2 1 1 1 ...
```

图 11-9　划分数据集并查看数据的构成

测值。

　　关于最佳 K 并没有一般的规则,因为它很大程度上取决于数据的性质。对于具有很少的噪声特征的数据,较小的 K 值往往工作得最好。由于涉及更多的无关特征,所以需要更大的 K 值来平滑噪声。在下面的实践中,通过设置不同 K 的取值来判断 K 值大小与实验准确性的关系。在确定 K 值方面,R 语言中的 caret 包又可以大展身手了。首先建立一个供实验用的输入网格,K 值从 2~20,每次增加 1,使用 expand.grid() 和 seq() 函数可以轻松实现。代码如下:

```
grid1 <- expand.grid(.k = seq(2,20,by = 1))
```

　　然后使用交叉验证来调优算法,使用 train() 函数建立对象,指定模型公式、训练数据集名称和一个合适的方法,方法就是 KNN。这些参数设定之后,R 代码就可以建立对象并计算最优的 K 值,代码如图 11-10 所示。

```
control = trainControl(method = "cv")
set.seed(123)
knn.train <- train(type ~ ., data = train,
                   method = "knn",
                   trControl = control,
                   tuneGrid = grid1)
knn.train
```

图 11-10　建立对象并计算最优的 K 值

得到的结果如图 11-11 所示。

```
> knn.train
k-Nearest Neighbors

385 samples
  7 predictor
  2 classes: 'No', 'Yes'

No pre-processing
Resampling: Cross-Validated (10 fold)
Summary of sample sizes: 345, 347, 347, 346, 347, 347, ...
Resampling results across tuning parameters:

  k   Accuracy   Kappa
   2  0.7291262  0.3579438
   3  0.7661606  0.4218716
   4  0.7688596  0.4318872
   5  0.7660324  0.4220202
   6  0.7657659  0.4140541
   7  0.7791161  0.4501050
   8  0.7713563  0.4371057
   9  0.7816835  0.4559734
  10  0.7868792  0.4661169
  11  0.7841835  0.4627038
  12  0.7736572  0.4406084
  13  0.7789845  0.4408541
  14  0.7712888  0.4150304
  15  0.7790520  0.4401016
  16  0.7869467  0.4552805
  17  0.7739238  0.4262446
  18  0.7686606  0.4104614
  19  0.7738596  0.4303754
  20  0.7791228  0.4437383

Accuracy was used to select the optimal model using the
largest value.
The final value used for the model was k = 16.
```

图 11-11   knn.train 所包含的结果

可以看出当 $K=16$ 时,准确率最高。下面将训练后的模型应用于测试数据集上,使用 class 中的 KNN 函数来实现,使用这个函数时,需要指定 4 个参数(训练数据、测试数据、训练集中的正确标记、K 值)生成一个名为 knn.test 的对象,然后利用 table()函数生成混淆矩阵,代码如图 11-12 所示。

```
knn.test <- knn(train[, -8], test[, -8], train[, 8], k = 16)
table(knn.test, test$type)

> knn.test <- knn(train[, -8], test[, -8], train[, 8], k = 16)
> table(knn.test, test$type)

knn.test No Yes
     No  77  26
     Yes 16  28
```

图 11-12   KNN 在测试集上的结果

可以看出我们的 KNN 模型的准确率大约为 71.42%。

KNN 算法是一种非常简单和直观的算法,它可以提供中等水平的预测能力,特别是当响应依赖于特征的局部结构时。然而 KNN 算法的一个主要缺点就是计算时间长,尤其是在高维情况下,这就限制了实时建模的使用。

11.4 深 度 学 习

近年来,深度神经网络(deep neural network,DNN)在图像识别、自然语言处理和自动驾驶等领域取得了很大的进展,2012—2015 年,DNN 将 ImageNet 的精度从约 80% 提高到约 95%,真正击败了传统的计算机视觉(computer vision,CV)方法。

本节将关注完全连接的神经网络,也就是数据科学中通常所说的 DNN。DNN 最大的优点是通过深层架构自动提取和学习特征,特别是对于这些特征工程师难以捕获的复杂高维数据,如 Kaggle 中的例子。因此,DNN 对数据科学家也很有吸引力,在分类、时间序列和推荐系统中也有很多成功的案例,例如 Nick's post 和 DNN 的信用评分。在 CRAN 和 R s 社区中,有 nnet、nerualnet、H2O、DARCH、deepnet 和 mxnet 等几个流行成熟的 DNN 包,强烈推荐 H2O DNN 算法和 R 接口。

全连接神经网络,在数据科学中称为 DNN,是指相邻的网络层之间完全连接。网络中的每个神经元都与相邻层的每个神经元相连。下面是一个非常简单和典型的三层全连接神经网络(见图 11-13),有 1 个输入层、2 个隐藏层和 1 个输出层。研究人员在谈论网络的架构时,大多是指 DNN 的结构,如网络有多少层,每层有多少神经元,使用什么样的激活、损失函数和正则化。

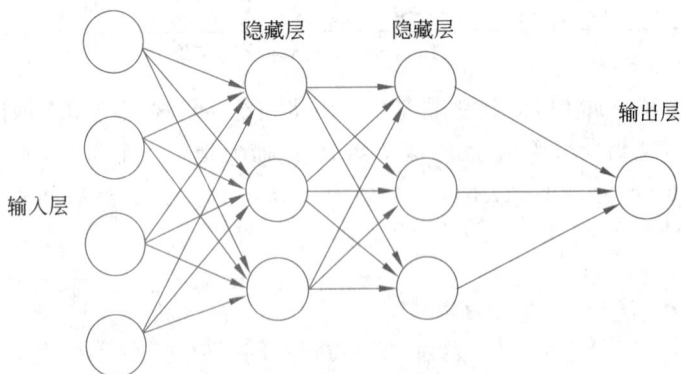

图 11-13　三层全连接神经网络

接下来将从 0 开始建立一个全连接网络,包括确定网络结构,训练网络,然后用学习到的网络预测新的数据。为了简单起见,使用一个小数据集 Edgar Anderson 的 iris 数据进行 DNN 分类。

iris 是 R 语言中众所周知的机器学习内置数据集。因此,可以直接在控制台通过 summary 查看该数据集,代码和数据的结构如图 11-14 所示。

```
> summary(iris)
 Sepal.Length    Sepal.Width     Petal.Length    Petal.Width          Species
 Min.   :4.300   Min.   :2.000   Min.   :1.000   Min.   :0.100   setosa    :50
 1st Qu.:5.100   1st Qu.:2.800   1st Qu.:1.600   1st Qu.:0.300   versicolor:50
 Median :5.800   Median :3.000   Median :4.350   Median :1.300   virginica :50
 Mean   :5.843   Mean   :3.057   Mean   :3.758   Mean   :1.199
 3rd Qu.:6.400   3rd Qu.:3.300   3rd Qu.:5.100   3rd Qu.:1.800
 Max.   :7.900   Max.   :4.400   Max.   :6.900   Max.   :2.500
```

图 11-14　数据集的结构

从总体上看,有四种特征、三种类型。因此,可以设计一个如图 11-15 所示的 DNN 架构。

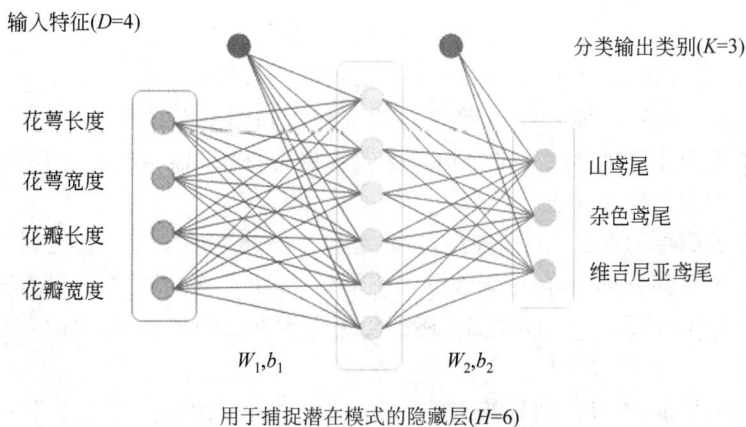

图 11-15　设计的 DNN 架构

预测在机器学习领域也称分类或推理,与训练相比,它是简洁的,通过矩阵乘法输入输出一层一层地在网络中穿行。在输出层,不需要激活函数。对于分类,用 softmax 计算概率;对于回归,输出代表预测的真实值。这个过程称为前馈(feed forward)传播。前馈传播代码如图 11-16 所示。

这里将 predict.dnn 赋予了一个函数,在这个函数中,将新数据转换为矩阵形式,并添加隐藏层,将损失函数设置为 softmax,最后返回 labels.predicted,是分类中最大可能性的一类。

训练是在给定的网络结构下搜索优化参数(权重和偏差),使分类误差或残差最小化。这个过程包括两部分:前馈传播和反向传播。前馈是将输入数据通过网络(作为预测部

```
predict.dnn <- function(model, data = X.test) {
    # 新数据转换为矩阵
    new.data <- data.matrix(data)

    # Feed Forwad
    hidden.layer <- sweep(new.data %*% model$w1 ,2, model$b1, '+')
    # neurons : Rectified Linear
    hidden.layer <- pmax(hidden.layer, 0)
    score <- sweep(hidden.layer %*% model$w2, 2, model$b2, '+')

    # 损失函数: softmax
    score.exp <- exp(score)
    probs <-sweep(score.exp, 1, rowSums(score.exp), '/')

    # 选择最大的可能性
    labels.predicted <- max.col(probs)
    return(labels.predicted)
}
```

图 11-16 前馈传播代码

分),然后通过损失函数(代价函数)计算输出层的数据损失(loss)。数据损失衡量预测(例如分类中的类分数)和 ground truth 标签之间的兼容性。在示例代码中,选择交叉熵函数来评估损失。在得到损失后,需要通过改变权重和偏差来最小化损失。最常用的方法是通过梯度下降或随机梯度下降将损失反向传播到每层和神经元,这需要对每个参数(W_1,W_2,b_1,b_2)的数据损失进行导数。

已经建立了简单的两层 DNN 模型,现在可以测试建立的模型。首先,将数据集分为训练集和测试集两部分,然后使用训练集训练模型,测试集测量模型的泛化能力。接下来可以调用它来进行训练了,在调用之前,还需要进行数据集的划分,产生的结果如图 11-17 所示。

由图 11-17 可知 DNN 经过训练集的训练,准确率可以达到 0.973,这是一个令人比较满意的结果。接下来用验证集进一步验证 DNN 的准确性,如图 11-18 所示。

可以看出,DNN 在验证集上也拥有很好的效果,达到了 0.98 的准确率。训练过程中的 loss(损失)和 accuracy(准确率)曲线如图 11-19 所示。

在这部分中,展示了如何从头开始实现 R 神经网络。但代码只实现了 DNN 的核心概念,读者可以通过以下问题来做更多的实践。

(1) 解决其他分类问题。

(2) 选择各种隐藏层大小、激活函数、损失函数。

(3) 将单个隐藏层网络扩展到多个隐藏层。

(4) 调整网络以解决回归问题。

```
> ir.model <- train.dnn(x=1:4, y=5, traindata=iris[samp,], testdata=iris[-samp,], hidden=6, maxit=2000, display=50)
50 1.097838 0.3333333
100 1.096244 0.3333333
150 1.091728 0.3333333
200 1.079891 0.3333333
250 1.054622 0.3333333
300 1.011578 0.3333333
350 0.9447307 0.6666667
400 0.8695472 0.6666667
450 0.7940965 0.6666667
500 0.7114612 0.6666667
550 0.6314647 0.6666667
600 0.5675091 0.6933333
650 0.5198407 0.72
700 0.4834784 0.8
750 0.4541974 0.8533333
800 0.4292491 0.8933333
850 0.4069818 0.9466667
900 0.3864397 0.96
950 0.367086 0.96
1000 0.3486462 0.9733333
1050 0.3310295 0.9733333
1100 0.3142124 0.9733333
1150 0.2982199 0.9733333
1200 0.2830956 0.9733333
1250 0.2688632 0.9733333
1300 0.2555435 0.9733333
1350 0.2431423 0.9733333
1400 0.2316388 0.9733333
1450 0.2209986 0.9733333
1500 0.211176 0.9733333
1550 0.2021203 0.9733333
1600 0.1937777 0.9733333
1650 0.1860936 0.9733333
1700 0.1790141 0.9733333
1750 0.1724873 0.9733333
1800 0.1664644 0.9733333
1850 0.1609 0.9733333
1900 0.1557522 0.9733333
1950 0.1509828 0.9733333
2000 0.1465573 0.9733333
```

图 11-17　训练过程中每 50 次输出一次损失和准确率

```
# 预测模型
labels.dnn <- predict.dnn(ir.model, iris[-samp, -5])

# 验证结果
table(iris[-samp,5], labels.dnn)
#           labels.dnn
#           1   2   3
#setosa     25  0   0
#versicolor 0  24   1
#virginica  0   0  25

#accuracy
mean(as.integer(iris[-samp, 5]) == labels.dnn)
# 0.98

> table(iris[-samp,5], labels.dnn)
           labels.dnn
           1   2   3
  setosa     25  0   0
  versicolor 0  23   2
  virginica  0   0  25
> #         labels.dnn
> #         1   2   3
> #setosa     25  0   0
> #versicolor 0  24   1
> #virginica  0   0  25
>
> #accuracy
> mean(as.integer(iris[-samp, 5]) == labels.dnn)
[1] 0.9733333
> # 0.98
```

图 11-18　验证集得到的结果

IRIS loss and accuracy by 2-layers DNN

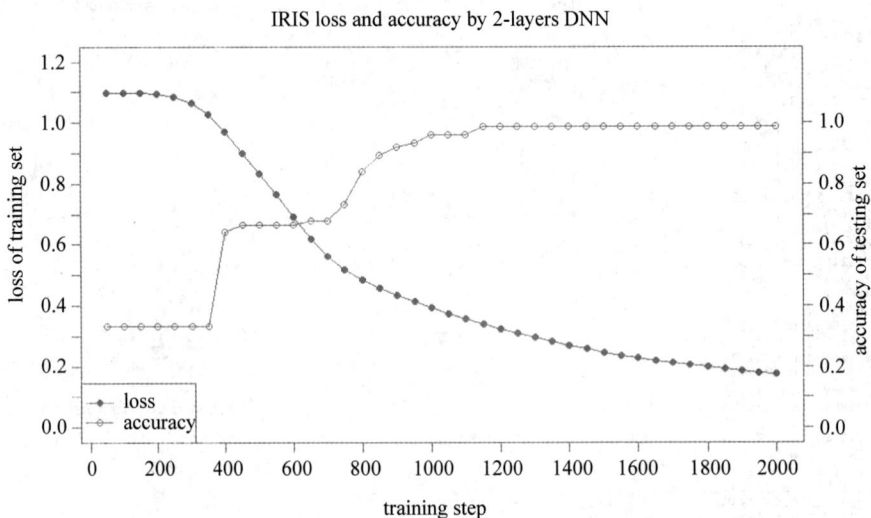

图 11-19　训练过程中的 loss 和 accuracy 曲线

11.5　总　　结

机器学习是一门多领域的交叉学科,随着大数据时代各种行业对数据分析需求的增加,机器学习可以充分地发挥其优势,高效获取知识。

机器学习的算法有很多种,如决策树、朴素贝叶斯、支持向量机、随机森林等。本章举的两个例子只是其中的一小部分,如果读者对其他的机器学习算法感兴趣,可以自行查阅资料并动手实践,不要拘泥于本章内容。

第 12 章 大数据守卫"舌尖上的安全"

食品安全问题一直是消费者比较担忧的问题。近年来,食品安全事件屡有发生,如瘦肉精、洋奶粉等,消费者底线不断被挑战。食品安全与人民健康和国家安全密切相关,是国家关注的重点。

随着科学技术的不断进步和生活水平的不断提高,越来越多的食品添加剂应用到食品当中,传统食品监管方法已经不能适应当前复杂的食品监管需求,食品监管已成为食品安全需要重点解决的问题。大数据技术的引入颠覆了传统的食品安全管理。把握食品安全大数据发展机遇,引入新思路、新方法,实现食品安全有效防控,满足传统中难以实现的需求,食品安全进入大数据时代。

加强食品安全大数据的分析与利用,实现我国食品安全与大数据的融合与创新,将成为未来食品安全领域的发展方向。食品安全大数据的作用主要体现在以下四方面:①开展食源性疾病负担研究。利用与食源性疾病和伤害有关的多源数据,结合疾病信息和健康损失,可以确定食品安全防治的优先领域和健康资源的合理配置。②对食品安全的综合分析。食品安全是一个多学科的问题。对多源数据的综合分析可以提供对食品安全更全面和更新的理解,同时获得更有价值的信息。③食品的安全一直被人们期待着。通过对多源信息相结合,生成食品安全预测和预警模型,分析和预测食品安全趋势,为相关部门提供决策依据。④创新的食品安全风险评估。食品安全大数据不仅要关注生产、流通、消费环境的风险评估,还要延伸到食品安全的种植、育种等来源环节,实现整个食品链的风险评估。实现农田到餐桌的全链条数据在生产者、消费者、监管者以及第三方检测机构之间的共享,为食品安全提供有力的保障。

12.1 食品安全大数据

12.1.1 食品安全大数据特征

大数据在食品安全领域应用的主要细分流程如图 12-1[197] 所示。从数据来源来看,食品安全数据具有以下四个特征：规模巨大（volume）、类型多样（variety）、价值密度低（value）、产生速度快（velocity），这些特征与大数据的特征是一致的。从数据可视化分析的角度来看，它还具有多源（multi source）、多维（high dimension）、时空（geo-temporal）、层次（hierarchy）、关联（association）和不确定性（uncertainty）等特征，如图 12-2[198]所示。

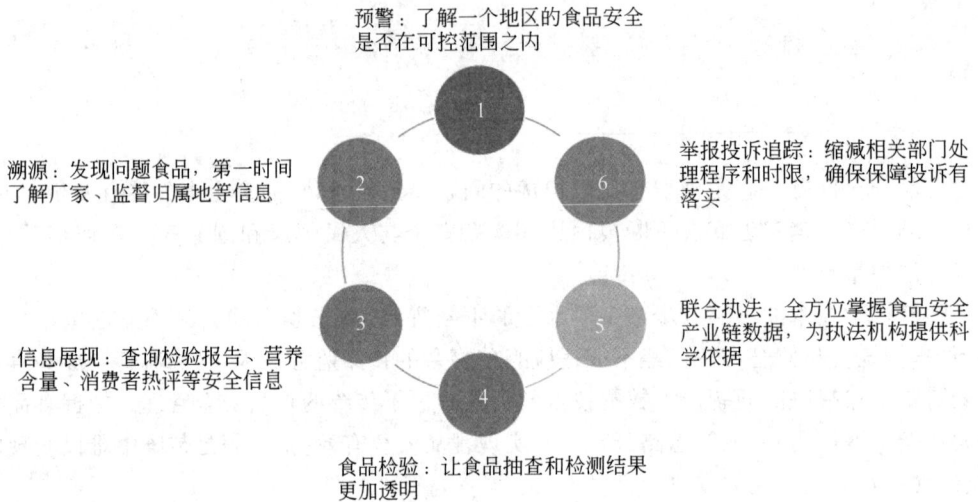

图 12-1　大数据在食品安全领域应用的主要细分流程

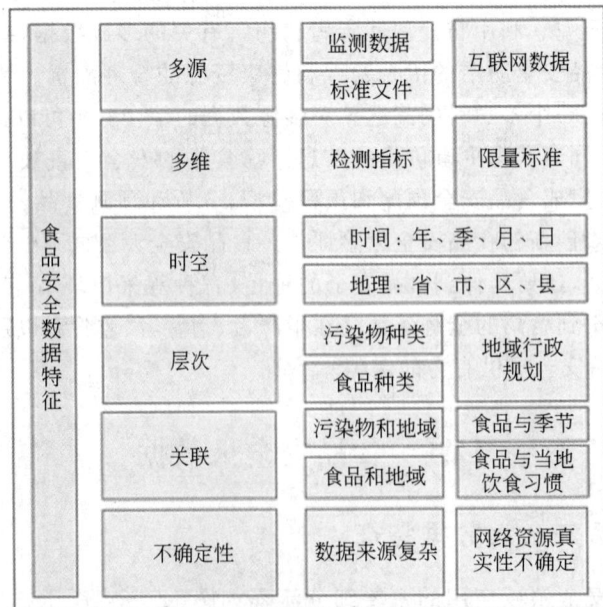

图 12-2　食品安全数据特征[198]

多源是指食品安全数据来源广泛,包括监测数据、标准文件、互联网数据等。

多维是指食品安全数据具有多维属性,如茶叶中农药残留的检测方法中包含标准溶液浓度、保留时间、定量离子、定性离子、重复性限、再现性限等多种属性。

时空是指食品安全数据有一定的时间属性和空间属性,通常人们需要按时间分布和空间分布的态势来统计食品安全数据。

层次是指食品安全数据具有树状的层次结构,如农药分类、农产品分类、地域行政区划等。

关联是指食品安全数据的不同属性之间存在一定关联关系,如污染物和地域的关联、食品和地域的关联、食品和季节的关联等。

不确定性是指由于食品安全数据来源多样,数据从采集到使用的过程中不可避免地存在误差和不确定性。

12.1.2　食品安全的数据收集

通过包含和产生食品安全有效信息,来区别不同类型来源,例如在线数据库、互联网、组学分析、手机和社交媒体。

在线数据库:2015 年世界卫生组织发布了全球环境监测系统数据库,其中包含了数以万计的全球监测数据入口。因其入口数量较多,数据以一种逻辑化方式结构化,并且容易获取。关于化学试剂性质信息,微生物生长条件和天气报告,在食品安全研究中占有重要地位。也可以使用模型来预测某些有害成分的存在,如小麦中的真菌毒素。这些天气状况报告包含许多高速产生的数据,这些数据被收集在农业和供应链。不仅结构化数据库会收集食品安全事件,而且也可以通过国际食品安全权威机构的网站和媒体报道来查看。但后者的数据来源是非结构化的,并且分散在网络中,很难获取。

互联网:互联网中含有大量的信息来源,可以通过互联网开发信息系统来辅助应对食品安全问题。例如,通过开发网络信息采集系统,在互联网上查询与食品安全相关的信息。欧委会联合研究中心开发的欧洲媒体监测系统——MedISys,其是该系统的一个典型例子。

在线功能基因组学数据目录整合了基因组学、转录组学、代谢组学和蛋白组学的数据,专注于毒理基因组学的研究。该目录由化学安全领域开发,旨在通过大规模基因组学数据库支持危险物质的鉴定。这些数据库记录了细胞或动物暴露于有毒物质时的分子响应。毒理基因组学的目标是揭示有毒物质的分子作用机制和表达特征(如分子生物标记)。通过结合动物模型和体外细胞实验,该方法能够有效预测有毒物质的体内外毒性效应。

手机:由于手机的广泛使用,不断出现新的关于食品安全的应用。有报道称,智能手机和便携式设备的结合使用可以用来监测水质中汞污染、食品中多种过敏原污染,以及水质和食品中微生物污染。从手机上得到的数据不仅能通过无线网传输到个人计算机,还可以上传到数据云和其他数据中心。

12.1.3 食品安全大数据可视化

信息可视化与可视分析技术将数据、信息和知识可视化,提供有效的交互可视界面,帮助人们能快速准确地观察、过滤、探索、理解和分析海量数据,从而发现隐藏在信息内部的特征和规律。人们表示、理解和分析大规模复杂数据的方式从根本上得到了改变。

时空数据可视化。食品安全大数据具有时变性,在时间序列上,食品安全数据存在一定的规律,如多年农产品中农药残留检出频次具有周期性特征、一年中不同季节的农药残留也呈现不同的特征等。这些规律能帮助人们对食品安全事件进行预测,并对其进行预防。在时间信息或主题较多的情况下,传统的时变数据可视化方法(折线图与曲线图)会出现文字模糊、线条杂乱、图形堆叠、无法展示的问题。时间序列的探查能够挖掘隐藏在数据背后的规律,传统的数据挖掘技术能够挖掘出数据的隐含信息,将复杂数据简化。但是,经过数据挖掘处理后的结果仍旧过于复杂,不直观。可视分析方法可对结果进行可视化布局。

非连续数据主题河流(theme river)可视化。这种主题河流通过标签分布、颜色选择和主题布局排序的表现形式,呈现具有预测功能和展示层次的新型主题河流模型,对一段时间内的数据进行展示。

食品安全数据地域分布可视化。该方法能够快速定位食品来源地。借助地理信息系统(GIS)对区域情况的显示,地图数据能够准确地定位产生数据的经纬度,实现食品安全溯源。

热力图。它是一种能够显示数据整体情况的可视化方法,可以用颜色来区分各地农产品中农药检出情况[199-201]。

层次数据可视化。食品安全数据具有层次性。大量食品安全数据的分析与分类联系紧密。分类有很多种:农产品的分类(见图 12-3[199])、污染物的分类、地域的行政区划等。例如,对食品安全数据在地域上的分布情况分析涉及层次数据。对不同种类的食品安全数据汇总进行可视分析可总结出食品安全数据的共同特征和相关规律,为预测和监控提供理论上的支持。展现层次关系的可视化方法有结点-链接法和空间填充法。

多维数据可视化。该方法有平行坐标、散点图等。平行坐标通过连线表示数据的多维特征,利用平行直线表示不同属性。散点图也能可视化多维数据,但只能比较两个变量。

关联关系可视化。食品安全数据具有多种属性,数据属性之间存在内在关联,通过多

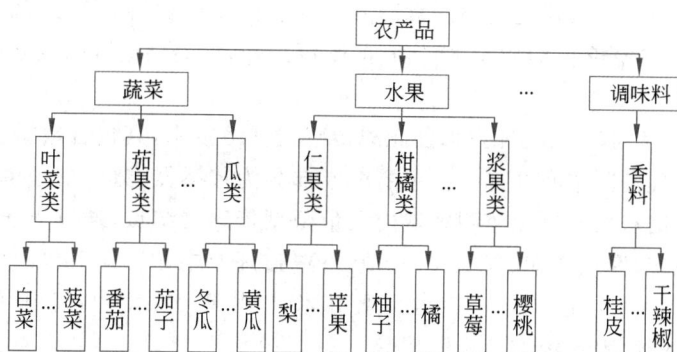

图 12-3　农产品的分类

种可视化方法相互混合可以对数据特征进行更全面的展示。放射环是一种空间填充法，主要应用于层次数据的展示上；但是，由于放射环自身的局限性，其内部空间利用率极低，因此采用空间填充法和结点-链接法结合的方式能够同时显示两类层次数据。

数据的关联性不仅仅是挖掘数据之间的关系，还可以将数据的属性与地域等联系起来。

12.2　食品安全溯源

1997 年，欧盟为应对"疯牛病"问题建立并逐步完善的食品安全管理体系就是食品安全追溯系统。食品安全管理体系覆盖食品产供销的各个环节（包括种植、养殖、生产、流通以及销售与餐饮服务等），食品质量安全及其相关信息能够被顺向追踪（生产源头—消费终端）或者逆向回溯（消费终端—生产源头），从而有效监控食品的整个生产经营活动。该体系能够厘清职责，明晰管理主体和被管理主体各自的责任，并能有效处置不符合安全标准的食品，从而保证食品质量安全。该制度对食品安全和食品行业自我约束具有重要意义。

12.2.1　食品安全追溯系统的技术构成

食品安全追溯系统的技术构成如下。

信息采集技术（RFID）：RFID 技术即无线射频识别技术，其利用射频信号来实现信息传递，并通过分析所传递的信息来实现识别。RFID 技术能够实现非接触识别，能快速多目标跟踪与识别多个目标，具有数据量大、保密性高、抗干扰能力强、识别时间短等优势，是一种集成了数据采集和自动识别的综合性技术。食品安全追溯系统利用 RFID 技术和网络技术及数据库技术，其中，RFID 技术应用于包括生产、加工、流通和消费的各个环节,对全过程严格控制,建立完整的食品安全控制体系产业链,实现食品生产和销售闭环,以确保供应链数据交换的质量,落实食品来源跟踪,食品供应链的充分透明,保障食品安全。

物联网技术(WSN):WSN技术即无线传感器网络技术,其包含数据获取网络、数据分布网络以及管理控制中心3部分。主要组成部分为传感器、数据处理单元和通信模块组成的无线传感结点。部署在监测区域内大量微型传感器结点,通过无线通信方式形成自组织的网络系统,实现感知、采集和处理网络覆盖区域中被感知对象的信息,并传送到信息处理中心。ZigBee是构成WSN的重要技术,以其低复杂度、自组织、低功耗、低数据传输率、低成本的优势,逐渐被市场所接受。

全球产品电子代码体系(EPC):EPC即产品电子代码。EPC可为每个单一商品建立全球的、开放的标识标准,可实现在全球范围内对单件产品进行跟踪与追溯,从而有效提高供应链管理水平、降低物流成本。EPC结合食品追溯系统,将生产、运输、零售紧密联系起来,组成一个开放的、可查询的EPC物联网,大大提高对食品的追溯。

物流跟踪定位技术(GIS/GPS):GPS即全球卫星定位系统,能够实现商品在物流运输过程中的准确跟踪和实时定位。GIS即地理信息系统,以地理空间数据为基础,采用地理模型分析方法,可提供空间和动态的地理信息。近些年,拥有强大地理信息空间分析能力的GIS,在GPS及路径优化中发挥着重要的作用。GIS与GPS结合可以准确掌握运输车辆的运行状况。凭借GIS与GPS组建的运输定位系统,可以有效地对食品进行监控与定位,有助于对食品的溯源。

12.2.2 食品安全追溯系统的技术优势

食品安全追溯系统的技术优势如下。

(1)实现对生产地、批发市场、超市等流通环节的食品信息全程记录,达到环环相扣、有据可查的效果。

(2)采用ZigBee等物联网技术,使各环节紧密地衔接在一起,避免食品流通过程中的数据丢失或人为干预流通,保障食品安全。

(3)整个系统通过计算机互联网等技术,使每个消费者、管理者能够方便快捷地了解到食品的来源与运输过程,加强对食品的安全监管。

12.2.3 国内食品安全溯源现状

国内现行的食品安全溯源技术大致有3种:①RFID技术,在食品包装上加贴一个带芯片的标识,产品进出仓库和运输就可以自动采集和读取相关的信息,产品的流向都可以记录在芯片上;②二维码,消费者只需要通过带摄像头的手机拍摄二维码,就能查询到产品的相关信息,查询的记录都会保留在系统内,一旦产品需要召回就可以直接发送短信给消费者,实现精准召回;③条码加上产品批次信息(如生产日期、生产时间、批号等),采用这种方式食品生产企业基本不增加生产成本。

12.3　大数据与食品安全预警

12.3.1　食品安全预警体系

食品安全预警的目的是通过对食品安全的监控监管以及技术分析,及时发现食品安全各个重要环节中潜在的问题和风险,借助信息技术建立具备事前预测功能的预警系统。通过这个系统可以及时了解食品生产等相关信息,也可以有效预知食品安全问题,在事情发生之前控制、降低出现较大食品安全事件。

中国食品安全预警管理发展比较缓慢,最开始体现在经济方面,食品安全预警体系(图 12-4[203])通过吸收各方面的理论与观点(包括许多创新的方式方法),构建了食品安全预警体系的理论基础。主要包括风险理论、预测决策理论和安全预警理论[202]。

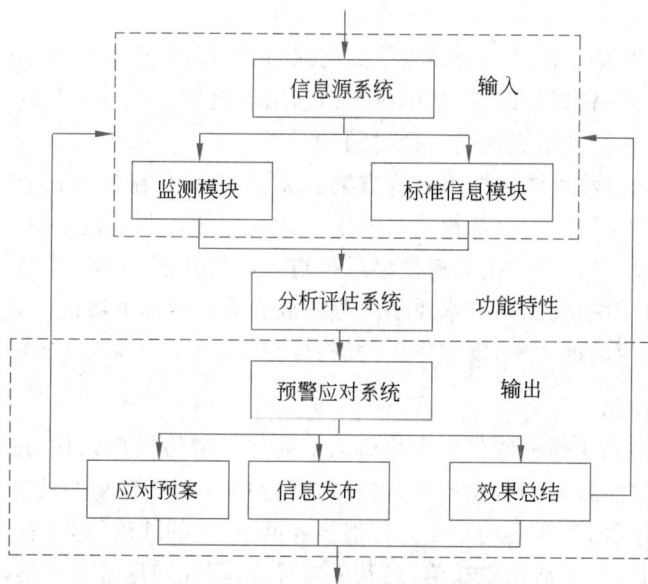

图 12-4　食品安全预警体系[203]

12.3.2　数据挖掘技术在食品安全预警的应用

数据挖掘技术集成众多学科领域技术,其中包括机器学习、统计学、模式识别、高性能计算等。其中,机器学习数据挖掘技术有贝叶斯网络、决策树、人工神经网络等[204]。

1. 贝叶斯网络

贝叶斯网络是一种不确定的表示模式,表现为一种有向无环图。贝叶斯网络反映整个数据域中数据间的概率关系。其能有效处理不完整数据,能和其他技术相结合进行因果分析。同时,贝叶斯网络能够使先验知识和数据有机结合,且有效地避免数据的过度拟合。贝叶斯网络模型是风险评价概率统计模型的代表,曾被应用于食品供应链的风险概率估计。

贝叶斯图以一种不确定的模式表示,实质上是一个赋值的复杂因果关系网络,由变量之间的因果关系可推算出其变量发生的概率。贝叶斯网络反映整个数据域中数据间的概率关系,可被用来发现令人信服的概率依赖关系,从而达到预测和决策的效果。

在食品安全方面,以食品贝叶斯网络建模为例,在知道人们喜欢甜食的情况下,样本中也会有甜食,在这个模型中,食物的颜色会被推断出来,从而影响人们对甜食的喜爱程度。由于其自身的特点,可以建立相关的风险因素,根据网络模型对不同事件的响应程度、发展过程和结果,可以得到相关结点变量的概率值,进而得到风险值。

2. 决策树

在机器学习中,决策树是一个预测模型,其代表的是对象属性与对象值之间的一种映射关系。决策树是一种树状结构,其中每个内部结点表示一个属性上的测试,每个分支代表一个测试输出,每个叶结点代表一种类别。

决策树以逻辑推测方法选择出最优方案解决复杂问题,在食品安全预警领域中,有利于农产品的食品安全研究。决策树通过降维方式进行数据预处理,从中发现影响农产品质量的相关特征值,进而构建决策树模型进行组合优化分析,判别农产品质量情况。在此过程中,可以选取土壤情况、区域水质情况等构成决策树的基本属性。通过相关数据测试的方式,计算出相应的准确率,以此作为评测农产品质量安全风险预警的工具[205]。

3. 人工神经网络

人工神经网络的建模方法借鉴生物概念中的神经网络模型结构,进行多次测试和调整,发现错误,并进行准确的数据研究,这种数据挖掘方法具有学习精度高的特点。现有的网络模型有几十种,最常用的是反向传播神经网络,它的评价原则是让数据在各级不同的神经元中正向传播,然后调整权值,以及反向传播,研究和理解数据集,以便调试相关模型。在未来的食品安全预警领域中,可以根据这一原则找出不合格食品的主要结构成分,或者直接根据结构成分筛选出不安全产品[204]。

12.4　大数据时代的食品安全智能化监管机制

12.4.1　传统食品安全监管模式

目前,食品安全监管最准确的定义是国家政府等职能部门对企业食品生产、加工、流通和食品安全进行监督管理的干预和控制活动,包括食品生产的日常监管、加工流通环节,规范管理食品质量安全市场准入制度,查处食品生产质量不合格等违法行为。随着时代的变迁,食品安全问题不断更新演变,我国食品安全监管也经历了几个典型时期。由图 12-5 可知,中国食品安全监管从无到有,从单一部门到多部门再到单一部门。1992—2009 年,中国进入了监管模式较为混乱的"九龙治水"时期,即食品安全多部门监管;2009—2013 年,新增了国务院食品安全委员会,被称为"九加一"时期;2013—2018 年,食品安全监管的主体是国家食品药品监督管理局,监管力度比之前更强;2018 年 3 月以后市场监督管理局正式成立,负责食品安全监管,消除了以往监管模式的各方面障碍。

虽然我国的食品安全监管模式不断完善,在一定程度上控制了我国食品安全事故的发生,但并没有从根本上有效地解决食品安全问题,特别是在信息大数据时代。目前,我国的食品安全监管主要依靠政府部门来完成,监管手段传统单一,通常采用人工监管和罚款代管的方式,存在人工监管成本高,监管效率低的缺点。中国食品安全监管的历程如图 12-5[207] 所示。

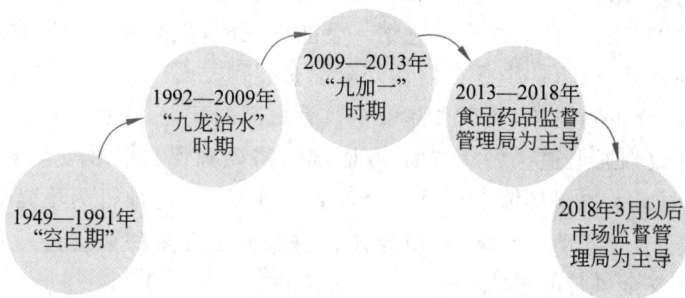

图 12-5　中国食品安全监管的历程[207]

12.4.2　大数据技术在食品监管中的应用

构建国家级食品信息库。食品安全管理主要涉及销售、流通和生产的过程,这些过程会产生大数据。借助大数据技术,可以对过程中产生的数据进行处理,产生人工难以实现的效能。借助大数据,还可以对数据价值进行深度挖掘,有助于发现数据之间的逻辑关系,及时发现存在的问题,提高风险决策的准确性和有效性。由于数据处理的种类很多,为了满足数据处理的需求,除了保证数据处理能力外,还应对数据进行标准化处理。因此,必须建立国家食品信息数据库。通过制定标准参数,使数据内容标准化。目前,大数据技术仅对标准化数据进行批量处理,为了保证数据处理的准确性,应在食品生产和流通环节设置标准参数,以保证数据的一致性。同时,制定数据公开、数据交换和数据共享的标准化流程,通过系统的实施,确保数据的高效、安全共享;并保证数据库的有效性和真实性。

建立多主体信息共享平台。在大数据环境下,为了加强食品安全监管,可以构建一个综合的信息运营平台,为消费者、食品生产者和政府部门之间提供信息交流平台。该平台可以实现信息的实时发布,还可以及时接收食品安全反馈信息,有利于及时发现食品安全风险。信息共享是食品安全信息有效监控和信息权威发布的重要前提,可以将不安全食品的不良影响降至较低水平。平台发布的信息主要包括以下两方面:为食品生产企业提供风险预警信息,帮助企业调整经营内容和生产内容应对食品安全风险;消费者可以利用这个平台充分了解食品安全信息,确保消费者食品安全[208]。此外,大数据环境下的食品安全监管具有针对性和方向性,可以消除针对特定人群的干扰和虚假信息,提高食品安全监管的效率。

实现信息共享下的多元治理。大数据可以实现消费者、社会组织、食品生产企业和政府部门之间的有效连接。一方面,构建互联网力量、传统媒体、社会组织和公众参与的食品安全管理机制,有助于构建多元治理模式,具有积极意义。在这种治理模式下,食品生产企业将提供给参与者的食品安全信息纳入企业责任制,提高企业的经济效益,同时更加注重履行自身的社会责任,特别是在食品安全信息披露方面。此外,企业还与政府部门合作,利用互联网作为主要媒体,实现食品安全监管机制的建立,这也可以扩大消费者、政府等治理主体的有效沟通渠道。另一方面,政府部门需要确保自己在安全管理机制中发挥主导作用,从而明确大数据环境下食品安全监管的属性,即这种行为不是商业行为,而是政府行为。此外,通过移动客户端、纸质媒体、电视、网络等多种渠道进行食品安全管理,提高人们对食品安全风险的意识。

12.5　案例:贵州大数据——食品安全云

食品安全云项目,是贵州省实施的七大重点云项目之一。食品信息的收集、分析和处理是各主体参与食品安全社会共治的基础。政府利用大数据技术预测预警风险,利用物联网技术实现食品的溯源;食品企业利用大数据技术创新服务,提高食品质量管理能力,降低食品安全风险;检测机构利用互联网技术形成检测系统联盟,实现标准化的数据信息聚合;通过规范检查管理和检查流程,提高社会服务效率;消费者通过互联网获取食品安全信息服务,在食品消费过程中参与食品安全社会治理。利用现代信息技术,实现社会主体之间的科学、专业、良性互动,将政府、企业、检测机构和消费者团结在一个平台上,实现信息互动和风险交换,通过食品采购的市场竞争机制,推动食品行业向以食品安全和营养为导向的方向发展,减少甚至消除恶性价格竞争和溢出潜规则的现象,有利于形成健康的产业生态。食品安全云是现代信息技术解决食品安全问题的产物,将成为食品安全社会共同治理的重要技术手段。

12.5.1　利用舆情监测系统、检测平台、大众交流平台进行风险监测、预警及风险交流

事件的发生。2015 年 6 月 15 日,贵州省备受好评的《人民关注》节目播出,记者在市场随机选取的新鲜食品如蔬菜、肉类等检测中均含有甲酸的一份报告,因为甲酸是一种致癌物质,贵州省立即引起了舆论恐慌。从互联网 24h 实时监测来看,食品安全云舆情监测系统首先对新闻报道进行了监测,发现民众对该新闻的负面情绪迅速上升[208]。

应急处置。第一时间信息通过食品安全云传递到监管部门,监管部门与检测机构和媒体进行分析,发现报告中的检测是由当地　所大学的老师进行的。快速检测试剂及实验室没有任何检测资质。为确认检测结果的准确性,贵州省食品药品监督管理局委托贵州省分析检测所随机抽取市场上 20 个样品,采用国标方法进行检测,并记录检测全过程。得到的结果与新闻报道恰恰相反。

平台历史数据。将近 5 年有关甲酸的采样样品数据调出,均显示合格。

实施行动。2015 年 6 月 17 日,在整理了一天内收集到的信息后,利用食品安全云公共微信平台、广受欢迎的门户网站提供科学依据和科学解释,"在线传播的食品发酵超过标准数据,即每平方厘米表皮含有 $0.28\sim0.48\mu g$ 甲酸。如果每平方厘米皮肤相当于 1g 食物,那么食物中甲酸的含量就相当于 $0.28\sim0.48\mathrm{mg/kg}$。即使是在这个最高水平上,再加上世界卫生组织规定的每日甲酸可接受摄入量,一个体重 50kg 的人每天必须吃至少 15.6kg 的食物才能对健康产生影响。"

结果。超过 1.3 万人发布了信息,而在发布后的短短时间里,舆情监测到对该事件的负面情绪随着时间迅速下降。本案例成功运用食品安全云处理食品安全突发事件,通过第三方平台政府监管部门实现与公众的食品安全风险交流。整个应急处理流程高效科学,迅速解决公众恐慌。处置过程如图 12-6 所示。

12.5.2　利用风险分析方法进行监管风险预警

2012 年 10 月,政府监管部门对贵阳市、遵义市、铜仁市、黔西南布依族苗族自治州、

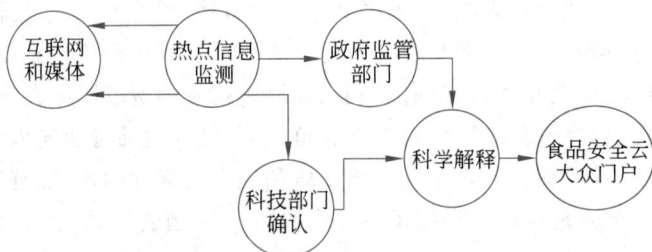

图 12-6　食品安全事件紧急处置过程

毕节市、安顺市、黔东南苗族侗族自治州、黔南布依族苗族自治州、六盘水市等流通环节抽取的 350 份干蔬菜样品进行二氧化硫检测分析。采样点主要集中在上述贵州省 9 个市（州）的主要城区。采样地点主要集中在超市、商场、批发市场、批发企业、综合集贸市场、食杂店等。60%的样本来自贵州省当地的食品生产商，27%的食品生产企业在四川省、云南省、湖北省和湖南省。干蔬菜专用样品 350 份，有 5 种样品，包括竹子、银耳、黑木耳、花椰菜、黄花菜，检测指标为二氧化硫残留。120 份不合格样品，根据该指标，合格率为 65.7%($n=350$)。不合格样品预包装 33 份，其余为散装；外省样品 20 份，本省样品 72 份，未被厂家鉴定的样品 28 份。采样情况统计见表 12-1。

表 12-1　干蔬菜专项采样统计表

序　　号	采 样 地 区	采 样 批 次	检 测 项 目
1	贵阳市	49	二氧化硫
2	六盘水市	30	二氧化硫
3	遵义市	50	二氧化硫
4	铜仁市	41	二氧化硫
5	黔西南布依族苗族自治州	30	二氧化硫
6	毕节市	30	二氧化硫
7	安顺市	40	二氧化硫
8	黔东南苗族侗族自治州	40	二氧化硫
9	黔南布依族苗族自治州	40	二氧化硫
10	合计	350	二氧化硫

抽检样品按采样地点统计，城区、城乡接合部、乡镇和其他地点的合格率分别为67.6%($n=299$)、85.7%($n=14$)、33.3%($n=15$)、50%($n=22$)；按采样场所统计，综合集

贸市场、批发市场、批发企业、商场、超市、食杂店和其他的合格率分别为 47.6%（$n=21$）、33.3%（$n=9$）、50%（$n=2$）、85.7%（$n=7$）、76.9%（$n=225$）、45.2%（$n=62$）、37.5%（$n=24$）。采样地点合格率、采样场所合格率统计和省内外干蔬菜生产企业样品合格率统计分别见表 12-2～表 12-4。

表 12-2　各采样地点合格率统计表

采 样 地 点	采样数/份	合格样品数/份	样品合格率/%
城区	299	202	67.6
城乡接合部	14	12	85.7
乡镇	15	5	33.3
其他	22	11	50.0
合计	350	230	65.7

表 12-3　各采样场所合格率统计表

采 样 场 所	样品总数/份	合格样品数/份	样品合格率/%
综合集贸市场	21	10	47.6
批发市场	9	3	33.3
批发企业	2	1	50.0
商场	7	6	85.7
超市	225	173	76.9
食杂店	62	28	45.2
其他	24	9	37.5
合计	350	230	65.7

表 12-4　省内外干蔬菜生产企业样品合格率统计表

生产企业所在地	采样数/份	不合格数/份	合格率/%
贵州省	213	72	66.2
外省	93	20	78.5
未知企业	44	28	36.4
合计	350	120	65.7

干蔬菜的食品监管风险等级。共抽取 350 份干蔬菜样品,其中含二氧化硫样品 120 份。评价结果:干蔬菜消费量一般,考虑到消费人群和摄入量,摄入量系数为 2。二氧化硫的过量率是 34.3%。根据二氧化硫的危害后果和标准要求,计算出评价模型后,得出干蔬菜的监管风险等级为 3,其处于风险矩阵的位置如图 12-7 所示。

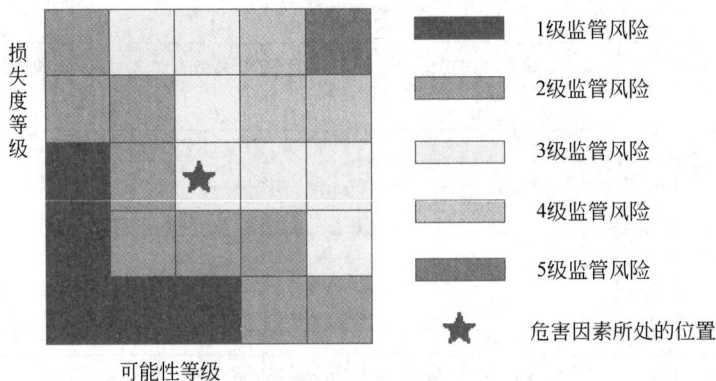

图 12-7　干蔬菜的监管风险等级

干蔬菜不合格指标原因分析,350 份干蔬菜样品中 120 份样品不合格,可能导致不合格指标超标。干货在生产过程中采用硫酸盐、亚硫酸盐浸泡漂白或偶尔存储干货进行硫黄熏蒸可能导致二氧化硫残留超标。在分析原因的同时提出了监管风险控制措施及建议。

通过对贵州省 2012 年 350 份干蔬菜样品的监测情况进行评价,根据危害指数将监测风险等级分为三级。说明监管属于中等风险,具有明显的规律性,会造成不良后果。有必要加强监督及对样品进行监测,建议采取以下措施。

(1) 立即对不合格产品进行相关处理。

(2) 对未标明生产企业的产品被抽检人进行食品质量安全教育培训,加强质量控制。

(3) 联合其他部门对干蔬菜二氧化硫残留超标原因进行排查并对不合格根源进行控制。

(4) 本次抽检地点主要集中在城区,应加强对城乡接合部和农村干蔬菜的监管,避免"三无"的干蔬菜流向城乡接合部和乡镇。

(5) 此次干蔬菜采样场所主要集中在食品流通量较大的超市,建议加强对前店后厂式的生产个体商家进行监督采样,提高采样覆盖面。

(6) 此次抽检的干蔬菜,未标明生产企业的产品不合格率较低,应加强"三无"产品的监管。

（7）建议通过媒体引导消费者正确消费、理性消费、健康消费。

为了帮助提高政府监管食品安全的科学性和有效性。从海量检测数据中获得有效信息，建立基于检测数据的风险分析方法，本方法主要侧重对食品危害产生的可能性与损失度进行综合评价。

根据基于检测数据风险预警的采样方法，下季度采样数据应为 525 份样本。

第 13 章　大数据时代的可持续发展

大数据最常见的描述方式就是将其简化为 5V 特征：大量（Volume）、多元（Variety）、快速（Velocity）、准确（Veracity）、低价值密度（Value）。顾名思义，只要和大数据有关，那么首先必须符合规模大的特点。据统计，人类每天产生 2.5EB 的数据信息；全球将近 90% 的数据是最近两年创造出来的。人类的大脑根本没有能力掌握这样规模的数据，这就是为什么需要计算机的原因。从某种意义上讲，大数据即多到无法在个人计算机上存储的数据。除了数据的存储量大之外，大数据的构成形式也丰富多样，不仅包括人类最为熟悉的可量化数据（又称结构化数据），还包括文字评论、图片和多媒体文件之类的非结构化数据。统计指出，90% 的大数据都是非结构化的，这就意味着它缺乏通用格式，处理和分析方式与结构化数据相比区别较大。大数据最重要的特点就是速度快，这既包括高速有效的数据收集，也包括迅速准确的数据处理。例如，为了实时提供行驶方向，Inrix 公司在 37 个国家的 400 万英里（1 英里＝1.61 千米）道路上，每隔 800 英尺（1 英尺＝0.3048 米）收集一次详细的交通速度数据；将此与交通事故、拥堵警报、地图、交通摄像视频等新闻报道融合在一起；分析所有的这些数据，并将分析结果转化为可行的方向。实时获取、整合和分析大量数据的速度都足够快，就能够让司机在高速公路上找到正确的行驶方向。此外，大数据价值密度低，需要提纯筛选有利用价值的数据。IBM 公司计算出，糟糕的数据质量每年给美国经济造成约 3.1 万亿美元的损失。显然，为了取得成功，大数据分析必须包括一种验证其使用的所有不同数据的方法。

13.1　环境保护大数据解决方案

13.1.1　大数据对可持续发展的意义

谷歌趋势显示，自 2011 年以来，大数据的新闻引用数量增加了 10 倍。根据技术成熟曲线（gartner hype cycle）分析（图 13-1），大数据这一概念或许已经处于过高期望的峰值（peak of inflated expectations）的尾声阶段，并将很快滑入泡沫化的低谷期（trough of disillusionment)阶段。尽管如此,如果技术成熟曲线对未来的预测是准确的,那么一旦大数据达到实质生产的高峰期(plateau of productivity)阶段,就有理由期待它会带来巨大的好处。如果大数据能够像蒸汽和电力推动工业革命一样有效地推动未来的进步,21世纪的环境领域可能会比许多人想象中的情况要好得多。

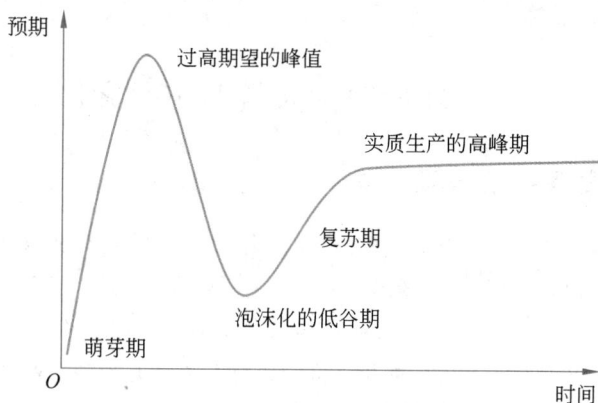

图 13-1　技术成熟曲线

关于大数据,很多人只是把它当作一个抽象的概念,却没能认识到,大数据是一个人们都能够相互作用于其中的系统。正如蒸汽机以及后来的电力推动了工业革命一样,大数据正在帮助推动全球的可持续发展。GE 公司称下一次工业革命已经开始,并且正在向世界展示机器对机器通信(machine-to-machine communication,M2M)技术能完成多少任务。虽然现在大多数人关注的焦点是将大数据应用在商业经济、政府服务、工业生产、科学研究等领域,但大数据的最重要应用之一就是帮助世界解决一些最棘手的环境问题。随着世界人口接近 90 亿、气候变化导致资源的急剧减少,全球可持续发展面临的问题日趋严重。这些问题往往涉及过程复杂,驱动因素众多,解决难度大。随着大数据时代的到来,大数据为满足地球对粮食和能源日益增长的需求提供了新的机遇。

13.1.2　环境大数据面临的挑战

在实施大数据分析的过程中,研究人员总会遇到或多或少的困难,大概可以分为以下四方面。第一方面是由大数据本身固有的 5V 特征带来的挑战。例如,大数据采集、存储和计算的量都非常大;大数据来源和种类多样化,包括结构化、半结构化和非结构化数据,大数据大量、多类型的固有特点对计算机以及研究人员的处理能力提出了很高的要求;大数据增长速度快,时效性要求高,需要强大的机器算法来获取实时有用的数据。第二方面是处理过程中的挑战,包括怎样抓取、整合和转换数据,怎样选择和构建适合分析和计算的正确的模型,以及怎样提供量化的结果指标等。第三方面是管理过程中的挑战,这涉及隐私、政府、安全和制度化等问题。目前信息系统的技术限制进一步加剧了大数据应用中的挑战。第四方面是大数据的缺口问题，许多落后国家和地区的科技水平可能不足以支持大数据技术的发展。此外，在利用大数据过程中经常遇到的瓶颈是传输和处理大数据所需的高网络速度，在欠发达的国家和地区通常并不能满足此要求，在某些农村地区甚至根本没有互联网基础设施。

13.2　环境保护大数据应用案例

13.2.1　大数据养活人类

1968 年，在保罗·埃利希的畅销书《人口炸弹》中，他断言迅速增长的人口将导致人类大规模饥荒。他写道："在 20 世纪 70 年代，尽管现在启动了应急计划，仍有数亿人会饿死。在这么晚的日期，没有什么可以阻止世界死亡率大幅上升"。埃利希关于人口爆炸的说法是对的。在 1960—2000 年，地球上的人口数量翻了一番，从 30 亿增加到 60 亿。然而，当饥饿在世界大部分地区持续存在时，埃利希关于大规模饥饿的可怕预测并没有发生。在全球范围内，粮食生产与人口增长保持同步。埃利希没有预测到的是绿色革命，它最早出现在 1968 年，也就是《人口炸弹》出版的那一年。在接下来的 35 年里，高产作物、灌溉、杀虫剂、除草剂和合成肥料的结合使世界粮食产量增加了 250%。但是粮食的急剧增加是以巨大的环境成本为代价的：大量使用化肥和杀虫剂污染了水系，杀死了益虫；灌溉使地下水储量越来越少；单一种植导致了一系列的问题，包括越来越依赖更多的杀虫剂和肥料。如今，随着绿色革命的好处逐渐减少，负面影响越来越多，养活世界再次成为一项艰巨的挑战。现在世界上有 10 亿人正在挨饿，加上世界人口在未来 35 年将增长的24%，联合国经济和社会事务部预测到 2050 年将有 17 亿人挨饿。据联合国粮农组织估计，如果要避免饥荒，在未来 35 年里，全球粮食供应将不得不增加 70%。现在的问题是，海洋退化和日益严重的干旱破坏了可耕地，污染和破旧的基础设施耗尽了可用的水资源，在这样的情况下，科学技术能否在未来 35 年内取得与绿色革命时期相同的成果，与此同时不会造成大范围的环境破坏。前所未有的人口压力将推动新的技术手段，这其中包括当前在各行业方兴未艾的大数据技术。大数据为绿色革命带来了希望，来自于分子水平的数据有助于引发一场新的绿色革命，即一场更可持续的常青革命将取代绿色革命。

1. 大数据加速植物育种

在相当长的一段时间内，植物都是通过天然杂交和变异产生一些符合人类需求的品种。几个世纪以来，人们一直在操纵植物育种来获得想要的性状。草莓最早是由一群荷兰农民用智利草莓与北美草莓杂交形成的。智利草莓大而无味，北美草莓小而浓郁，于是农民在法国的一个花园里,一个挨着一个种植两个品种的草莓。这两种植物的后代是一种杂交品种,外形酷似草莓,外面覆盖红色斑点,味道极好。从那以后,农民以及更多的科学家,一直在通过育种计划改良草莓。他们有意识地对具有理想性状的品种进行异花授粉,选择最有希望的新品种,然后一代一代地重复这个过程。结果是令人开心的,草莓植株在特定的条件下产出大量的草莓果实,这些草莓可以提早收获,经长途运输到世界各地,成熟后完好无损地送到食杂店货架上。

创造这种成功品种的传统工艺成本高、劳动强度大,耗时可能长达 10 年甚至更长。大数据加快了作物育种进程,促使基因组织学研究实现突破性进展。科学家采用标记辅助育种技术在几天内就能筛选出包含理想性状的杂交后代。换句话说,以前在温室和田间开始的生物研究,现在可以在分析数据的层面开始,通过模拟验证作物在各种环境中的生长性能,育种家就可以确定最适合在特定区域下生长的杂交品种,而不必等到测试种子都长大后根据田间表现型筛选后代株系。自然,这大大缩短了育种开发时间。

标记辅助育种的工作不涉及用于生产转基因植物或转基因生物的基因操纵,相反,它始于特定作物的基因组测序。随着第二代测序技术的普及,测序成本已经越来越低。种业公司对众多的玉米、大豆、水稻和油菜等作物进行了基因组重测序或转录组测序,分别为这些作物找到了上百万个单核苷酸多态性位点(SNP)。植物基因组数据的大小已经达到了 TB 甚至 PB 级,对这些数据的存储、分析和管理成为目前大数据技术的一个热点。通过对测序数据进行处理,并应用高度自动化的 SNP 分子标记检测设备,科学家们能在短时间内检测出成千上万份材料的基因型,识别世界范围内作物物种中存在的所有遗传变异,为有效进行亲本选配奠定基础。

在生物技术育种项目中,科学家们需要同时在实验室和田间培育幼苗并进行表型检测。在实验室进行表型检测时,为提高温室使用效率和数据采集的精确性,孟山都和杜邦先锋公司均采用了温室自动化技术。对温室中的每株作物都进行编号,定期使用传送带将作物送到数据采集室,采用多方位和多光谱自动拍照技术采集数据,通过图像分析处理技术建立相应的生长模型,以确定每种作物的可观察特征或表型。

在观察田间作物表型时,可以采用移动设备采集数据。加上一些手持式的测量仪器,育种家在田间即可把植物生长的数据,包括照片和视频等录入数据库。随着物联网技术的发展,育种家可以在田间部署各种传感器,记录植物生长期间包括光照、温度、湿度、风力、土壤水分等数据,还可通过高清摄像头定期或连续记录每个小区甚至每个单株的生长情况。此外,无人机和遥感技术在田间也得到越来越多的应用。通过在无人机上装载诸如可见光、近红外、高光谱或全光谱等不同类型的摄像头,育种家们可以对小区域或大面积的品种生长进行观察,并测定产量。

至此,分析工作真正进入了大数据领域。由于植物基因与环境相互作用,同一颗种子种植在不同地区会产生不同的性状表现,科学家必须确定基因组在广泛环境中的表现并将其纳入数据,这样就产生了海量结构化和非结构化的表型信息,包括数字、日期、文字、图像和视频等。表型信息与从所有现有品种中汇编的测序遗传信息的数据库相结合,分析程序筛选这一庞大的数据集,科学家们能够发现基因组分子标记和田间表型的关联。运用自动化的种子切片技术,在实验室即可对大量作物进行筛选,从而大大减少田间的工作和花费。孟山都和杜邦先锋公司的科学家们在收获季节都有超大量的数据运算,以在两周到一个月内决定能进入下一轮种植和选育的组合作物。

2. 数据驱动的种植,更好的结果

当农民种植购买的杂交种子时,他们通常是根据自己以及在同一土地上耕种过的前几代人的经验来种植,因此他们所做的决定必然依赖于平均水平。孟山都综合耕种系统(integrated farming systems,IFS)研究平台的目标是为了让农民超越平均水平。在伊利诺伊州、印第安纳州、洛瓦州和明尼苏达州投入商业运营的 FieldScripts 是该计划中出现的第一个项目。它使用大数据来确定最适合在特定的田地上种植的杂交品种,并为可变种植率提供处方,旨在最大限度提高产量。FieldScripts 的输入来自于农民,包括每块田地的边界信息、产量数据、土壤测试结果以及孟山都杂交种子的信息;输出是为肥力不均的地块提供的最佳作物品种选择及播种方案,能够直接发送到 FieldView iPad 应用程序。农民将其连接到种植机驾驶室中的监视器,以便机器可以执行脚本。此外,农民可以将每次收获的结果信息反馈到系统中,以便系统能根据反馈数据分析制订出更为合理的播种计划。

孟山都公司对 IFS 项目进行了大量投资。2012 年,孟山都以 2.5 亿美元收购了伊利诺伊州的 Precision Planting 公司。这是一家开发软件的公司,包括 FieldView 技术以及硬件和售后生产设备,可以帮助农民实现非均匀密度播种。也就是说,在 Precision Planting 公司提供的监测工具 SeedSense 和 FieldView 的帮助下,农民可以驾驶播种机在不同区域位置、不同土壤情况下进行不同农作物品种的不同间距、不同深度的播种,从而极大优化作物的种植,帮助实现差异化灌溉,最终促成作物增收。2013 年,孟山都公司以 9.3 亿美元收购了 Climate Corporation 公司。该公司为孟山都公司带来了一个专有技术平台,该平台整合了本地天气监测、农艺数据建模和高分辨率天气模拟功能。它通过分析已掌握的海量数据,包括气象、天气、降雨、地质土壤调查数据等,预测未来可能对农业生产造成破坏的各种情况,帮助农民预测作物产量。农民可以根据预测情况选择相应的农业保险,以降低气候环境对农业生产带来的影响。孟山都公司曾在收购 Climate Corporation 公司后发表的声明中表示,数据科学能够在种子和化肥销售这两大核心业务以外,给公司带来 200 亿美元的创收机会。2014 年初,Climate Corporation 公司自己购买了另一家农业技术公司 Solum Inc.的土壤分析业务,以增强其在土壤气候观测模拟以

及农业数据模型方面的实力。

另一种业巨头杜邦先锋公司于 2013 年和制造业巨头约翰迪尔公司联手,推出具有相似功能的 Field360 产品,与孟山都公司的 IFS 项目展开正面竞争。艾琳·比巴在贸易出版物《现代农民》中把孟山都公司和约翰迪尔公司之间的大数据之战比作谷歌公司和苹果公司之间的竞争。她写道:"约翰迪尔公司是苹果,销售内置专有软件的物理技术;而孟山都公司是谷歌,销售农民可以下载到平板计算机和计算机控制的拖拉机上的软件"。这些事件充分体现了国际种业公司重视环境大数据的决心及能力。

3. 超本地天气预报

IBM 公司也大规模进入了大数据农业领域,Deep Thunder 是 IBM 公司探索天气业务的核心计划,通过整合各种各样的输入来生成超本地天气预报。在佐治亚州的弗林特河,一个试点项目正在进行。Deep Thunder 实时整合美国国家海洋与大气管理局(National Oceanic and Atmospheric Administration,NOAA)的大气数据;由美国航天局航天器上的传感器收集的地面数据,包括地形、土壤类型、土地使用、植被和水温等;美国地质调查局的其他数据;从私人气象站获取的数据。该程序使用所有这些数据在 $1.5km^2$ 的网格上每隔 10min 预测一次天气,预测面积约为 40 000km^2 的农田。天气预测结果每12h 更新一次,并通过一个使用高清动画、图表的门户网站提供给农民的智能手机和平板计算机。弗林特河项目还涉及佐治亚大学和弗林特河伙伴关系,不仅注重提高农民的产量,还注重节约用水。

Deep Thunder 不仅意味着对降水(降雨地点、时间、数量和强度)的超局部预测,还意味着对土壤水分的预测。用户可以在平台上随时查看过往和跟踪现在(及模拟以后)的降雨数据,了解作物生长周期以及其他重要指标,从而安排灌溉计划和分配资源。通过土壤传感器网络,农民可以更加详细地监测土壤中的氮元素,掌握施肥的最佳时机,既节省了肥料资源,也避免了过量化肥的污染。此外,Deep Thunder 还可通过收集分析降水、温度、土壤种类和作物生长周期信息,帮助农民及时发现和解决农田存在的问题。

4. 跟踪食物

跟踪食物有助于确定产品的身份、历史和来源,可以预防疾病、减少浪费、增加利润。随着全球食品供应链越来越远,跟踪和监测农产品的重要性不断增加,如今的技术也允许我们对全球食物供应链和市场的运作进行大胆的反思。一个相互连接的质量保证传感器系统可以对食品追根溯源,从农场到餐桌。在西红柿跟踪系统中,嵌入在西红柿托盘中的传感器可以在产品运输过程中每隔一小时监测一次温度。所以,当顾客收到西红柿时,他们可以从传感器下载数据,并知道产品是否一直保持在最佳温度。这种数据通常不被记录,而是被传输,主要具有追溯价值。例如,如果西红柿的保质期因运输中的问题而缩短,零售商可能会决定对其打折。如果系统知道西红柿的每步应该采取的供应链长度,当监测到任何重大偏差时,它可以发出警报。例如,如果托盘从冷藏仓库(在那里被扫描)移动到冷藏卡车(在那里被再次扫描)花费了太长时间,系统可以发送警报,调度员可以采取行动来防止任何损失。因此,正是监控状况的传感器和与业务流程相关的某种分析的结合,提供了最强大的解决方案。

IBM 公司已经与其他公司合作,在世界上许多地区创建了这样的系统。中国建立的猪肉跟踪系统始于屠宰场每头猪的条形码,摄像头监控生产过程的每步。温度和湿度由全球定位系统传感器监控,在配送路线上需要采取纠正措施的任何地方都会触发警报。如果有问题或召回发生,即使猪肉已经售出,在零售商处的销售点扫描也能迅速有效地采取行动。

大数据带给传统农业的冲击不仅在于数据采集方式上的变化,更是决策体系的变化。未来的植物育种将更多依靠数据和软件系统,而非根据育种家的经验来决定某个作物品种是否进入下一轮的筛选。大数据通过收集种子 DNA 上的大量信息,预测从田地一端到另一端的天气和土壤条件,并根据每个田地的特定特征制订最佳播种计划,科学家可以帮助农民使用更少的水、更少的肥料和更少的能源来提高产量。在收获作物后,可以在整个供应链上跟踪和追踪这些作物,有助于预防疾病、减少浪费、增加利润。

5. 大数据在中国

我国目前有 5200 家种子企业,销售额过亿元的有 119 家,前 50 强种子企业销售额已占全国 30% 以上,较大型企业如隆平高科、垦丰种业等销售额已近 20 亿元,市场集中度正逐步提高。但目前我国种业规模普遍较小,育种的主体仍然是科研单位和大专院校。虽然育种方法仍然以杂交选育和田间筛选等常规手段为主,但大数据的身影已在我国种业开始显现,如 3K 水稻基因组序列、高通量 SNP 检测、自动化温室、大田数据采集等。

与国际种业相比,目前我国在种业大数据研发方面的差距不算太大,而应用则落后很多。如果对大数据技术不加以广泛应用,我国在研发水平上将很快落后于世界。未来 5～10 年内,我国种业将需要一批既懂植物遗传育种,又懂生物信息和大数据技术的专家来打造企业的研发信息系统,从而促进大数据在种业中的应用。从人才培养上,一方面需要加强对农业院校大学生本科和研究生的计算机、生物信息和统计学方面课程的教学,鼓励学科间的交叉和学术交流;另一方面也要对现在和未来的育种专家进行新技术培训,让信息化和大数据育种被广泛接受。

可以预见,我国的种业将很快应用高通量测序技术和自动化检测设备。在田间,育种家们将戴着 Google 眼镜,手持平板计算机,通过无人飞机在大田进行数据采集,各种传感器和摄像头在田间源源不断地将土壤和环境信息传送到位于云端的数据中心。在数据中心,各种信息得到汇总、整合和分析。

13.2.2　大数据监测地下水

我国是一个干旱缺水严重的国家。我国的淡水资源总量为 2.8 万亿 m^3，占全球水资源的 6%，仅次于巴西、俄罗斯和加拿大。但是，我国的淡水资源人均占有量不足世界人均的 1/4，是全球人均水资源贫乏的国家之一。地下水是水资源的重要组成部分。我国地下水淡水天然补给量 8837 亿 m^3/年，占全国水资源总量的 1/3；我国农村普遍饮用地下水，地下水灌溉面积占全国耕地面积的 40%；全国 660 多个城市中，利用地下水供水的 400 多个；全国城市总供水量中，地下水供水量占 30%，华北、西北城市分别高达 72% 和 66%。因地下水水量稳定，水质好，自 20 世纪 70 年代以来，我国地下水的开采量以平均每年 25 亿 m^3 的速度递增。随着城市化进程加速，地下空间开发规模化，地下水资源面临着水资源贫化、地质环境恶化等巨大挑战。

在我国地下水需求量大但是人均水资源短缺的大背景下，我国水资源供需矛盾突出。地下水超载区或临界超载区面积约占全国国土面积的 53%，资源性、工程性、水质性缺水问题在不同地区不同程度存在，部分地区还出现了河道断流、湖泊干涸、湿地萎缩、地面沉降等生态问题。因此，政府和社会各界需要对有限的水资源进行规范、系统的管理。水资源管理需要动态掌握水资源及其开发利用状况，制定并实施水资源综合规划和水量分配方案，在一定范围内进行水资源统一调度。

随着地质调查信息化水平的提高，地质大数据的时代已经到来。但是，大数据的 5V 特征使得大数据难以单独与传统的信息系统相结合。由于并非所有的大数据都是相同种类的，大数据的结构和性质决定了如何对其进行处理并分析，因此有必要对地下水大数据的来源进行探讨。例如，地理空间数据不同于文本数据，用于收集、存储和分析每种类型数据的技术和工具都有所不同。因此在应用合适的大数据工具和技术进行分析之前，人们需要充分了解相关数据源的特性，以及确定要从这些数据中得到哪些信息。

地下水领域的数据并不是一成不变的。多年来，地下水科学家探索了各种来源收集地下水数据，表 13-1 说明了这些与地下水有关的数据来源，包括地下水数据的传统来源（如现场勘测或历史数据）及现代数据源（如远程遥感、媒体网络或物联网等）。单独而言，这些资源中的一些可能不具有大数据的特征，但当它们结合在一起时，它们成为了帮助决策和发现的宝贵的信息资产。大数据同化模型就是这种多源数据系统的一个例子，它包含不同来源的数据，如实地活动、遥感和计算机模拟等。

表 13-1　地下水大数据的主要来源

来　　源	概　　述	特　　点
现场勘测	来自现场测量的数据，如钻井和泵送活动	结构化；时间与空间信息有限

来　源	概　述	特　点
历史数据	之前遗留的报告、地图和文档	非结构化；当地或某区域的文本和图像
远程遥感	卫星、航天飞机等对地球的观测	结构化和非结构化；多维；大量；区域性
计算仿真	基于计算机模型计算出的数据	结构化和非结构化；多维；大量；区域性
媒体网络	在网页或社交媒体发布的数据	非结构化；文字、图像、视频或音频；多维；多样；大量；区域性
物联网	从相连的设备获得的数据	结构化和非结构化；多样；多维；区域性

　　大数据技术的出现，实现了地下水的智能化与自动化监测，通过实时监测，可以及时掌握地下水的动态变化情况，并可以将自动收集的大量相关数据在最短时间内进行高效处理与分析。现代的大数据平台通常是硬件和软件层的集合，建立在特定的大数据处理框架之上，通过数据采集、数据存储和预处理、数据分析转换和信息传递等过程来实现。图 13-2 展示了一个大数据平台的典型框架，其中包括任何大数据平台所需的典型特性或组件。

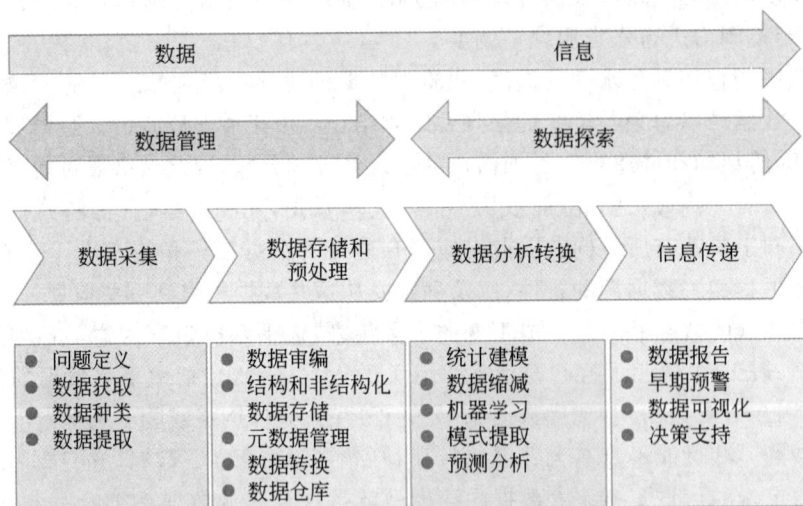

图 13-2　大数据平台的典型框架

　　地下水源的水位及质量等特征在监测工作中十分重要，经过多年的探索与研究，我国在地下水源的水位监测工作中取得了很多成果。目前实现地下水位自动化监测的地区还不够普遍，仍有个别地区采用人工观测采样。国外许多国家都已经普遍实现了水位、水温、水质等方面的全自动监测，可见全自动监测必定是未来地下水源监测的发展趋势。大数据技术的应用,得益于水质与水位监测实现了智能化、自动化的监测与数据分析。通过智能传输系统将传感器检测到的水温、水位、水质等信息进行实时传输,并通过检测中心将收到的数据进行统一收集与分析,在一定程度上可以保证监测数据的真实性与准确性。

　　图 13-3 表示使用大数据技术的地下水管理通用框架,这个框架包括了一些特性,如允许填补局部规模的数据缺口,并允许接收特征不同的数据源。该框架包括数据采集、处理、存储、分析和信息传递等地下水管理的典型功能,还包括处理地下水管理场景和决策层等特殊功能。在整个框架中,地下水数据处理功能部分归类于大数据分析底层结构下,该底层结构代表了实现该框架所需的硬件和软件层。大数据来源也是整个地下水管理框架的重要部分,需要掌握不同来源地下水数据的不同特点,然后再进行这些数据的清洗、集成、转换等处理。

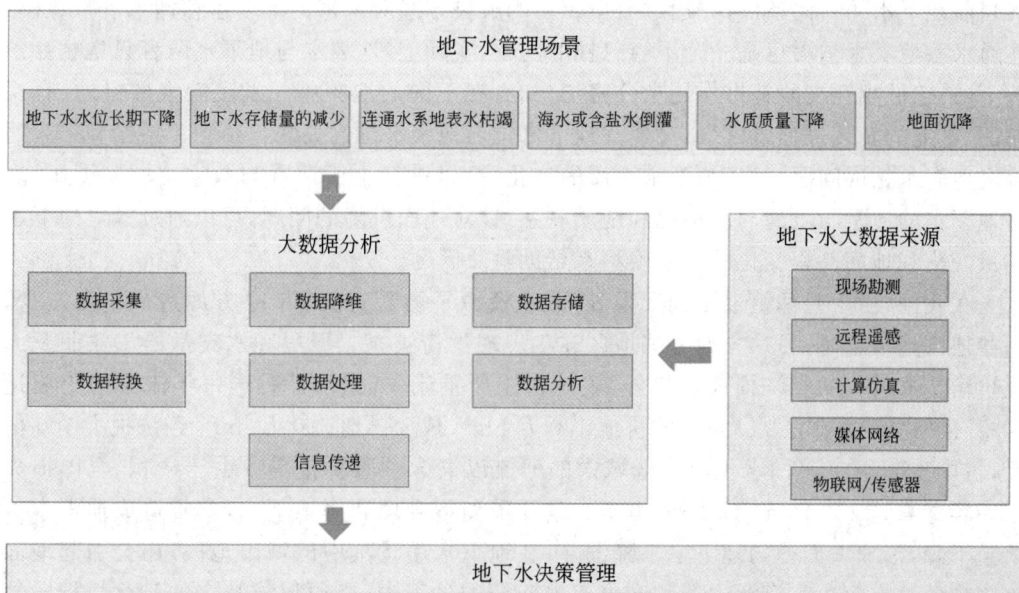

图 13-3　使用大数据技术的地下水管理通用框架

　　在应用大数据分析的过程中,一个经常被忽视的关键问题是建立一个合理的问题导向。如果没有明确定义需要解决的问题,那么这个处理过程就会变得模棱两可。在地下水监测中,一个好的问题定义要求明确最终所需信息的类型,并且将地下水管理中的关键问题能很容易地转化为一个可以统计建模的可量化特征。在上述的地下水管理通用框架中,各种地下水管理情景被定义为需要解决的问题,它们代表了地下水管理者面临的典型场景。这些场景可以通过可量化的标准进行评估,如指示不良条件的阈值等。此外,所需确定的量化信息还包括特定的数据规模、特定的数据类型、所需的单个数据集、所需的中间信息和输出信息等。例如,在干旱期间,必须监测地下水含量,以避免产生地下水储存量不足的问题。在这种情况下,可能需要获取地下水水位数据、GRACE 卫星数据和其他水文地质数据。其中,GRACE 卫星数据相关的尺度问题限制了它在局部规模上的应用,这意味着在获得任何有价值的信息之前,必须缩小数据规模,以区分有用的数据和无效的数据。此外,地下水管理中其他可能出现的问题包括海水侵入沿海含水层,城市、工业和农业地区水质退化以及岩溶含水层地区经常出现的地面沉降问题等。针对上面提到的地下水管理中可能出现的情景,有不同的大数据分析解决方案。

对于地下水水位长期下降的问题,可以基于各种地质和气候变化情景,建立合适的地下水位预测模型;海水或含盐水对内陆地下水域的入侵其本质是人为超量开采地下水造成水动力平衡的破坏,也需要对地下水水位进行预测;对于地下水蓄水量的减少,可以明确当前地下水的存储条件,并通过数据驱动的解决方案对未来的地下水存储量进行建模;连通水系地表水枯竭也是一个不容忽视的问题,实际上,地表水与地下水两者只是赋存条件不同,它们相互之间补排作用十分密切,二者在不同的地貌单元发生着大数量的、有规律的、重复的转化过程,可以通过建立地下水位与地表水位的关联与预测关系模型来帮助解决地表水枯竭问题;对于地下水水质的退化,可以进行土壤调查与数字土壤制图研究,将地下水的质量与土地利用情况和地质联系;针对地面沉降的问题,可以通过建立地下水储量变化和地面高程变化的关系模型来帮助解决问题。

在我国,由于森林植被受到严重破坏,水资源平衡受到破坏:一方面造成水源减少,一些地区连年干旱;另一方面一些地区连年出现洪涝灾害。干旱和水灾都给工农业及人民生活造成巨大的经济损失。另外,我国水土严重流失,据统计我国每年流失的土壤近 50 亿 t,相当于耕作层为 33cm 的耕地 130 万 hm^2,减少耕地 300 万 hm^2,经济损失 100 亿元,占国土面积 39% 的水土流失区域内的河流以高含沙著称世界。由于淤积,全国损失水库容量累计 200 亿 m^3。此外,由于过量开采和不合理利用地下水,常常造成地下水位严重下降,形成大面积的地下水下降漏斗,在地下水用量集中的城市地区,还会引起地面沉降现象。在解决水资源失衡和水土流失问题的过程中,必须形成特定的量化指标。地下水的储存有如在地下形成一个巨大的水库,是人类社会必不可少的重要水资源,地下水水位升高或者降低都将对人类生产生活产生重大的影响,因此有必要将地下水管理作为我国水资源失衡治理的重要量化参考。

地下水的监测工作与地表水监测间存在很大差异,相对而言,地下水的监测的制约因素非常多,地下水的水位变化、环境因素等都属于不固定的影响因素,不易完成直观式的观察。此外,地下水水位变化引发的地面沉降由于速度十分缓慢且不易被察觉,一旦累积严重到一种地步,便会造成无法挽回且不可逆的破坏。地下水资源对于饮用水供应、灌溉、湿地和河流的可持续性以及包括气候变化在内的许多其他问题都至关重要。定期对地下水资源状况进行监测,以便为其评估提供基础数值依据。没有适当的评估和预测,就不可能有有效的地下水治理。

在世界上许多地方,通过直接测量地下水水位,或通过地下水抽取率、泉水流量或其他手段来间接监测地下水水位。地下水水位点的测量数据经常通过插值并与其他数据(例如遥感和数学模型)结合,以评估地下水资源的状况。但是,缺乏关于区域和全球范围内的地下水监测的资料,这妨碍了整体和全面的地下水资源管理,因此,有必要系统收集地下水数据,建立全球范围内的地下水监测网。

大数据技术的大量异构数据通过高级分析来推动信息采集、信息处理、信息存储以及信息分析方式的变革。随着遥感等传感器技术的不断发展,地球科学学科和许多其他科学学科一样,也进入了大数据时代。近年来,数据驱动的方法已显示出了在水文地质学科中的应用潜力。例如,2015 年的云技术与应用国际会议上展示了在摩洛哥流域使用大数据平台来进行水资源管理的案例。大数据平台使用随机模型、液压和水文模型、高性能计算、网格计算等大数据分析决策支持工具,利用交流和扩散系统、数据库管理系统、地理信息系统等从各种异构的大数据集提取信息,构建了致力于模拟和解决该流域内洪水和干旱等水资源问题的计算模型。通过该大数据决策平台,用户可以评估该区域的地下水水位高低、流域蓄水能力、植被土壤和森林活力等水资源指标。韩国环境研究院在 2018—2019 年开展了基于大数据的数据挖掘模型在地下水资源管理中的应用,利用卫星地形、土地覆盖、土壤、森林、地质、水文地质和降水等数据提取了 13 个相关因素,采用频率比(FR)和增强分类树(BCT)模型分析了地下水资源与这 13 个相关因素之间的关系,显示了大数据分析在目标区域地下水监测方面的潜力。事实上,大数据分析已经在水资源研究中催生了一个专门的研究分支,专注于大数据在水文研究中的应用。

水资源管理的关键是要能够及时掌握水资源供需关系。解决地下水供方关系的关键是掌握其空间上的分布和时间上的动态变化情况。地下水存在于地表以下的岩石空间中,与地表水相比,隐秘性更强,更难直接地观察到其赋存空间及动态的分布情况。传统的勘测方法是通过野外勘查,使用钻孔数据、点检测数据侧面反映水文地质的结构及属性。但这些方法会受到地形、气候等条件的制约,不但耗时、耗力,而且对地下水的空间结构了解缺少直观性,很难准确地表达地质现象及水文地质结构的空间关系。随着遥感技术的飞速发展,利用中分辨成像光谱仪(MODIS)、热带降雨任务卫星(TRMM)、陆地电子战术地图卫星(Landsat ETM)、航天飞机雷达(SRTM)等的目视解译和热红外遥感手段,借助数学建模、机器学习等先进的大数据处理技术,使得更准确、快捷、有效地掌握研究区域地下水分布情况及其动态变化成为可能。

浙江大学研究人员首先利用多源、多时相、多尺度的遥感大数据及图文资料数据提取与地下水相关的动态和静态要素;随后对地下水资源量公报数据进行栅格化处理,使之与要素数据具有相同的坐标系和空间分辨率,以获取大数据学习样本;再利用机器学习技术,将学习样本输入神经网络进行多次学习,通过剔除误差较大的学习样本,最终利用比较符合规律的学习样本建立了目标地区的地下水资源量动态评价模型。使用遥感大数据与公报大数据建立的地下水资源量动态评价模型可以准确计算目标行政区中各个像元的地下水资源量值,并且可以实现以天为单位的短时间间隔的地下水资源量动态变化监测。该案例说明使用大数据技术可以弥补国家资源公报数据表示一个区域的地下水资源量的整体状况的不足,通过这个地下水资源评估模型可以帮助制定地下水资源量分级标准,划定目标区域以地下水资源量分级标准为依据的自然分区。这种自然分区比行政分区能更好地反映各个要素与地下水资源量的关系,能够更客观地评价地下水资源量,从而为解决水资源动态分配以及构建国家级的水网体系提供更好的支撑。

这种依托大数据平台构建的地下水资源量动态评价模型在解决水资源管理供方关系方面有着重要意义:不但节省了水资源野外勘查所需的大量人力、物力,还有效解决了以往野外勘查工作中遇到的地形、气候等条件的制约,为地下水资源的有效规划、合理的开发管理和利用提供了可靠的水文地质依据。

解决地下水需方关系是水资源管理中与供方关系同样重要的一环。水资源需方关系管理的关键是了解人们在何时何地需要多少水资源、用于何种用途。目前,城市集中取水户的取水情况,通过国家水资源管理系统,已经能够较好掌握,但是大量分散取水户,尤其是地下水取水户,取水情况还难以掌握,实际用水需求分布情况也不清楚。大数据技术为用水需求管理提供了解决方案,通过使用大数据技术对土壤灌溉区用水量以及用水效率进行动态监测,可以有针对性地对地下水进行动态分配,做到水资源管理中的"取长补短"。

使用大数据技术可以对土壤灌溉区用水量进行动态监测。我国灌溉区面积超过0.67亿 hm^2。作为粮食主产区,用水量动态监测对节约用水意义重大。基于海量的遥感影像数据以及地面观测数据,可以帮助构建土壤灌溉区种植结构、耗水量、作物需水量、作物产量、土壤含水量、实际灌溉面积等灌溉区基本特征信息。在此基础上,采用大数据关联分析算法,结合灌溉区用电、人口、城市与农村水厂和企业的用水监测数据等信息,构建用水分析模型,可以对灌溉区的需水、取水、配水、耗水等进行分析,并进一步计算灌溉区渠系水和灌溉水的利用系数、平均用水量、产量、水分生产率等用水效率和效益指标,从而实现对土壤灌溉区用水量的动态监测。

使用大数据技术可以对用水效率进行动态监测。我国水资源时空分布不均,经济社会发展不平衡,尤其是供方与需方两者之间供需不平衡,必须加快推进对取用水管理由粗放向节约集约的根本转变,为此必须对用水效率进行动态监测。使用政府和企业水利相关行业监控取水量大数据,综合企业用水户生产经营、农作物播种与长势、水文气象监测、灌溉机井用电、城镇人口位置等数据,进行用水行为标签管理并开展动态分析,构建基于大数据的重点用水户用水量、区域用水总量及效率监测平台,从而服务于水资源节约集约利用,加强用水管理。

"节水优先、空间均衡、系统治理、两手发力"是我国的新时期水利工作路线,其中,"空间均衡、系统治理"要求社会和经济发展要根据可开发利用的水资源量,合理确定结构和规模,确保经济社会发展不超出水资源承载能力。加强水资源优化配置和科学调度,关键是提高水资源供需情势研判能力,这要求加快国家水网的构建,全面增强我国水资源统筹调配能力、供水保障能力和战略储备能力。

南水北调工程立足我国流域整体和水资源空间配置,是迄今为止世界上最大的跨流域生态调水工程,包括东、中、西三线工程建设。通过基于大数据的地下水资源量动态评价模型,可以帮助深化南水北调西线工程方案的比选论证,帮助东、中线新的一批跨流域跨区域骨干输水通道的选址,逐步加强大中小微水利设施配套,完善国家供水基础设施网络。通过基于大数据的水资源需求动态监测模型,有助于战略储备水源和城市应急备用水源工程的建设,帮助推进综合性水利枢纽和调蓄工程建设,保障重点区域供水安全;有助于加强灌溉供水管网建设,推进灌溉区续建配套与现代化改造;有助于推进城市供水管网向农村延伸,促进农村供水工程与城市管网互联互通,推进农村水源保护和供水保障工程建设,实施小型农村供水工程标准化建设改造,构建大数据时代的供水网络"毛细血管"。

通过使用大数据技术,提高水资源智慧管理水平,充分运用数字映射、数字孪生、仿真模拟等信息技术,建立覆盖全域的地下水资源管理与调配系统,推进水资源管理数字化、智能化、精细化;加强监测体系建设,优化行政区界断面、取退水口、地下水监测站网布局,实现对水量、水位、流量、水质等全要素的实时在线监测,提升信息捕捉和感知能力;动态掌握并及时更新流域区域水资源总量、实际用水量等信息,通过智慧化模拟进行水资源管理与调配预演,并对用水限额、生态流量等红线指标进行预报、预警,提前规避风险、制定预案,为推进地下水资源的集约安全利用提供智慧化决策支持。

参考资料

图 书 资 源 支 持

感谢您一直以来对清华版图书的支持和爱护。为了配合本书的使用，本书提供配套的资源，有需求的读者请扫描下方的"书圈"微信公众号二维码，在图书专区下载，也可以拨打电话或发送电子邮件咨询。

如果您在使用本书的过程中遇到了什么问题，或者有相关图书出版计划，也请您发邮件告诉我们，以便我们更好地为您服务。

我们的联系方式：

清华大学出版社计算机与信息分社网站：https://www.shuimushuhui.com/

地　　址：北京市海淀区双清路学研大厦 A 座 714

邮　　编：100084

电　　话：010-83470236　　010-83470237

客服邮箱：2301891038@qq.com

QQ：2301891038（请写明您的单位和姓名）

资源下载：关注公众号"书圈"下载配套资源。

资源下载、样书申请　　　　图书案例

书 圈　　　　清华计算机学堂　　　　观看课程直播